医学数据学专业建设 探索与实践

薛付忠　编著

生物医药数据科学本科专业
（101012T）

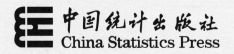
中国统计出版社
China Statistics Press

图书在版编目(CIP)数据

医学数据学专业建设探索与实践 / 薛付忠编著 .
北京:中国统计出版社,2024.12. —— ISBN 978-7
-5230-0644-3

Ⅰ. R319

中国国家版本馆 CIP 数据核字第 2025F0K284 号

医学数据学专业建设探索与实践

作　　者/薛付忠
责任编辑/罗　浩
封面设计/李雪燕
出版发行/中国统计出版社有限公司
通信地址/北京市丰台区西三环南路甲6号　　邮政编码/100073
发行电话/邮购(010)63376909　书店(010)68783171
网　　址/http://www.zgtjcbs.com
印　　刷/河北鑫兆源印刷有限公司
经　　销/新华书店
开　　本/880×1230mm　1/16
字　　数/480千字
印　　张/18.25
版　　别/2024年12月第1版
版　　次/2024年12月第1次印刷
定　　价/59.00元

前　言

互联网、云计算和物联网技术的成熟和发展,医疗/卫生信息化的广泛普及,使得医疗卫生数据正在以惊人的速度增长,医学已步入大数据的时代。在这个背景下,科学4.0(数据密集型科学)和工业4.0(智慧制造)的融合,共同孕育了医学的新纪元——医学4.0(数据密集型医学)。医学4.0的发展不仅催生了以数据为核心的创新医疗服务、先进医疗器械和创新生物医药,还推动了以"数字智能医学"为代表的新兴医学领域和"专业化、精密化、特色化、创新化"(专精特新)的产业发展。在这个数据密集型医学(Data-Intensive Medicine)的新时代,医学技术的数字化(Digital Medicine)已成为推动"新医科"发展的核心动力。医学数据学(Medical Dataology)专业,也称为生物医药数据科学专业,它正是为了应对这些新兴需求而设立的新医科专业,旨在培养能够驾驭数据浪潮、引领医学创新的新医科人才。

健康医疗大数据是国家基础性战略资源,是推动医学研究、创新医疗服务、赋能高端医疗器械制造和生物医药研发的新型生产要素,体现了其作为一种新型生产要素的独特价值。一是通过将健康大数据转化为循证证据,使研究人员能够深入理解疾病的发生、发展机制,这不仅加速了疾病预防和治疗方法的创新,还促进了个性化医疗的发展。二是当这些研究成果应用于医疗服务时,通过精准的数据分析使医疗服务更加个性化和高效,从而大幅提升患者的治疗效果和医疗体验。三是健康大数据在高端医疗器械制造中的应用,如通过数据驱动的设计和功能优化,极大地提高了医疗器械的性能和精确度,从而在提高诊疗效率和准确性方面发挥重要作用。四是健康大数据为新药开发提供了强有力的数据支持,从而加速药物的研发进程,提高研发成功率,减少研发成本。五是在当今人工智能大模型时代,数据、算力和算法成为训练AI大模型的基本条件,而健康大数据就成为构建医学大模型的基本因素。因此,健康大数据不仅作为数据资源在各个医疗领域发挥着关键作用,更是作为一种新型生产要素,推动着整个医疗健康行业和健康新质生产力的创新和发展。

医学数据学专业,正是为了将"大数据(Big Data)"转化为"循证证据(Evidence)"而设立的一个新兴医学技术专业。它通过数据采集融汇、数据治理优化、数据挖掘分析和数据转化应用的能力培养,打通"小数据(Small Data)-大数据(Big Data)-科学大数据(Scientific Big Data)-知识数据(Knowledge-based Data)-循证证据(Evidence)-智慧数据(Smart Data)"的理论、方法、技术、工具、产品的知识闭环。

医学数据学专业的定位是"新医科"交叉学科领域的"医学技术类"专业,是为适应数字医学、智能医学、健康大数据产业发展需求而增设的多学科交叉特色专业。生物医药数据科学(101012T)作为医学数据学专业培养的本科层次,已被教育部认定为"服务健康事业和健康产业人才培养引导性专业指南"的专业之一。该专业的培养目标是面向数据密集型医学、数字医学和智能医学"新医科",在筑牢数据思维、计算思维、统计思维和因果思维基础上,以健康大数据为抓手,在数据学理论体系下,培养具备数学/统计学、计算机/软件科学、数据学专业的基础理论、基本知识、基本技能和基本专业素养,形成稳固的医学数据学专业素养,能够熟练掌握数据"采集汇聚－整理优化－挖掘分析－转化应用"关键技术且具备行业实践能力的高级专门人才。

为了形成医学数据学的知识体系及专业素养,经过多轮专家论证,本专业采取跨学科三阶段交叉融合培养模式。同时,将生物学、医学导论性课程循序渐进地穿插于整个培养过程。第一阶段,学生在数学学科和计算机软件学科接受系统的数学和计算机软件核心课程训练,培养学生的数学推导能力、软件编程能力,并沉淀形成稳固的数学、计算机软件专业基础素养;第二阶段,依托国家健康医疗大数据平台,接受医学数据学核心专业课程培养,形成扎实的专业素养;第三阶段,依托医疗卫生机构、企业等现场,进行实践教学,培养学生的专业实践能力,形成健康医疗大数据行业素养。

医学数据学专业为紧缺型新医科交叉学科,人才稀缺,需求量巨大,发展或就业空间广阔。毕业生发展潜力巨大,毕业后继续深造去向包括国际及国内名校及科研院所的数据科学、医学人工智能、数字医学、医学数据学、生物统计学、生物信息学等领域的研究生。主要就业方向是大型医院的临床研究部门、公共卫生领域研究机构、数字健康及医学人工智能新兴行业、大型制药及医疗器械企业以及大数据行政管理机构等。

作者历经20余年辛勤耕耘,领衔创立了医学数据学(Medical Dataology)学科,创立了"博/硕士－本科－继续教育－行业培训"四位一体的医学数据学人才培养体系。

本书旨在结合作者团队建设医学数据学学科的实践经验,阐述医学数据学专业建设中的顶层设计、工作路径和工作内容,以期为该专业建设提供帮助。首先,本书回顾了作者创建医学数据学学科的建设历程,揭示了其作为一门新兴学科的发展脉络。其次,详细介绍了医学数据学学科的概念、范畴、内涵和核心内容,为读者提供了一个明确的学科概览。在专业建设论证章节中,作者深入分析了设立医学数据学专业的必要性和可行性,提出了相关的理论和实践依据。第三,详细描述了医学数据学专业的培养方案,包括教学目标、人才培养模式、毕业要求和培养方案的适时修订等。在专业课程体系章节中,系统地列出了专业课程的结构和内容,涉及基础课程、桥梁课程和专业核心课程。而在专业核心课程章节中,则更加聚焦于对专业核心课程的详细介绍。实践教学章节着重于医学数据学专业的教学方法和实践活动的安排,强调理论与实践的结合。师资队伍建设章节中,探讨了专业师资队伍建设的理论、构成、培养和发展及其案例。支撑条件章节讨论了专业建设所需的学科资源、数据科学实验室、功能验证实验室、数字智能医学工程训练平台等方面的支撑条件。专业评估章节则对专业评估的理论、方案、迎评策略进行了详尽阐述。最后,在展望章节中,作者对医学数据学专业的未来发展进行了展望,预测了该专业面临的挑战和机遇。整体而言,该书为医学数据学专业的建设提供了全面而深入的指导和参考。

本书是作者领衔创建的医学数据学团队的集体智慧结晶,凝集了作者带领国家健康医疗大数据研究院、山东大学公共卫生学院医学数据学系团队,从事医学数据学专业建设的劳动成果。在此作者衷心感谢为医学数据学专业建设作出重要贡献的刘珂教授、袁中尚教授、杨帆教授、张涛教授、李洪凯教授、王箐教授、侯庆振副教授、赵艳艳副教授、王成副教授、季晓康高级实验师、王兴洲高级实验师、刘云霞副教授、王淑康副教授、孙秀彬讲师、井明博士、于媛媛博士后、朱高培博士后、马晶高级工程师、张琪工程师、张健工程师、王永超工程师、胡锡峰工程师、马宗峰工程师、赵青波工程师、于萌工程师、苑泽福工程师、尚兴花老师、朱姿涵老师、宋喜喜老师、刘亚文老师、屈静老师、张力凡美工等,感谢他/她们在建设医学数据学专业中所做的卓越工作。

目 录

第一章　医学数据学学科建设历程

　　生命历程上持续暴露危险因子,导致了"健康－低危/高危状态－早期病变－疾病－预后康复死亡"的连续变化谱。为了控制危险因素、维护健康和预防早死,国家动员各方面社会及个人力量,持续推行和实施零级预防(健康促进和健康教育)、一级预防(危险因子检测、风险预测和干预)、二级预防(早期病变筛查、高危个体识别和早诊早治)、临床诊疗(规范诊治、个性化诊疗管理)、三级预防(预后评估、康复诊疗)和临终关怀等各项措施,由此,持续产生着源源不断的健康大数据流。二十余年来,针对如何从这一大数据流中提取具有循证医学价值的信息,作者在从事流行病学和生物统计学的教学科研和实践活动中,逐渐从对健康医疗大数据行业认识升华到医学数据学学科的知识体系;形成了"数据驱动研究创新,需求引导学科融合"的医学数据学学科建设理念,践行了由单一学科逐步向多学科交叉融合的组织和实施。从而,将统计学的统计思维、机器学习的数据思维、计算机科学的计算思维和流行病学的因果思维逐步融入到医学数据学学科的建设中,形成了以数据为中心,以计算为工具,从统计思维、计算思维、数据思维和因果思维的角度,解析生物医学世界的奥秘,解决医学实践问题的医学数据学(Medical Dataology)新学科。本章回顾作者带领团队从事建设医学数据学学科的一系列重要实践活动及历程。了解这些活动及其脉络,有助于深入理解医学数据学学科的形成和发展。

第一节　学科方向探索

　　医学数据学学科的形成,经历了长达15年之久(2000年～2016年)的长期探索。作者带领团队探索医学数据学学科方向始于2000年。当时,通过分析论证国内外生物统计学发展趋势,考虑到与国内兄弟院校的错位发展,作者认为改善师资队伍单纯由预防医学背景组成的单一学缘结构的不合理性,打造与国际接轨的生物统计学特色方向,应将研究方向聚焦于观察性研究领域的因果推断。自此,学科有计划地逐渐引进计算机、数学、统计学等学科背景的教师,逐步实现了跨学科融合。结合生物统计学理论方法的研究需求,2007年起,团队与疾病预防控制中心、临床医院等合作,开始建立人群和临床疾病队列,开拓观察性研究因果推断理论方法和应用研究。2015年,作者在教育部主办的首次生物医学大数据会议上代表山东大学做报告,介绍了山东大学大数据因果推断研究成果。2016年,山东大学成立齐鲁生物医学大数据研究中心(作者任中心主任),标志着长达15年的医学数据学学科方向探索,步入了学科专业平台建设阶段。

一、学科方向探索的理论基础

实验性研究(Experimental Research)和观察性研究(Observational Research)是医学研究中两种主要的研究设计,它们在目的、设计、执行、数据收集和结果解释等方面存在显著差异。因果证据是新药获批上市/上市后评估、临床及人群干预决策制定的循证依据。作为实验性研究因果证据获取的代表,随机对照试验(RCT)通过设计阶段的"人工随机化"有效避免了众多混杂偏倚,成为不可撼动的内部有效(internal validity)因果证据金标准。然而,RCT为了追求理想化的内部有效性,往往采用十分严格的纳入排除标准非随机地选择试验对象,从而不可避免地因选择偏倚导致外部有效性(external validity)差。

以真实世界研究(Real-World Study, RWS)为代表的观察性研究,从真实临床场景入手,基于大样本非随机研究获取或接近因果关系的策略,其试验设计和数据收集完全发生在日常临床实践中,不对患者的纳入进行限制。这意味着研究者可以根据个人经验和标准诊疗流程对患者进行治疗,保证了研究环境的自然性和广泛性。这样的设计既保留了医疗实践的真实性,也确保了数据的普适性。它强调研究者在追求科学性和准确性研究结论的同时,应更加关注临床和现场的实际问题。它推动医学研究更贴近现实,更直接地为解决多样化的临床问题服务,从而缩小研究与实践之间的差距,确保研究成果能够直接转化为临床指南和政策制定的参考,真正达到改善患者健康和医疗服务质量的目的。因此,基于观察性研究的真实世界研究证据,成为随机临床试验(RCT)证据的有益补充。

然而,基于非随机设计的观察性研究,由于缺少随机化,往往难以有效控制混杂(尤其是未测量和不可观测的混杂),导致结果不可信,甚至出现错误结论。因此,如何在观察性研究数据分析中有效避免混杂偏倚,获取或逼近因果效应,成为生物医学研究中必须解决的瓶颈问题。以下诸案例,表明了从观察性研究中推断因果效应的重要性:大量观察性研究发现绝经女性采用雌激素替代疗法可以显著降低心脏病发病风险,但随后的大型临床试验(RCT)证实,该效应是因"经济条件"等混杂因素所致"假因果关联";多个大型队列研究表明,他汀类药物能预防结直肠癌,但后经研究表明这是胆固醇水平所产生的混杂作用;大麻对智商的影响,很可能是社会经济地位的混杂作用所致;在美国发现的允许私人使用枪支与自杀的关联性,可能是精神因素等未观察混杂导致的假因果关联;多项大型队列研究结果显示,PM2.5与心血管病关联的研究结论不一致,有关联与无关联结论共存,这令人费解。这些案例说明,在观察性研究中,广泛存在未观测混杂、不可测量混杂和因纳入模型调整的混杂因子不全或组合不合理而导致的剩余混杂,这些混杂无疑会歪曲真实因果效应。

更具隐蔽性的偏倚是,非随机地从总体中"选择(Selecting)"而非随机抽取(Random Aampling)样本所导致的选择性偏倚。因果证据是新药获批上市/上市后评估、临床及人群干预决策制定的循证依据。前已述及,RCT为了追求理想化的内部有效性,往往采用十分严格的纳入排除标准非随机地选择试验对象,从而不可避免地因选择偏倚导致外部有效性差。事实上,RCT外部有效性和泛化(Generalisability)外推力,受更多选择因素影响。Peter M于2005年在Lancet上的系统综述,从试验现场选择、研究对象纳排、病人临床特征等7个层面,全面阐述了影响RCT外部有效和泛化的40个因素。此后,对RCT外部有效性和泛化外推力的评价,逐渐被广泛关注。大量研究表明,很多RCT的试验样本对目标人群的代表性差,其因果证据的外部有效性和泛化外推能力不佳。因此,如何实现内部有效性评价与外部有效性评价间的无缝对接,准确评估因果证据的外部有效性和泛化外推力,也是循证医学实践中亟待解决的瓶颈问题;而突破瓶颈的关键是实现从试验/观察样本到目标人群的因果效应无偏迁移估计。

二、学科学缘改造的探索

鉴于上述观察性研究因果推断的重要性和紧迫性,早在2000年,作者在导师王洁贞教授的指导下,就开始将研究方向聚焦于现有数据(Available Data)的因果推断方向,着手学科队伍的学缘改造和建设。随着研究的不断深入,作者认识到观察性因果推断极具挑战性。研究中,需要具备扎实的数学/统计学理论基础,才能发展观察性研究因果推断的新理论新方法。为此,自2001年开始,逐渐引入数学背景的青年人才和数学专业背景的研究生进入研究团队,组建了山东大学观察性研究课题组。目前,该课题组已经发展成为规模在20人左右,由数学、计算机、生物统计学和医学专业背景组成的交叉型团队,他们熟悉数据的生物医学背景,且具有熟练的理论证明和推导能力、R编程能力和实证分析能力。成为国内规模较大、水平较高并在国际上有一定影响力的观察性研究因果推断理论方法和创新应用研究团队。

进入大数据时代后,电子病历(EMR)及电子健康档案(EHR)、高通量生物组学等的广泛普及,为医学研究者和实践者,提供了获取海量协变量信息的契机。无论是在实验性研究还是在观察性研究中,除了获取常规基线、处理(干预)和结局变量信息外,均可容易地获取各种组学标记、临床指标、实验室指标、影像标记等大量协变量信息。例如,包含基因组学等信息的大数据临床试验(Big Data Clinical Trials,BRCT)已被纳入议程;而在大型队列研究(如UK-Biobank)中,高通量全基因组标记(SNPs)等生物标记已成为队列基线的标配。同样,临床实践中类似的协变量信息也可从EMR/ EHR/LIS等大型数据库中获取。但是,如何从大数据中获取循证因果证据,就成为医学数据学学科所必须解决的重大科学问题。所以,上述观察性研究因果推断研究方向的选择和发展,为医学数据学学科形成奠定了启蒙性理论基础。

第二节　学科平台建设规划

国务院于2016年发布了《关于促进和规范健康医疗大数据应用发展的指导意见》(国办发〔2016〕47号),将健康医疗大数据认定为国家重要基础性战略资源。2018年-2020年,为响应国家战略,国家卫生健康委员会与山东省人民政府,合作创建了"政、产、学、研、用"五位一体的国家健康医疗大数据中心(北方),成为医学数据学学科平台建设的驱动力。为了推动国家健康医疗大数据中心落户山东,山东大学协助山东省政府和济南市政府成功申报国家健康医疗大数据中心(北方),并于2018年挂牌运营;同年,山东大学与山东省卫生健康委员会联合,启动齐鲁全生命周期电子健康研究型数据库(Cheeloo _LEAD)建设,该队列数据库覆盖山东16地市500万人群的全生命周期健康医疗大数据。依托Cheeloo _LEAD所完成的山东省全人群全生命周期健康图谱,由山东省政府新闻发布平台发布。2019年,山东大学受政府委托,牵头修订了北方中心技术方案并通过验收。2020年1月,经国家卫生健康委员会批准,由山东省政府、济南市政府和山东大学联合,依托山东大学多学科资源,建立了国内首个国家健康医疗大数据研究院;聘任金力院士担任名誉院长,赵国屏院士任学术委员会主任,任命薛付忠教授为研究院院长,季晓康为研究院常务副院长。标志着医学数据学学科平台获得官方认可,并进入全面建设时期。

一、学科平台建设的国家战略背景

进入大数据时代,国家启动了健康大数据战略,发布了一系列政策性文件。国务院办公厅《关于促进和规范健康医疗大数据应用发展的指导意见》(国办发〔2016〕47号);国务院《关于积极推进"互联网+"行动的指导意见》(国发〔2015〕40号);国务院办公厅《关于促进"互联网+医疗健康"发展的意见》(国办发〔2018〕26号)。在"互联网+健康医疗大数据"的驱动下,全国掀起了探索服务新模式、培育发展新业态,推进健康医疗大数据产业发展的热潮。2020年4月9日,国务院发布了《中共中央国务院关于构建更加完善的要素市场化配置体制机制的意见》,将数据资源作为五大要素之一。数字技术成为生产力发展和经济增长的重要推动力,随着生物组学、合成生物学、人工智能等大数据生产技术的成熟,数据将成为最核心的新质生产力,数据产权将是未来所有制的核心,如何"将数据转化为证据"是决定健康大数据产业生产效率的关键问题。

尤其是,为了推进健康大数据应用和催生健康大数据新业态,国务院于2016年发布了《关于促进和规范健康医疗大数据应用发展的指导意见》(国办发〔2016〕47号),将健康医疗大数据认定为国家重要基础性战略资源。旨在推动"互联网+健康医疗"模式创新,培育新业态,构建人民满意的医疗卫生体系,为实现健康中国目标提供支持。该指导意见强调以人为本、创新驱动,规范有序、安全可控、开放融合、共建共享,保障全体人民健康,推动政府健康医疗信息系统和公众健康医疗数据互联融合、开放共享,营造促进健康医疗大数据安全规范、创新应用的环境。目标包括实现国家和省级人口健康信息平台以及全国各级药品招标采购业务应用平台的互联互通,初步形成跨部门健康医疗数据资源共享共用格局。此外,指导意见提出了14项重点任务和重大工程,包括建设统一权威、互联互通的人口健康信息平台,推动健康医疗大数据资源共享开放,推进健康医疗行业治理,临床应用和医学科研以及公共卫生研究的大数据应用,培育健康医疗大数据应用新业态,发展数字化健康医疗智能设备等。指导意见还强调要建立党委政府领导、多方参与、资源共享、协同推进的工作格局,重点推进网上预约分诊、远程医疗和检查检验结果共享互认等便民惠民应用,加强疑难疾病等重点方面的研究,加快推进基本医保全国联网和异地就医结算,开展健康医疗大数据应用试点等。同时,要研究制定政府支持政策,加快健康医疗数据安全体系建设,保护涉及重要信息的安全。在山东大学成立齐鲁生物医学大数据研究中心(2016年)的基础上,响应国家健康大数据战略号召,积极与政府、企业合作,作者带领团队于2020年建成了国家健康医疗大数据研究院,成为医学数据学学科平台建设的里程碑。

二、学科平台建设的顶层设计及战略规划

医学数据学学科平台顶层设计,是以数字健康创新和数字健康产业发展为主线,服务新旧动能转换工作大局,围绕健康医疗大数据相关领域,遵循数据驱动研究创新、需求引导学科融合的集约化交叉学科建设原则,搭建面向海内外机构和高端人才的国家健康医疗大数据开放研究平台,创建数据驱动与假设驱动优势互补的医学研究新范式,致力于将大数据转化为精准证据,支撑国家健康医疗大数据北方中心建设,构筑国际高端医学数据学学科平台。

医学数据学学科平台的定位是,"理论方法创新和人才培养平台"与"社会服务和产业孵化平台"有机整合的新型医学数据学产学研联合体。前者,以双一流学科建设为己任,构筑"医学数据学"学科和"健康大数据共享"两大学科平台;后者,以技术转化和社会服务为己任,打造健康大数据产业孵化和创新创业两大产业平台。

建设医学数据学学科平台的目标是,面向健康中国战略需求,服务新旧动能转换,支撑国家健康医疗大数据北方中心建设,将双一流学科建设与健康大数据产业化融合,打造世界一流的医学数据学高端学科高地和产学研高地。包括 ①建设四个"中心":数据资源共享、人才培养引进、科研开放服务和产

业产品孵化；②产出四个"一批"：行业标准、重大科研专项、复合型高端人才和新产品新模式；③打造四个"高地"：核心技术创新、标准体系、集约化学科交叉和国际交流合作。

三、学科平台建设的特色

在医学数据学学科平台建设中，依托国家健康医疗大数据研究院，突出了如下特色：

（1）学术带头人是专门从事医学数据研究的领域专家，这与其它研究院的临床、计算机或信息科学学科带头人相比，具备专业化统领优势。

（2）专职专岗，集约化交叉融合。学科团队人员大多数均为专职专岗，并在专门的健康医疗大数据科研楼采取集约化交叉融合研究，形成了从"小数据（Small Data）－大数据（Big Data）－科学大数据（Scientific Big Data）－知识数据（Knowledge－based Data）－循证证据（Evidence）－智慧数据（Smart Data）"的创新研究闭环。

（3）在医学数据学人才培养方面，致力于创建"本科－硕/博士－继续教育－行业培训"四位一体医学数据学人才培养体系，开设医学数据学（生物医药数据科学）本科专业，筑牢学科根基。

（4）高素质服务政府。通过常年服务国家和地方的卫生信息化和大数据应用，紧密衔接国家战略布局和资源分配。形成融"政、产、学、研、用"为一体、服务国家和服务地方的重要品牌。面向社会实行开放式管理，实行北方中心建设领导小组领导下的负责制，由山东健康医疗大数据管理中心（以下简称"数管中心"）负责推动领导小组决策事项的落实；面向社会实行开放式管理，广泛吸纳其它高水平大学、研究机构、医疗卫生机构和知名行业企业共同参与。

（5）追求产业协同高效率。与10余家企业建立了紧密的合作关系，并孵化了两家技术转化企业，企业研发与学术研究团队融合发展。

第三节　医学数据学学科建设成效

进入2021年，医学数据学学科建设步入全面提质增效新阶段。学科发展迈出坚实步伐，首创了医学、数学、计算机科学交叉融合的新学科——医学数据学（Medical Dataology）。依托国家健康医疗大数据中心（北方），构建了覆盖全国多省市的联邦医学科学大数据协作网络平台F•MESH，进而开发了配套产品F•MESH_SMART＋6，实现了从健康大数据采集汇聚到治理优化、挖掘分析直至转化应用的全栈式智能化研究创新及转化应用。率先创立了"本科－硕/博士－继续教育－行业培训"四位一体医学数据学人才培养体系，开设了生物医药数据科学本科专业，并连续3年（2022年－2024年）获软科中国大学排名A＋，位列全国第一。目前，医学数据学学科平台已成为国内规模最大、水平领先的融"政、产、学、研、用"为一体的健康大数据创新研究与教学平台，成为高校服务国家和服务地方的重要品牌之一。

一、医学科学大数据平台建设成效

以数字医学创新和数字健康产业发展为主线，服务国家新旧动能转换工作大局，围绕健康医疗大数据相关领域的科学技术问题，遵循数据驱动研究创新、需求引导学科融合的集约化交叉学科建设原则，搭建了面向海内外机构和高端人才的国家健康医疗大数据开放研究平台，创建了数据驱动与假设驱动优势互补的医学研究新范式，建成了"161"学科平台。学科建设致力于将数据转为证据，将证据转为产品，以支撑国家健康医疗大数据中心（北方）建设，构筑国际高端医学数据学学科平台。目前，国家健康医疗大数据研究院已成为国内规模最大、水平领先,具有一定国际声誉和影响力的健康大数据研究和转化平台。

(1)建成了医学数据学"161"学科支撑平台。一是创建了1个"医学数据学学科支撑平台"。该平台由医学、数学统计学、计算机科学等多学科交叉融合而成,沿着数据"采集融汇—治理优化—挖掘分析—转化应用"流程中的环节,部署了10余个PI团队,形成数据到证据、证据到产品的研究闭环。二是开发了6大"健康大数据产品"及综合智能平台SMART,具体包括全栈式健康大数据治理平台(SMART_MSDW)、大数据临床试验平台(SMART_BRCT)、大数据真实世界研究平台(SMART_BRWS)、大数据卫生技术评估平台(SMART_PCORI)、大数据精准医学平台(SMART_i2b2)和大数据智慧医学平台(SMART_BEST),为健康大数据研究与创新提供数据资源和应用场景支撑。三是建立了1张"中心化与去中心化优势互补"的联邦医学科学大数据协作网(F•MESH),创建了跨域跨省共享的健康大数据技术创新和成果转化一体化协同平台,实现多用户并发访问,支持医学数据学理论研究和数字医学技术创新。

(2)建成了分布式联邦医学科学大数据队列仓库。制定了健康大数据通用数据模型标准,包括数据采集融汇通用数据模型(RCDM)、医学科学大数据通用数据模型(SCDM)、循证医学图谱通用数据模型(GCDM),研发了健康大数据全栈式工程智能系统;创立了"理论—方法—模型—工具"全维度的因果推断、预测与决策方法体系及智能工具;创建了跨域、跨省联邦医学科学大数据队列仓库,包含500万自然人群队列、200万健康体检队列和100万临床队列等25个大型数据库。其中,齐鲁全生命周期电子健康研究型数据库(Cheeloo Lifespan Electronic Health reseArch Data—library,Cheeloo LEAD)是以研究院的数据采集融汇通用数据模型(RCDM)和科学数据通用数据模型(SCDM)为标准建立的纵向队列,样本量达5,152,597人,总记录数1,227,393条,总变量数76,712个;依托联邦健康大数据联盟网络,通过智能化、电子化随访更新数据,随访时间长达15年以上。目前,Cheeloo LEAD已经达到了开放共享的成熟度。它是支撑人群流行病学研究、卫生技术评估研究、真实世界临床研究、卫生经济与卫生政策研究的大型多中心纵向队列数据库。

(3)建成了覆盖全国多省市的国家健康医疗大数据协作网络。发展了"开放建模而非开放数据、模型共享而非数据共享"的新数据观,创建了中心化与去中心化优势互补的联邦分布式医学科学大数据循证医学模式及协作网络。突破多中心数据安全与数据共享间的种种矛盾和瓶颈问题(涉及患者隐私、数据所有权、协作信任和共享激励机制等诸多方面),研发了健康大数据联邦分布式隐私计算(边缘计算、多方安全计算和机密计算)方法体系及智能工具SMART_F_MESH。

二、医学数据学人才队伍建设成效

在医学数据学学科建设中,坚持"引育并举",构建跨学科交叉型师资队伍,组建了来自医学、数学、统计学、计算机科学、信息科学、人工智能、管理科学等多学科加盟,融"政、产、学、研、用"五种成分为一体的交叉型人才队伍。目前,医学数据学从事教学、科研、开发的师资,博士、硕士和本科三个层学生共计240余人,其中固定人员30人,非固定人员50人,研究生170多人。拥有中国科学院双聘院士1人、国家自然科学基金优秀青年科学基金获得者1人,国家"万人计划"青年拔尖人才1人国家青年技术人才1人,山东省泰山产业领军人才1人,山东省泰山学者青年专家1人,山东大学特聘教授1人,山东大学杰出中青年学者1人,山东大学齐鲁青年学者4人,山东大学青年学者未来计划人才6人,山东大学重点资助类博士后3人。

三、医学数据学人才培养成效

在医学数据学人才培养方面,率先创立了医学数据学(Medical Dataology)学科,构建了全国唯一的"本科－硕/博士－继续教育－行业培训"四位一体的医学数据学人才培养体系。2018年招录首批博士生,2019年招录首批硕士生,2022年招录首批本科生,近三年已培养博士26人,硕士130人,本科在校生64人。申报并获批教育部"新医科"本科专业生物医药数据科学(专业代码:101012T),并于2022年开始招生,该专业2022年~2024年连续三年在软科中国大学专业排名中位列A＋(位居全国第一)。薛付忠教授主编的医学数据学系列教材(共15本),入选"十四五"全国统计规划教材,将于2026年前陆续出版,创建了跨学科三阶段交叉融合的医学数据学本科生培养模式。主要历程如下:

(1)2019年该专业与数学学科合作获批交叉学科博士点;

(2)2021年申报生物医药数据科学新医科本科专业(101012T)获教育部批准,并于2022年开始招生,连续3年获软科中国大学专业排名A＋,位居全国第一;

(3)2023年该专业被教育部纳入《服务健康事业和健康产业人才培养引导性专业指南》的专业之一;

(4)2021年－2023年获批济南市市校融合发展战略工程项目并获滚动支持(经费300万元),推进继续教育和行业培训。

总之,随着国家引导性专业指南实施,将引领医学数据学新兴专业高质量发展。

四、医学数据学科学研究成效

在科学研究方面,医学数据学学科紧紧围绕"数据转化为证据、证据转化为产品",聚焦健康大数据"关联分析－因果预测分析－因果决策分析"主方向,创建了健康大数据因果"推断－预测－决策"的理论方法及技术体系,研发了智能工具产品(SMART_MSDW、SMART_BRWS和SMART_BEST),并实现了规模化和产业化转化。①针对数据治理缺乏全流程标准体系的痛点,创建了数据采集融汇通用数据模型RCDM、科学数据队列通用数据模型SCDM和循证图谱通用数据模型GCDM,解决了数据贯标不利、弥补了队列标准缺失、填补了循证图谱空缺、打通了数据治理路径。②针对数据治理应用缺乏集成化全栈式工具的痛点,研发了健康大数据全栈式工程智能系统SMART_MSDW,实现了流程化分析,解决了数据工具集成不够、填补了设计分析流程缺失、降低了专业使用槛门、实现了数据全栈式服务。③针对数据分析缺乏循证因果推断方法,只能反映关联关系而难以证明因果关系的痛点,创立了"理论－方法－模型－工具"全维度的因果推断、预测与决策方法体系及智能工具SMART_BRWS,突破了大数据因果推断、在线预测、证据决策瓶颈,实现了全证据链因果推断。④针对数据转化应用缺乏多场景规模化推广模式和技术平台的痛点,研发了"一脑多端"智慧医学图脑一体机SMART_BEST,创新了技术服务工具,形成了"一脑多端"的技术推广模式:"一脑"中枢集成各种标准、工具、模型,对外按需提供订单式、个性化服务,解决了传统服务模式无法实现多类知识解耦应用的难题;"多端"改变了以往只输出知识产权,阻碍技术规模化转化的传统模式,形成了以输出技术服务为特征的多场景、规模化和全链条推广范式。

(1)2020年以来,获批科研项目共计63项,包括国家重点研发专项1项、国家基金重点项目1项,国家专家重点研发专项课题1项,国家重点研发专项子课题5项,国家自然科学基金面上/青年基金27项,省部级项目11项;累计申请纵向、横向经费7000余万元。

（2）发表高水平论文200余篇。在Nature genetic、Nature Comm.、Nature Chemical Biology.、Am J Hum Genet、American Journal Epidemiology、Stat Methods Med Res、Statistics in Medicine、PLoS Genet、Brief Bioinform、Bioinformatics、BMC Medical Research Methodology等高水平顶刊上发表理论方法原创性论文多篇，同时，在Lancet子刊、JAMA子刊、Circulation、Cancer Comm.、Hypertension等高水平杂志发表应用性论文多篇。

（3）申请专利36项，获得授权12项；获得软件著作权30项。

（4）在大数据因果推断理论方法研究方面，建立了利用海量协变量进行大数据因果推断的理论体系，包括跨组学大数据MR分析、基于汇总统计量的跨库因果融合、因果中介分析、匹配策略VS混杂控制、等值混杂VS回归调整变量集选择、回归调整混杂策略VS变量角色、孟德尔随机化选择偏倚解析、时间序列大数据因果推断阴性对照方法等，成为大数据分析的亮点之一。

（5）针对数据治理缺乏全流程标准体系的痛点，创建了数据采集融汇通用数据模型RCDM、科学数据通用数据模型SCDM和循证图谱通用数据模型GCDM。形成地方标准1项，并在16市及省平台600余家机构推广应用；支撑地方数据法规1项《山东省健康医疗大数据管理办法》。

（6）针对数据治理应用缺乏集成化全栈式工具的痛点，研发了健康医疗大数据全栈式工程智能系统（SMART）。获授权国家发明专利10项、软件著作权25项。

（7）针对数据分析缺乏循证因果推断方法只能反映关联关系而难以证明因果关系的痛点，创立了"理论-方法-模型-工具"全维度的因果推断、预测与决策方法体系及智能工具（SMART_BRWS），实现了全证据链因果推断。在JAMA Network Open、JAMA Psychiatry、Cancer Communications、eBioMedicine、Science Advances等高水平杂志上，发表因果推断、因果预测与决策应用方面的高水平论文（影响因子＞10）20余篇。

（8）针对数据转化应用缺乏多场景规模化推广模式和技术平台的痛点，研发了"一脑多端"智慧医学系统（SMART_BEST）；创新了技术服务工具，形成了"一脑多端"的技术推广模式，促进了健康大数据产业。"一脑多端"慢病一体化智慧主动健康图脑引擎一体机（SMART_BEST）及其智能终端设备成为标志性创新产品。

（9）创建了大数据驱动的慢病一体化防控的"三角四方"利益共赢模式，为主动健康/医疗健康领域提供了新范式。借助"一脑多端"智慧医学引擎，整合了政府、医疗机构、医保管理者和患者/公众的三角四方利益，为慢病一体化管理提供了全新的解决方案。特别是"1+1+1+N"和"1234"两大模式，为慢病一体化防控策略创新和实施提供了借鉴。

（10）建设医学大数据人工智能大模型研究框架，构筑了"Trust-AI for MED-X大模型"研发平台。

五、医学数据学社会服务及产业化成效

在社会服务及产业化方面，医学数据学学科始终将服务国家战略、响应政府需求、回答行业问题作为重要任务。通过学科协作和技术支撑，深度参与了国家健康医疗大数据北方中心申报、建设方案撰写和评估，助力促成了国家健康医疗大数据中心（北方）落地山东。

（1）通过学科协作和技术支撑，深度参与了国家健康医疗大数据北方中心申报、建设方案撰写和评估，助力促成了"国家健康医疗大数据中心（北方）"落地山东。负责修订了"北方中心"建设技术方案、"十四五"规划制定和数据应用场景设计论证等多项工作，助力"北方中心"成为全国唯一实体化运行的

国家健康医疗大数据中心。在全国同行业率先启动卫生健康数据资产化研究,作为全国唯一一个行业数据要素改革试点,入选国家发改委"要素市场化配置综合改革试点"。

(2)所完成的代表性成果"健康医疗大数据全栈式工程智能系统(SMART_MSDW)",被省卫健委整体引进,作为建设"北方中心"的核心技术支撑;受到国家卫生健康委、山东省人民政府主要领导多次批示;项目成果在山东省政府新闻发布会发布、北方中心新闻发布会发布,央视一套新闻报道,并在全国多地推广;被山东省卫生健康委引进为山东省健康医疗大数据科创平台,在省平台及省内外17家医院推广应用。

(3)协助山东健康医疗大数据管理中心成立健康指数研究中心,立足服务健康中国、黄河流域生态保护和高质量发展等国家战略,整合卫生行政管理与决策需求,以数字健康城市建设和数字健康人评价为抓手,以健康山东等15项行动为切入点,建立健康指数体系。《科学编制健康城市指数 精准推动健康山东建设》文章刊发在《健康中国观察》2022年01期。在《中华疾病控制杂志》26卷10期出版了健康指数专刊。

(4)基于研究院开发的联邦医学科学大数据协作网络,已经形成了"一脑多端"的数字健康技术推广模式,实现了规模产业化。近2年支撑北方中心与医院、科研院所、政府、企业签署各类合作超过100项,新增销售额超亿元,新增利润超千万元。

(5)"一脑多端"智慧医学系统的慢病防控端,在山东5县推广应用,受益人数超100万;智慧餐饮端,指导健康饮食,实现精准营养,在59家单位食堂推广应用。在产品研发和产业化转化过程中,授权国家发明专利10项;授权软件著作权165项;形成地方标准1项,并在16市及省平台600余家机构推广应用;支撑地方数据法规1项,省大数据推进会5次,专病队列联盟90余个;受邀重要学术讲演50余次;培养研究生53名。

(6)所构建的国家健康医疗大数据科技创新平台(以下简称"科创平台"),采取"中心化汇聚公共开放数据、分布式融合行业服务数据"模式,已完成山东省中心端、研究院支撑端和省内9家临床医院的协作端科创平台建设,还包括海南省卫生健康统计信息中心端、省内5家、省外7家协作端等10余个科创平台正在建设。在90个疾病领域培育了106个专科联盟,形成专病科研数据标准25个。助力申报国家重大专项3项,省部级奖2项,国家发明专利14项,国家级科研项目27项。相关工作的开展得到《健康报》、《中国家庭报》、《中国人口报》头版头条报道,学习强国、《大众日报》等主流媒体报道70余次。

(7)在抗击疫情中,向中华预防医学会新型冠状病毒肺炎防控专家组提供舆情报告支持和帮助,向科技部提交的"改革完善重大疫情防控救治体系"等成果,为"改革完善重大疫情防控救治体系"作出了贡献,受到科技部和中华预防医学会书面感谢。

(8)推进北方中心商保业务场景数据服务。对接伦理、法律专家,初步形成修改建议,指导北方健康公司修改完善商保方案。通过召开伦理专家、法律专家座谈会,总结经验,指导北方健康公司不断完善商保业务场景数据服务,在资源整合、社会服务、跨界创新上取得突破,推动保险、医疗、大数据融合应用。

第四节　学科建设历程纪实

历经25年的医学数据学学科建设历程,充满了机遇和挑战,积累了点点滴滴的建设经验,取得了重要进展。从学科方向初步形成到大数据队列工程的启动,再到建立生物医学大数据研究中心和健康医疗大数据科技创新平台,每一步都标志着学科建设的新阶段。这期间成功建成了多个大规模队列并发布了重要的健康图谱,为医学研究和健康管理提供了宝贵资源。同时,学科定义和人才培养体系也逐步完善,为未来的发展奠定了坚实基础。医学数据学科的实力得到了提升,国家级研究院的建立和医学数据科学大会的成功举办标志着学科发展新阶段的开启。以下按照时间顺序,列举了医学数据学学科建设历程中的标志性事件。这些纪实,为医学数据学学科建设,提供了宝贵经验。

- 2000—2008年学科方向形成及学缘结构更新。以观察性研究的理论方法与应用,作为主攻方向从统计关联分析迈向因果推断。

- 2007年大数据队列工程启动。经过10余年建设,到2020年8月,已建成10大队列平台、2000多万样本量、4亿多记录的健康医疗大数据资源,规模居全国各高校首位;自主研发了一套健康医疗大数据全流程科研平台,培养了多个高水平研究团队,沉淀了大量健康医疗大数据关键技术。

- 2015年8月教育部广州生物医学大数据会议。栾卫东、薛付忠、崔立真代表山东大学出席教育部在广州召开的首届生物医学大数据会议,会后向山东大学医学部及学校汇报,组建山东大学生物医学大数据研究中心,2016年12月获批。

- 2016年12月山东大学成立齐鲁生物医学大数据研究中心(薛付忠任中心主任),标志着长达15年的医学数据学学科方向探索,步入学科专业平台建设阶段。

- 2016年12月牵头成立山东省健康医疗大数据科技创新平台。山东省健康医疗大数据科技创新平台挂靠山东大学,培育立项90个专病队列,截至2021年8月,已启动69个,汇聚了省内众多临床科研顶级专家。

- 2017年3月建成500万人群超大规模队列,发布了山东省全人群全生命历程健康图谱。在省卫建委支持下,联合浪潮集团,建成全国规模最大的山东省全人群全生命历程健康医疗大数据队列。2018年12月发布山东省全人群全生命历程健康图谱。

- 2017年8月国家健康医疗大数据北方中心申请。协助省卫建委、济南市政府起草国家健康医疗大数据中心(北方)申报方案。

- 2017年11月启动国家健康医疗大数据研究院申报工作。在山东省卫生健康委员会支持下,积极布局学科建设、政府服务和产业转化,反复论证、改进研究院建设方案。

- 2018年6月山东大学数据科学研究院成立。山东大学数据科学研究院成立,同时山东大学健康医疗大数据研究院挂牌。

- 2018年10月京津冀鲁辽卫生健康协同发展峰会。我校牵头成立京津冀鲁辽健康医疗大数据协同创新联盟,在外省市推广山东大学健康医疗大数据技术标准。目前,已扩大到全国多个省市。

- 2019年1月创建医学数据学新学科。提出医学数据学定义、范畴及学科内涵,开始筹划人才培养体系。至2020年6月已经招收来自8个学院的49名本科医学数据学微专业学生。

- 2019年5月山东大学兴隆山校区健康医疗大数据研究院科研教学楼启用。初步建成了全国规模最大,水平领先的医学数据学/健康大数据新型交叉学科平台。

- 2019年11月再次启动国家研究院申报。时任山东大学校长樊丽明率相关团队赴山东省卫生健康委员会调研,洽谈国家研究院共建方案,得到时任山东省卫生健康委袭燕主任等领导的高度认可。

- 2019年12月山东省卫生健康委员会正式向国家卫生健康委员会提交《关于申请建设国家健康医疗大数据研究院和国家互联网医疗人才培训示范基地的说明》。

- 2020年1月国家卫生健康委员会同意并支持山东省卫生健康委员会依托山东大学会同相关单位共建国家健康医疗大数据研究院。

• 2020年7月分别获国家卫健委、孙继业副省长、山东大学郭新立书记和樊丽明校长（原）批示，同意并支持山东省卫生健康委依托山东大学会同相关单位共建国家健康医疗大数据研究院，召开山东大学"国家健康医疗大数据研究院建设专班第一次会议"。

• 2020年8月国家健康医疗大数据研究院正式挂牌成立并成功举办2020年医学数据科学大会。

• 2021年7月山东大学健康医疗大数据研究院（威海），在山东大学附属医院威海市立医院挂牌。山东大学健康医疗大数据研究院（威海）在山东大学附属医院威海市立医院挂牌，并启动17个专病队列建设。

• 2021年9月中心化与去中心化优势互补联盟支撑的四位一体健康大数据平台。将区块链、边缘计算、安全多方计算和人工智能等技术交叉集成，创建了中心化与去中心化优势互补联盟支撑的四位一体（数据支撑平台、技术创新平台、转化示范平台和人才培养平台）健康大数据平台。

• 2021年9月开展山东省健康医疗大数据科技创新应用平台及协作中心建设。山东省卫生健康委发布《关于开展山东省健康医疗大数据科技创新应用平台及协作中心建设工作的通知》，正式开展山东省健康医疗大数据科技创新应用平台及协作中心建设。

• 2021年12月成功举办2021年医学数据科学大会。举办2021年医学数据科学大会，会议上签署了国家健康医疗大数据研究院创新中心入驻医学中心协议，启动了国家健康医疗大数据科技创新应用平台，建立了国家健康医疗大数据中心（北方）产业联盟、国家健康医疗大数据急危重症联盟、国家健康医疗大数据生殖健康智慧管理联盟，并召开中华预防医学会健康保险专业委员会年会。

• 2022年1月济南市与山东大学市校共建健康医疗大数据学院（JNSX2021005）项目立项。

• 2022年2月生物医药数据科学专业列入教育部2021年度普通高等学校本科专业备案和审批目录（专业代码101012T）。

• 2022年9月生物医药数据科学专业完成招生。生物医药数据科学招录首届20名本科生入校学习。该专业在2022软科中国大学专业排名中评级为A＋，位列全国第一。

• 2022年12月与省内外20余家单位签订协议，共建健康医疗大数据科研协作中心。

• 2023年4月开放共享国家健康医疗大数据研究院研究型数据库。开放共享国家健康医疗大数据研究院研究型数据库——齐鲁全生命周期电子健康研究型数据库（Cheeloo Lifespan Electronic Health ReseArch Data－library，Cheeloo LEAD）

• 2023年9月2023级生物医药数据科学专业完成招生。2023级生物医药数据科学专业完成招生，招生20人，生源质量好。该专业在2023软科中国大学专业排名中评级为A＋，排名位列全国第一。

• 2023年12月"市校共建健康医疗大数据学院"项目完成验收，并获滚动支持。所承担的济南市市校融合发展战略工程项目通过结项验收，成为典型推介案例，并获二期滚动支持，对开展健康医疗大数据的教育与应用研究和构建完善的"四位一体"人才培养体系起到推动作用。

• 2023年12月生物医药数据科学专业被教育部纳入《服务健康事业和健康产业人才培养引导性专业指南》。

• 2024年1月召开第五届医学数学科学大会，领衔成为国家健康医疗大数据应用开发联盟数据科学工作委员会。

• 2024年5月山东大学生物医学数据科学专业继续获批软科中国大学排名A＋，位居第一。

• 2024年7月获批数字智能主动健康山东省工程研究中心。

本章总结

　　本章回顾了作者带领团队在建设医学数据学学科过程中的一系列重要实践活动及历程。首先,阐述了医学数据学学科方向探索的理论基础,并回顾了学科学缘改造的探索和实践。进而,详细阐述了医学数据学学科平台的顶层设计和建设规划。其次,通过对学科平台建设的国家战略背景的领会,形成了医学数据学学科平台建设的顶层设计及战略规划布局,总结了医学数据学学科平台建设的特色。接着,从医学科学大数据平台建设、医学数据学人才队伍建设、医学数据学人才培养、医学数据学科学研究以及医学数据学社会服务及产业化等五个方面总结了医学数据学学科的建设成效。最后,按照时间顺序,列举了医学数据学学科建设历程中的标志性事件,这些纪实为医学数据学学科建设提供了宝贵经验。

本章总结

第二章　医学数据学学科概述

从健康到疾病以及结局的进程，是生命历程连续时间维度上的随机过程。表现为，机体在其生命历程进程中持续暴露于众多危险因素，导致"健康－低危状态－高危状态－早期病变－疾病状态－预后/康复－死亡"的连续变化谱。如图2－1所示，为了控制和延缓从健康到疾病再到死亡的进程，在医学研究和医疗卫生实践中，沿着上述连续变化谱，持续地研究创新并依次施加"零级预防－一级预防－二级预防－临床诊疗－三级预防－临终关怀"等预防和诊疗干预措施。随着互/物联网、云计算、人工智能、生物组学等技术的成熟和发展，医疗卫生信息化、智慧医学和数字医学等技术的广泛普及，在预防诊疗的理论与技术研究及医疗实践活动中，沿着上述生命历程持续产生并积累着源源不断的海量健康医疗大数据流。

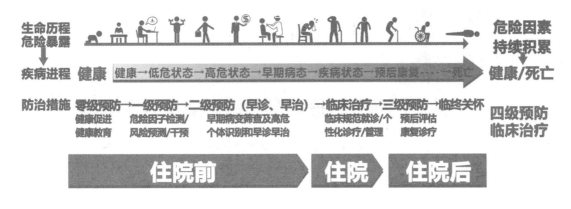

图2-1　健康医疗大数据流

医学数据学（Medical Dataology）正是针对上述大数据流的"采集融汇－整理优化－挖掘分析－转化应用"各环节的理论技术发展和应用需求，而产生的一门数据科学（Data Science）新兴分支交叉学科。本章重点阐述医学数据学的基本概念、学科体系、学科内涵、核心任务及工作路径、研究内容和方法，旨在奠定以健康数据为资源，以计算为工具，以计算思维、统计思维、数据思维、因果思维和"以人为中心"的综合思维设计理论体系"为指导的医学数据学专业建设素养。

第一节 医学数据学概念及学科体系

科学4.0(数据密集型科学)及工业4.0(智慧制造)共同催生了医学4.0(数据密集型医学)。医学4.0的发展需求,则赋能创新医疗服务、高端医疗器械、创新生物医药等大数据高度相关"数字智能医学"新医科和"专精特新"产业。医学数据学正是为满足上述发展需求,而产生的数据科学交叉分支学科,具有鲜明的多学科交叉特色。医学数据学面向数据密集型医学、数字医学和智能医学新医科需求,遵循上述数据科学基本原理,在筑牢统计思维、计算思维、数据思维和因果思维基础上,以健康大数据为资源,交叉融合医学、数学/统计学、计算机/软件科学等学科,形成了其特色鲜明、内涵丰富的学科体系。

一、医学数据学的概念

医学数据学(Medical Dataology)是以健康/医疗数据为资源,以计算为工具,从统计思维、计算思维、数据思维和因果思维的角度,解析生物医学世界奥秘,解决医学实践问题的一门新兴数据科学和医学交叉分支学科(图2-2)。

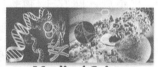
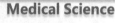
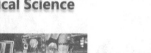

医学数据学 (Medical Dataology):
是以健康医疗数据为资源,以计算为工具,从统计思维、计算思维、数据思维和因果思维的角度,

解析生物医学世界的奥秘,

&

解决医学实践中的问题

的一门新兴数据科学和医学交叉分支学科。

图2-2 医学数据学概念解析

该定义强调,医学数据学遵循数据科学(Data Science)的基本原理,以健康医疗大数据(Healthcare Big Data)为资源,以计算机软件技术和数据基础设施为工具,汲取生物统计学(Biostatistics)的统计思维(Statistical Thinking)、计算机科学(Computer Science)的计算思维(Computational Thinking)、机器学习(Machine Learning)的数据思维(Data Thinking)、流行病学(Epidemiology)及循证医学(Evidence—based Medicine)的因果思维(Causal Thinking)之精髓,融合数据科学家和医学领域科学家之智慧,建立"以人为中心"的综合思维理论体系,并充分吸纳其它相关学科理论方法,从而形成了特色鲜明、内涵丰富的医学数据学学科体系。旨在支撑"大数据—科学大数据—证据—应用—产业"的转化,形成"健康大数据—科学大数据—挖掘分析(因果关联、因果预测—因果决策)—机制功能验证—药物/诊疗技术研发—上市应用"的数据产业闭环[图2-3(A)]。可以预见,医学数据学将会催生继分子生物学和基因组学之后的又一次医学革命。

二、医学数据学的多学科交叉性

如图2-3(A)所示,除了数学/统计学、计算机/软件科学、机器学习/人工智能、流行病学/循证医学等核心学科外,医学数据学还与众多学科存在着必然联系,是一个典型的多学科交叉新领域。

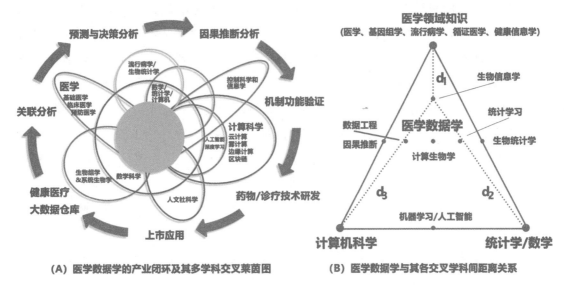

(A) 医学数据学的产业闭环及其多学科交叉莱茵图　　**(B) 医学数据学与其各交叉学科间距离关系**

(修改自: Emmert-Streib F, et al. Front Genet. 2016.; Joseph Beyene, et al. Front. Public Health .2021)

图2-3 医学数据学的多学科交叉性及其贡献度

如图2-3(B)所示,医学数据学的知识体系,源于医学、统计学/数学、计算机科学三个主要领域或维度。其中,医学不仅是产生数据的源泉,而且提供了医学数据学的独特方法论,如流行病学、循证医学、生物统计学、基因组学、生物信息学、计算生物学等;机器学习/人工智能、统计学习、数据工程、因果推断等非医学领域学科,也为医学数据学提供了相应的方法论。医学数据学位于三角棱锥体的重心,形成于医学、统计学/数学、计算机科学三大支柱学科的交汇处。图中标注的虚线,分别是医学数据学到三角形的三个角之距离,即d_1,d_2,d_3;标注的各学科位置,表达了它们各自对医学数据学的相对贡献度,可以看作是比例或权重。

1.“生物统计学、流行病学/循证医学、因果推断”与医学数据学

生物统计学出现于19世纪中期,并在19世纪晚期随着其在遗传学数据分析的出色表现而发展成熟;与此同时,流行病学作为一门独特的医学方法学学科,在19世纪应对传染病公共卫生危机中发挥了不可替代的中流砥柱作用,从而奠定了其医学哲学和方法学的学科地位。数据科学在20世纪中期正式形成,吸收了大量计算机科学和数学的领域知识,相较于生物统计学和流行病学,是一个相对较晚的学科。流行病学、生物统计学和数据科学的共同点是,如何使用数据回答科学和实践问题。

健康医疗领域的大数据,充满了变异性和不确定性。在此情形下,生物统计学的统计推断思想和方法论,无疑是医学数据学从数据中获取知识的方法学基础。同时,生物统计方法又是流行病学和医学研究的基础,而生物信息学和计算生物学则是数据密集型生物医学研究的重要新领域,它们也以生物统计学为基础。更重要的是,生物统计学作为统计学的一个分支学科,可以说是原始的“医学数据学”。流行病学和生物统计学通过因果推断理论的应用、细致地研究设计和测量,以及新统计方法的开发,为医学数据学提供了设计与分析策略与方法。同样,当流行病学研究需要处理大量医疗数据时,医学数据学可提供创新和稳健的计算和可视化方法,而生物统计学可提供其改进数据分析的新颖统计方法。反过来,当医学数据学家,致力于开发在特定领域新方法时,流行病学的哲学思想和方法学可提供设计框架和方法。

流行病学的任务是研究人群中疾病(或健康状况)的分布及其决定因素,并研究疾病防治及健康促

进策略和措施;探讨疾病危险因素进而推断病因/证据,是流行病学研究的永恒主题。流行病学进行病因研究的方法学依据是因果推断,常用假设演绎法和Mill准则两种策略。①假设演绎法包括演绎推理和归纳推理。演绎推理是从一般到个别,从普遍到特殊,其准则是"前提真"则"结论必真";推理形式是"因为假设H,所以推出证据E"。归纳推理是从个别到一般,从特殊到普遍,其准则是"前提真"则"结论只是可能真";其推理形式是"因为获得证据E,所以反推假设H"。假设演绎法的整个推论过程是:通过假设演绎出具体的证据,然后用观察性研究(队列研究等)或实验性研究(随机对照试验等)进行证据验证,如果证据成立,则假设亦成立。从逻辑学上看,反推是归纳的。从一个假设可推出多个具体证据,多个具体证据的经验证实,则可使归纳支持该假设的概率增加。②Mill准则。是流行病学形成病因假设的基本逻辑方法。包括求同法(在不同事件中寻求其共同点)、求异法(在相似的事件之间寻求不同点)、共变法(因素A与疾病B出现的频率和强度呈明显剂量—反应关系发生变化,则A因素很可能是疾病B病因)、类推法(疾病A和B的病因和分布一致,两病可能有共同病因)、排除法(通过对多个假设逐一排除而锁定可疑病因)。遵循流行病学/循证医学的病因/证据推断准则,以生物统计学和因果推断为方法学支撑,将"数据"转化"证据",正是医学数据学的核心任务。

在医学数据学中,当采用生物统计学等方法,从数据中发现关联时,需要进一步采用上述流行病学/循证医学的病因/证据推断方法,排除虚假关联和间接关联;然后,通过病因/证据推断,将"数据"转化为"证据"。具体任务包括控制系统误差(混杂偏倚、选择偏倚和测量偏倚),以排除虚假关联(A与B间存在统计学关联,但不存在因果关系)和继发关联(A与B不存在因果关联,但因有共同因C而存在统计学关联);在排除虚假关联和因果关联后,采用因果关联的推断标准,通过更进一步的因果关联分析,才能最终获得因果证据。具体的因果关联方式,包括单因单果(一种因素仅能引起一种结局)、单因多果(一个因素可引起多种结局)、多因单果(多种因素引起一种结局)、多因多果(多种因素引起多种结局)。所采用的因果关联标准,包括关联的强度(两事件发生频率的相对比,如比数比OR、相对危险度RR等)、关联时间顺序(有因才有果,因一定先于果)、关联特异性(因素A只能导致疾病B,疾病B只能由因素A引起)、关联可重复性(不同数据库获得的研究结果可重复)、剂量反应关系(随暴露增加疾病频率及联系强度也增加)、因素与疾病分布一致(因素与疾病分布相符合)、关联生物学合理性(符合生物学和病理机制)、实验证据(结果能得到实验室验证)、相似性(疾病A和B分布一致,两病可能病因相同)。总之,以生物统计学的关联分析为基础,以因果推断理论指导下的流行病学/循证医学方法为工具,是医学数据学将"数据"转化为"证据"的最佳途径。

2."基因组学、生物信息学和计算生物学"与医学数据学

基因组学(Genomics)的概念产生于1986年,是对生物体所有基因进行集体表征、定量研究及不同基因组比较研究的一门交叉生物学学科。继2003年人类基因组计划测序图谱基本完成后,表观组学(Epigenomics)、转录组学(Transcriptomics)、蛋白组学(Proteomics)和代谢组学(Metabonomics)等各种高通量组学技术高速发展,在影响疾病发生、发展与转归的全组学(globolomics)分子标记的"DNA→RNA→蛋白质→代谢物→疾病表型"这一连续统(continuum)上,产生了史无前例的海量生物组学大数据。不仅如此,为了处理海量的生物组学数据,生物信息学(Bioinformatics)和计算生物学(Computational Biology)等新学科新技术应运而生。由此,生物组学成为医学领域最大的数据源泉,而生物信息学和计算生物学等技术,也成为医学数据学领域不可缺少的组成部分。

生物信息学应用计算机科学、信息科学、统计和信息技术,通过分析海量生物组学大数据,来解决生命科学和医学领域的复杂问题,它以各种生物组学数据为资源,以计算机技术为工具,进行数据搜索

(收集和筛选)、处理(编辑、整理、管理和显示)及应用(计算、模拟),以解读组学数据。常用方法包括序列比对、序列组装、基因识别、基因重组、蛋白质结构预测、基因表达、蛋白质反应预测以及进化模型创建等。在生物信息学分析基础上,计算生物学为生物信息学分析结果的解析提出更进一步的解决方案。它更加侧重于开发和应用组学分析及理论的方法、数学建模、计算机仿真技术等,以解析生物学、行为学和社会群体系统运行机制。它依靠大规模计算模拟技术,从海量组学数据中提取信息和知识。

在医学数据学中,计算生物学不只局限于组学序列分析,而更侧重于运用计算机的思维、语言和逻辑,描述和模拟生物学世界,因而,计算生物学的层次较生物信息学更高。更重要的是,将常规健康医疗大数据与组学数据链接,才能形成完整的生物医学大数据,基于这种链接的大数据,利用医学数据学的理论、方法及技术,可有力推动精准医学、新药和高端检测设备等技术研发和产业化。

3."健康信息学、数据工程、机器学习/人工智能"与医学数据学

健康信息学(Health Informatics)是信息学、计算机和健康三个学科的交叉学科,它旨在最优化获取、储存、使用健康信息。其工具不仅包含计算机,而且包括临床指导原则、医疗术语和信息通讯系统。因而,健康信息学是健康医疗大数据生产、储存和运输的载体性学科。同时,制定电子病历、医院信息系统、决策支持系统、影像信息技术、远程医疗与互联网医疗的数据标准,也是健康信息学对医学数据学的贡献。

数据工程(Data Engineering)是指面向不同计算平台和应用环境,使用信息系统设计、开发和评价的工程化技术和方法。数据工程专注于数据收集和分析的实际应用,而不包括大量的数据分析或实验设计。建立数据管道(Data Pipeline)是数据工程的核心任务,包括4个关键步骤:①摄入。这是收集数据的任务。根据数据源的数量,此任务可以是集中的或大规模的。②处理。对摄入的数据进行排序,以实现要分析的特定数据集。对于大型数据集,通常使用分布式计算平台来实现可伸缩性。③存储。获取处理的结果并保存数据,以便快速且容易地检索,其有效性依赖于一个数据库管理系统。④访问。为用户提供访问权限。

机器学习(Machine Learning)是人工智能(Artificial Intelligence)的一个分支。从以推理为重点,到以知识为重点,再到以学习为重点的自然、清晰的脉络,是人工智能的发展历程。机器学习的任务是设计和分析自动学习算法,以从数据中自动分析获得信息,进而对未知数据进行预测。机器学习算法,通常以统计理论为指导,进行统计学习。

在医学数据学中,健康信息学提供数据生产、储存和运输的载体,数据工程实现数据管道的工程化、规模化流程,机器学习和人工智能为数据采集汇聚、整理优化、挖掘分析和转化应用,提供算法的自动化、高效化和实时化。

三、医学数据学的学科体系

基于上述多学科交叉体系及其各学科贡献度,医学数据学的学科体系,由如下3个层次组成。

(1)以数学及计算机软件科学为学科基础,奠定扎实的数学推导能力和软件编程能力。这需要汲取的领域知识包括数学分析/高等数学、概率论与数理统计、高级程序设计语言、数据库结构与算法等。

(2)以医学为桥梁语言,桥接数据科学家与医学领域专家之间的沟通交流和协同创新。这需要汲取的医学领域知识包括生物学基础、公共卫生学基础、人体结构与功能、疾病学基础及药物干预、临床医学概述、生物统计学、流行病学、循证医学等。

(3)以"医学＋数据科学"为核心,形成特色鲜明、内涵丰富的医学数据学核心知识体系。包括:①

健康大数据政策与法规、数据伦理等行业规则;②健康大数据治理技术、安全计算技术、统计分析技术、生物信息技术、组学分析技术、人工智能技术、可视化技术、分析软件等专业工具;③大数据流行病学、大数据临床试验、大数据现实世界研究、大数据卫生技术评估、精准医学、智慧医学等应用领域。

第二节 医学数据学的学科内涵

理解医学数据学的学科内涵,需遵循数据科学基本原理,从以数据为资源的驱动力、以计算为工具的基础设施、以统计思维、计算思维、数据思维、因果思维交叉融汇的理论体系等方面,进行诠释。

一、以数据为资源的驱动力

认识健康医疗大数据的范畴和特征,建立数据驱动与假设驱动优势互补的大数据研究范式,是理解"以数据为资源的驱动力"关键所在。

1. 健康医疗大数据范畴

如图2—4所示,健康大数据是国家基础性战略资源,是推动医学研究和创新医疗服务、赋能高端医疗器械制造和生物医药研发的关键生产要素。欧美等国家占据医学研究、指南发布和医药产品研发的制高点,例如中国原创性指南证据、新药研发数量、高端器械产值等均与美国差距巨大。他们利用大数据的路径是,通过持续推行国家标准,创建标准化电子病历等大数据,继而通过标准化工具,转换为支撑循证证据和产品研发的医学科学大数据。然而,我国医疗实践中的大数据,来源口径多、异构严重、质量参差不齐、标准不统一,导致挖掘分析难、共享利用难,但它源于现实临床场景、反映病人真实状况,且样本量及数据量巨大,因此,其价值极高。

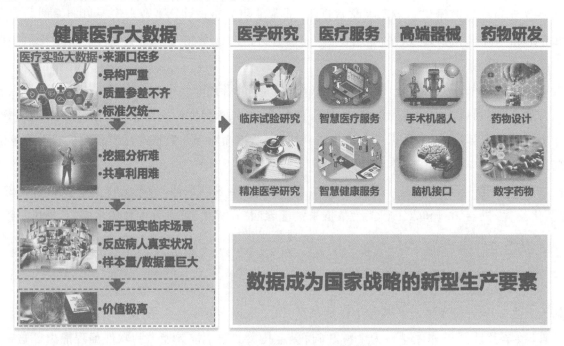

图2-4 健康医疗大数据战略资源

从产生源头上,健康医疗大数据是在医疗卫生科学研究和实践活动中产生的现有数据(Available Data),其范畴大致包括如10类。

(1)全员人口大数据。来自全员人口信息系统,它是支撑健康医疗研究、健康医疗实践和健康产业新业态的人口本底数据信息。

（2）基本公共卫生大数据。包括居民健康档案管理数据、基本公共卫生服务数据和各种健康/疾病监测数据等。

（3）健康危险暴露监测大数据。在个体暴露水平上，包括家族（遗传）、社会经济学、生活方式及行为危险因素，体质学、生理学和病理学危险因素，容易导致严重并发症或死亡的疾病因素等各类监测大数据；在群体暴露水平上，大气污染实时监测大数据、饮水检测大数据、食品安全监测大数据等。

（4）健康体检大数据。涵盖综合医院健康体检中心、专业健康管理中心等领域所产生的健康体检数据。

（5）临床诊疗大数据。涵盖各级各类医疗机构的医院信息系统（HIS）、电子病历系统（EMR）、实验室检测信息管理系统（LIS）、医学影像管理系统（PACS）、放射信息系统（RIS）以及绩效管理系统等信息化系统中的临床诊疗大数据。

（6）生物组学大数据。涵盖健康检测、临床诊疗、生物医学研究中产生的跨组学大数据，包括基因组、表观组、转录组、蛋白组、代谢组、微生物组等各类组学大数据。

（7）移动健康及健康感知大数据。涵盖基于无线传感技术和物联网技术的可穿戴健康监测数据、远程医疗数据等大数据，以及近人体空间的健康感知数据，例如毫米雷达波、压力传感器等大数据。

（8）互联网健康舆情大数据。通过互联网采集的健康/疾病相关数据信息。

（9）健康保障大数据。涵盖居民医保、城镇医保、商业健康保险等领域产生的大数据。

（10）疾病预防控制大数据。包括：①孕产妇管理、出生监测、免疫规划、学生健康、健康教育、老年人健康管理、药物安全、食品安全、饮食安全、土壤监测、职业危害、放射防护、传染病/病监测、营养学调查、地方病监测、寄生虫病监测、流行病学调查等健康监测与干预数据；②传染病专报、艾滋病专报、结核病专报、救灾防病、肿瘤登记、癌症早诊早治、慢病管理（高血压、糖尿病、脑卒中、冠心病等）、采供血监测、疾病监测点、重点疾病普查等疾病监测与管理数据；③居民全死因监测数据。

2. 健康医疗大数据的多源异构高噪稀疏特性

如图2-5所示，来源于医学研究和医疗卫生实践活动中的健康医疗大数据，具有来源广泛、异构严重、噪声信息多、沿生命历程连续时间维度上的高度稀疏性等特征。认知健康医疗大数据的高噪稀疏性，是理解"以数据为中心的驱动力"的必要准备。

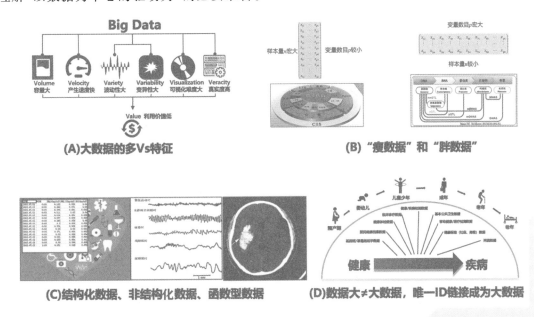

图2-5 多源异构高噪稀疏的健康医疗大数据

（1）数据的多 V 特征。如图 2-5（A）所示，健康医疗大数据具有体量大（Volume）、速度快（Velocity）、种类多样（Variety）、真实性（Veracity）、价值密度（Value），即所谓 5V 特征，加上可变性（Variability）和复杂性（Complexity），也可以总结为 7V 特征。其中，容量（数据大小）、多样性（数据类型）、准确性（数据噪声和不确定性）和速度（数据流和处理）是大健康医疗大数据的四个基本维度。在这个四维空间上，由内向外扩张，使人们对大数据的认识和定义始终处在不断发展中。

（2）瘦数据 Vs. 胖数据。如图 2-5（B）所示，"瘦数据"指样本量宏大，但变量数目较少的数据，例如电子病例数据等，此类数据便于采用传统统计学分析方法进行处理，但在样本量宏大时，容易出现"P 值失效"。"胖数据"指样本量较少，但变量数目宏大的数据，例如基因组学数据等，此类数据极易造成"高维相关灾难性"，导致用传统统计学的方法难以处理。

（3）结构化数据 Vs. 非结构化数据。如图 2-5（C）所示，结构化数据存储在关系型结构化数据库里，可以用二维表结构来逻辑表达，例如，医院内的化验室指标多数为结构化数据。非结构化数据，指不方便用数据库二维逻辑表来表现的数据，包括所有格式的文本文档（病历）、心/脑电图、医学图像和音频/视频数据等。

（4）函数型数据。如图 2-5（C）所示，指在时间、空间或时空维度上连续不间断地采集的实时数据（Real Time Data），例如，心电图、脑电图、可穿戴移动健康/医疗监测、功能磁共振（fMRI）等数据。

（5）数据大≠大数据。如图 2-5（D）所示，上述各种各样的健康医疗数据，只有以唯一的身份索引（通常采用身份证号码），沿着生命历程时间维度相互链接，方可形成具有应用价值的健康医疗大数据。孤立的单一数据源，其数据量再大，也不能形成具有应用价值的健康医疗大数据。众多个体的稀疏数据，以唯一身份证索引，映射（Data Mapping）到生命历程时间维度上，便可形成"相对密集"的纵向大数据队列。从这种纵向队列大数据中，往往可挖掘出有价值的信息。

3. 数据驱动与假设驱动优势互补的研究范式

（1）假设驱动范式（Hypothesis Driven Paradigm）。如图 2-6（B）所示，传统的医学研究范式，属于典型的研究假说驱动数据采集的范式。其基本过程是，首先针对研究或实践中发现的医学问题，通过查阅文献，形成研究假说；进而，通过实验研究设计（Experimental Study Design），例如随机对照试验（RCT）；或者观察性研究设计（Observational Study Design），例如队列设计（Cohort Design）；通过实验/试验或调查，收集数据；然后，采用生物统计学和流行病学分析技术，获得证据以证实研究假说；最后，通过实验室功能验证，以验证假说并阐明生物学作用机制。

（2）数据驱动范式（Data Driven Paradigm）。如图 2-6（A）所示，该范式是在研究假说不知或不明朗的情形下，首先从大数据分析入手，产生大量甚至超越认识水平的研究假说；然后，针对由数据产生的研究假说，结合生物医学理论和实践，指导实验研究设计或观察性研究设计，获得证据以证实研究假说；最后，仍需通过实验室功能验证，验证假说并阐明机制。此种范式，必将加速医学创新研究进程。

（3）数据驱动与假设驱动优势互补的混合范式。如图 2-6（C）所示，在医学数据学中，最佳的研究范式是，根据实际需求和场景，将上述"假设驱动范式"和"数据驱动范式"有机结合，形成优势互补的混合范式。具体包括如下三种模式：①假设驱动的数据挖掘（Hypotheses Driven Data Mining）。针对已经形成的研究假说，直接从大数据挖掘分析入手，获得证据线索；然后，再通过实验研究设计或观察性研究设计，获得新数据，以获得证据以证实研究假说。②数据驱动的发现（Data Driven Discovery）。首先，从大数据分析入手，产生研究假说；然后，再通过实验研究设计或观察性研究设计，获得新数据，以获得证据证实新发现。③数据或模型驱动的决策支持（Data-or Model-Driven Decision Making）。首先,将大数据进行标注(Data Annotations);然后,通过标注数据,建立统计学习模型(Statistical Learning Model);最后,依据模型,制定决策。

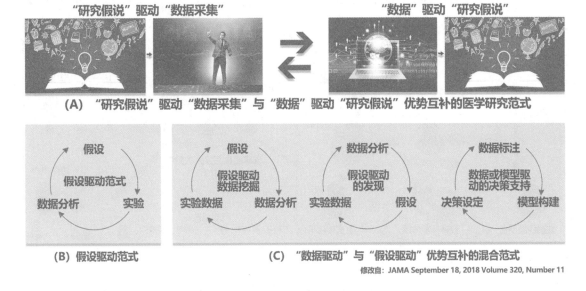

图2-6　医学研究范式

二、以计算为工具的数据基础设施

在数据"采集融汇—整理优化—挖掘分析—转化应用"的复杂流程中,面临诸多痛点难点,导致数据难以转化为证据和规模化应用。创建以"计算为工具"的数据基础设施,是将大数据转化为循证证据的基本条件。如图2-7所示,在医学数据学中,数据基础设施,是一个"中心化"与"去中心化"优势互补联盟链支持的四位一体(标准体系—数据支撑—技术创新—数据转化)数据协作网络体系。该体系,沿着数据科学的生命周期和技术流程,综合运用其数据库工具、运算工具和分析技术,以"大数据—科学大数据—证据—应用—产业"转化为主线,建立了贯穿数据"采集汇聚—整理优化—挖掘分析—转化应用"工程化流程。包括如下5个关键部分。

(1)一张区块链网。实现多用户并发访问,支撑多中心技术创新与转化,确保安全计算。其结构模式是,中心化与去中心化优势互补联盟链支持的四位一体(标准体系—数据支撑—技术创新—数据转化)的数据资源协作网。在数据协作网络中,通常采用中心化与去中心化优势互补的部署策略。"中心化"部署,依托大数据中心设施,实现了全域全人群的健康大数据实时融汇和集约化应用。"去中心化"部署,将数据基础设施及智能工具前移安装到产生数据的社区/临床现场,与人群干预和临床实践无缝对接,支撑了多中心研究。通过区块链、边缘计算和联邦学习等技术,建立覆盖全国、全球的大数据协作网,实现跨域、跨省和跨国数据安全共享。网络中每个节点(即协作中心)上,均有统一的数据标准体系、数据支撑平台、数据创新平台和数据转化平台四个模块。

(2)数据标准体系。确保数据通用和共享,实现全流程数据治理标准化,将多源、异构、孤岛林立的数据源,转化为科学大数据。具体数据标准包括数据采集融汇通用数据模型(Resources Common Data Model,RCDM)、科学通用数据模型(Science Common Data Model,SCDM)和循证概念知识图谱通用数据模型(Graph Common Data Model,GCDM)。其中,RCDM及智能工具,实现数据资源标准库的自动化构建;SCDM及智能工具,实现医学科学队列数据仓库的创建;GCDM及"医学图脑"图数据库引擎,为研究设计与分析,提供了循证先验向导。将RCDM、SCDM和GCDM联合应用,可解决数据贯标不利、弥补队列标准缺失,填补循证图谱空缺;由此,打通数据治理路径。

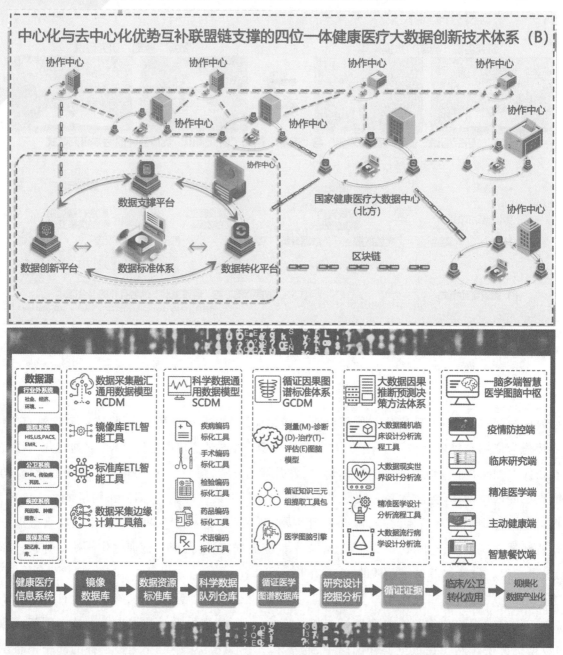

图2-7 "中心化"与"去中心化"优势互补联盟链支撑的四位一体数据协作网络体系

(3)数据支撑平台。支撑数据创新、成果转化,实现数据多向赋能。基于上述 RCDM、SCDM 和 GCDM 标准体系,针对数据治理应用缺乏集成化全栈式工具的痛点,研发健康医疗大数据全栈式工程智能系统,实现"健康医疗信息系统—镜像数据库—数据资源标准化库—科学数据队列仓库—循证医学图谱数据库—研究设计与挖掘分析—循证证据—临床/公卫转化应用—规模化数据产业"的全流程化分析,解决数据工具集成不够、填补设计分析流程缺失、降低专业使用槛门,实现数据的全栈式服务。

(4)数据创新平台。支撑流行病学、临床试验、真实世界研究、精准医学研究、数字健康及智慧健康技术研发。包括"理论—方法—模型—工具"全维度的因果关联分析、因果预测预警和因果决策支持系统及智能工具。旨在克服传统数据科学方法只能反映关联关系而难以证明因果关系的痛点,突破大数据因果推断、在线预测、证据决策瓶颈,打通全证据链因果分析。

（5）数据转化平台。支撑大数据产品研发和社会服务,是一个"一脑多端"智慧医学系统:"一脑"中枢,使用图数据库,集成各种标准、工具、模型,对外按需提供订单式、个性化服务,解决传统服务模式无法实现多类知识解耦应用的难题;"多端",改变了以往只输出知识产权,阻碍技术规模化转化的传统模式,形成以输出技术服务为特征的多场景、规模化和全链条推广范式。由此,可解决数据转化应用缺乏多场景规模化推广模式和技术平台的痛点,形成"一脑多端"的技术推广模式。

总之,数据－知识－技术是推动大数据应用的三个量化维度(图2－8),是以"计算为工具"的数据基础设施的具体功能体现。

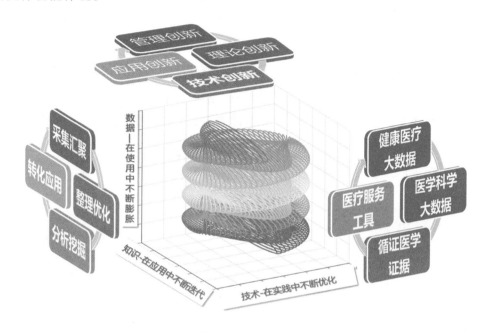

图2-8 以"计算为工具"的数据基础设施功能

（1）数据。在"采集融汇－整理优化－分析挖掘－转化应用"的使用中不断膨胀,数据基础设施,需要不断去除冗余数据,提高基础设施效率,将数据精华转化为知识。

（2）知识。在"健康医疗大数据－医学科学大数据－循证医学证据－医疗服务工具"的循环中,不断更新迭代。数据基础设施,就是知识迭代的管道。

（3）技术。在"管理创新－理论创新－技术创新－应用创新"的实践中不断优化。数据技术设施,是管理、理论和技术创新的载体。

三、五位一体的综合思维理论体系

医学数据学,遵循数据科学的基本原理,汲取生物统计学、计算机科学、机器学习、流行病学及循证医学等学科的核心思想,通过数据科学和医学领域知识的融会贯通,形成了以统计思维、计算思维、数据思维和因果思维为认知思维和以人为中心的设计思维的"五位一体"综合思维理论体系。医学数据学的理论体系,之所以源于统计学、计算机科学、机器学习/人工智能、流行病学/循证医学学科,是因为这些学科均是涵盖各种实质性领域的广泛学科,它们的共同之处都是解决复杂问题的定量分析。而当实质性领域是医学领域时,通过融汇这些学科的思维模式,以数据转化为证据为核心目标,就形成了医学数据学学科的哲学内涵。它超越了将医学数据学视为一种单纯方法论的表层认识,而从本质上把握其综合性思维模式,形成了医学数据学的独特世界观和方法论。

1. 统计思维

医学数据学的基本目标依赖于生物统计学的统计思维。生物统计学诞生于19世纪中期,用于测量人类特征以及发病率和死亡率的变化;其应用于生物医学数据的统计分析方法发展,则腾飞于19世纪晚期对遗传学数据的分析;进入大数据时代,生物统计学无疑成为医学数据学的核心基础学科。较之统计方法论(例如,回归分析法、方差分析法、F统计量、极大似然估计、多元统计分析等),统计思维是对统计学的哲学内涵在较高一层次上的理解,它更加有利于对统计学的全面把握和灵活运用。如图2-9所示,统计思维是"以数据为中心",运用统计描述和统计推断方法而获得"知识",进而,分析客观事物或现象的数量特征,从而认识其本质、把握其发展变化数量规律的一种综合性思维方式。包括数据过程思维、求实而非求真思维、创造性发散思维等。而在此基础上,所形成的统计思想,则是一种建立在数量观、总体观和推断观等基本世界观基础上的思维模式;是一种利用统计方法认识数据的通行模式;是关于"为何统计、统计什么、如何统计"的医学数据学思想,也就是基于统计学思维的医学数据学世界观和方法论;包括总体思想、均值思想、变异思想、估计思想、相关思想、检验思想、拟合思想和比较思想等。统计思维的过程是,通过整理和压缩数据、表达数据、细化数据和分析解释数据,实现从数据到知识,再从知识到问题求解的过程。

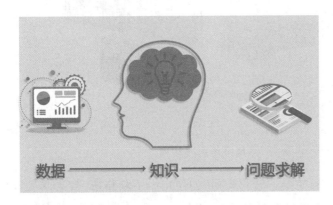

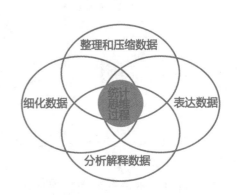

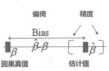

图2-9 统计思维图解

一方面,统计思维提升理解数据的能力。统计学以数学和概率作为语言,使用概率函数和分布假设,来模拟现实世界中变量和实体之间的关系,并使用观察数据来推断和预测这种关系。另一方面,统计思维测量数据集中的不确定性。健康医疗数据的采集、测量和产生过程,均充满了不确定性。统计建模思维,以系统方式对不确定性进行量化和推理,挖掘数据中隐含的随时间变化的依赖关系,跨多个空间尺度的依赖关系,以及不同变量之间的依赖关系。它将数据中隐含的知识编码为概率分布,通过依赖关系之间的共享统计关联强度,捕捉变量之间的顺序和空间规律。

2. 计算思维

数据科学是使用计算机科学作为语言进行科学研究的学科,就像数学是物理学等学科的语言一样。计算思维由Jeannette M.Wing于2006年提出,是指运用计算机科学原理进行问题求解、系统设计和理解人类行为等一系列思维活动。它是采用约简、嵌入、转化和仿真等方法,通过递归思维和并行处理,将代码译成数据或把数据译成代码的多维思维方法。计算思维通过抽象和分解来完成复杂的任务,利用启发式推理寻求不确定性问题的解答。计算思维通过时间和空间之间,处理能力和存储容量之间的权衡和折衷,以加速海量数据计算。

抽象(Abstraction)和自动化(Automation)是计算思维的两大核心特征。如图2—10所示,计算思维的步骤为:①分而治之。将数据过程或问题,分解成更小的易于管理或解决的部分。②模式识别。识别问题的模式变化趋势和规律。③抽象。识别模式形成背后的一般原理。④归纳。用解决其它问题的方法来解决新问题。⑤算法设计。为解决某一类问题制定算法方案。

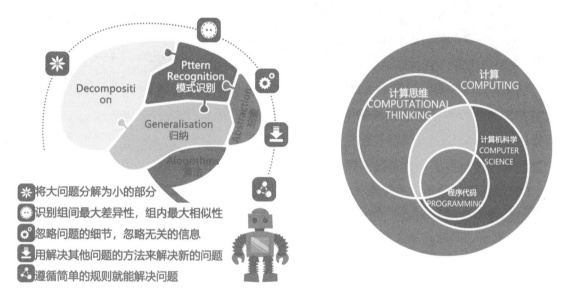

图 2-10　计算思维图解

在医学数据学中,上述统计思维提供了用数据回答科学问题的方法论,计算思维则侧重于算法的实现,是理解和比较算法过程的方法论,对于统计准确性和计算资源(如时间和内存)之间的权衡尤为重要。

3.数据思维

统计思维模式是"数据→知识(统计学规律)→问题"的理想完美主义的知识范式,而数据思维的模式是"数据→知识"的历史经验主义的数据范式。后者,正是"机器学习"的思维范式。所以,数据思维是以机器学习作为工具,从数据中直接提取问题和解决方案的思维模式。

数据思维的两个核心:①数据敏感度。感知数据是否合理还是有异常的能力,当数据异常时,应探知问题在哪里,并能够追溯到原因;数据敏感度越高,能够感知到数据背后的信息就越多。②数据方法成熟度。能够利用机器学习等方法来解决实际问题的能力。

在医学数据学中,数据思维是一种以应用、数据和未来为中心,探索、设计、开发和验证数据驱动的解决方案和数据工程的框架;它将机器学习与设计思维结合在一起,其重点不仅在于数据分析技术和数据收集,更在于以应用为中心进行科学设计。将统计思维、计算思维与数据思维相结合,以数据为中心求解问题,正是医学数据学关联分析的一种常用思维模式。

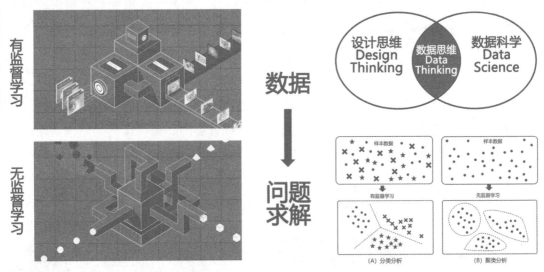

来源：https://www.thinkful.com/blog/what-is-data-science/

图 2-11 数据思维图解

4. 因果思维

医学数据学的核心任务是将"数据"转化为"证据"。这正是流行病学病因推断论和循证医学证据推断论的核心思想。因果关系是指如果出现现象 X，必然就会出现现象 Y（充分关系）。因果关系包括一因一果（一个原因产生一个结果）、多因一果（多个原因一起产生一个结果）、一因多果（一个原因产生多个结果）和多因多果（多个原因一起产生多个结果）四种类型，它们是指导流行病学病因推断和循证医学证据推理的基础。

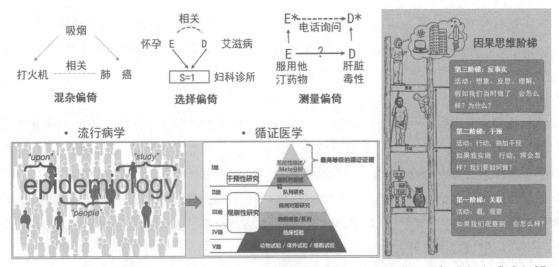

修改自：https://www.medsci.cn/article/show_article.do?id=c78812389e87；Pearl, Judea, and Dana Mackenzie. *The Book of Why*. 2019.

图 2-12 因果思维图解

人类的思维方式有主观思维和客观思维之分。因果思维其实是一种人类的主观思维方式，当人们观察到客观事实后，就会主观地建立起因果联系。至于客观世界，也许只有相关，没有因果。因果思维的核心是，识别混杂因子和寻找中介因子。混杂因子通过后门路而同时影响原因和结果 X←C→Y，这就像在因果链条上开启了一个后门，通过进入后门而干扰因果关系，找到中介 X→C→Y，是确定因果模型的关键，若因果模型不能被反复验证，说明忽略了中介因子。因果思维的全过程共包括三个阶梯层级。第一阶梯：关联（Association）。即通过看，观察"如果我们观察到…会怎么样？"；第二阶梯：干预（Intervention）。即通过行动，施加干预，"如果我实施…行动，将会怎样？我们要如何做？"；第三阶梯：反事实（Counterfactual）。即通过想象、反思、理解，"假如我们当时做了…会怎么样？为什么？"。

在医学数据学中，常用如下因果思维范式，确定"因果证据"。①内部有效性（Internal Validity）和外部有效性（External Validity）的统一。内部效度指在所研究的数据集内正确地确定因果证据的能力；外部效度指在外部数据集中观察到同一可重复证据的能力，即证据的可推广或可移植能力。通过对混杂偏倚（Confounding Bias）、选择偏倚（Selection Bias）和测量偏倚（Measurement Bias）的控制，达到内部有效性和外部有效性的统一。②由观察研究到试验研究。基于观察性研究设计（如队列设计），从数据中推断因果关系，初步识别因果关联（Causal Association）；进而，通过试验研究（如RCT或生物学实验）证实因果关系或阐明机制。③从因果关联，到因果预测，再到因果决策。从数据中发现因果关联，基于因果关联构建因果预测模型，基于因果预测模型，做出因果干预决策。

5. 以人为中心的综合思维

事实上，在医学数据学领域，仅采用上述各学科的单一思维模式和方法论，均无法完美地解决所面临的问题，只有将它们的思维模式交叉融合、综合应用，才可能提出合理的解决方案。而能够将统计思维、计算思维、数据思维和因果思维，融会贯通的只有人类——医学数据科学家（图2-13）。

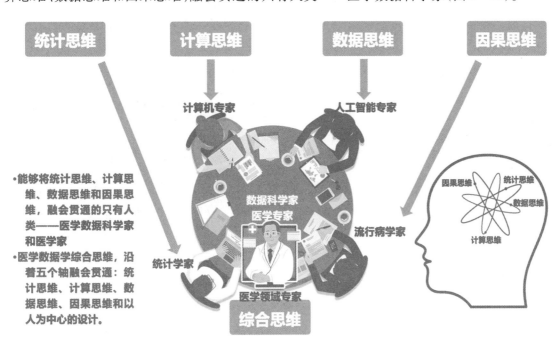

图2-13　"以人为中心"的综合思维图解

医学数据学综合思维，沿着五个轴融会贯通：统计思维、计算思维、数据思维、因果思维和以人为中心的设计。人类具备天然的因果思维能力，但统计思维、计算思维和数据思维，却往往需要后天学习。也就是说，人类识别和决策不确定性能力的概率思维（Probabilistic Thinking），天生存在弱势。例如，假设某种疾病的患病率是1%，医生诊断的灵敏度是95%，假阳性是8%，如果你被医生诊断得了这种病，那么你真正患上这种疾病的可能性，可以通过贝叶斯公式计算得到为10.71%，显然，这是很反直觉的。再比如买彩票，预设的中大奖概率几乎为零，但人们的大脑很容易产生要么中要么不中各占50%概率的确定性思维，很容易将随机小概率事件感知为某种可控的规律。究其根源，就是人脑习惯了因果思维而不是概率思维。我们面对的不确定性，可以分为"确定的不确定性（Determinate Uncertainty）"和

"不确定的不确定性(Indeterminate Uncertainty)"。确定的不确定性,也称为风险,是一种可以计算的不确定性,在此种类型的不确定性下,优化决策可趋向于选择使潜在结果最大化的干预方案。不确定的不确定性是模糊的、不可计算的。然而,人类所面临的不确定性很少属于确定的不确定性,大多数情况下,是"确定的不确定性"和"不确定的不确定性"的混合体。

值得庆幸的是,丰富的大数据信息,可以帮助人类提高不确定性的命中概率。所以,医学数据科学家,通过认知领域科学问题,以"因果思维"为导向,借助统计思维、计算思维和数据思维,实现由"数据"到"证据"的转化,是医学数据学学科内涵的本质所在。

第三节 医学数据学的内容与方法

理解医学数据学的学科内涵,需遵循数据科学基本原理,从以"数据为中心"的驱动力、以"计算为工具"的基础设施、以"统计思维、计算思维、数据思维、因果思维"交叉融汇的理论体系等方面,进行诠释。

一、医学数据学的核心任务及路径

医学数据学的核心任务是,将大数据(Big Data)转化为循证证据(Evidence)。实现这一转化的工作路径是打通"小数据(Small Data)—大数据(Big Data)—科学大数据(Scientific Big Data)—知识数据(Knowledge—based Data)—循证证据(Evidence)—智慧数据(Smart Data)"的闭环。图2—14展示了实现这一工作路径的技术路线、工具包和具体技术工具。

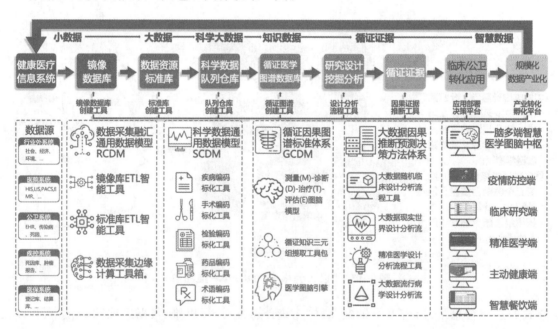

图2-14 医学数据学工作路径及其技术路线、工具包和具体技术工具

1. 从小数据到大数据

"小数据"是指一个个体在其生命历程中,稀疏分散分布的各种健康或医疗数据。如图2—15(A)所示,包括在其生命历程中,接受零级预防(健康促进/健康教育)—一级预防(危险因子检测/风险预测/干预)—二级预防(早期病变筛查及高危个体识别和早诊早治)—临床诊疗(临床规范诊治/个性化诊疗/管理)—三级预防(预后评估康复诊疗)—临终关怀(死因监测)等预防和诊疗干预所产生的数据。

　　没有小数据就没有大数据。但是,孤立的单一"小数据",其数据量再大,也不能形成具有应用价值的大数据。对于单个个体,通过数据链接(Data Linking)技术,以其唯一的身份索引(通常采用身份证号码),沿着生命历程时间维度将"小数据"相互链接,从而形成该个体的"大数据"[图2－15(A)]。如图2－15(A)到图2－15(B)所示,众多个体的稀疏"大数据",以唯一身份证索引,映射(Data Mapping)到生命历程队列人群时间上,便可形成相对密集的纵向大数据队列。从而,实现从小数据到大数据的转化。

　　2. 从大数据到科学大数据

　　在医学数据学中,科学数据特指通过严格的实验性研究设计(例如RCT等)或观察性研究设计(如队列设计等),而获得的结构化的关系型数据集。而科学大数据则特指,由原始的健康医疗大数据,经过治理优化而得到的纵向大数据队列仓库(Big－data Cohort Warehouse)。如图2－15(B)所示,这个大数据队列仓库是一个二维表,其第1列是加密脱敏后的ID编号(如脱敏处理后的身份证号码等),第2列是变量的发生时间(t),第3列是变量的记录时间(t'),从第4列开始,是依次排列的变量X_1,X_2,…,X_p。二维表的行是各个体在不同时间点记录得到的变量值,一个个体可以存在多个时间点上相同或不同变量的测量值;因而,一个个体的数据往往有多行。所有个体数之和就是样本量(N),所有行数之和就是总记录条数,X_1…,X_p为P个变量。N和P的维数,通常可以达到10万级别或更高。

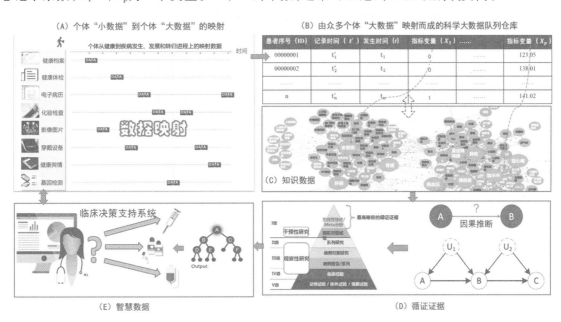

图2-15　从"小数据-大数据-科学大数据-知识数据-循证证据-智慧数据"的闭环

　　如图2－15所示,由原始的健康医疗大数据到科学大数据队列仓库的步骤为:①依据HL7－FHRI等标准,采用ETL工具,将数据从健康医疗信息系统转移到镜像数据库;②采用前述的数据采集融汇通用数据模型(RCDM)及其ETL工具,将镜像数据映射到数据资源标准库;③采用前述的科学数据通用数据模型(SCDM)及其疾病编码、手术编码、药品编码、检验编码、术语密码等标准化智能工具,数据从数据资源标准库映射到科学大数据队列仓库。从而,完成从"大数据"到"科学大数据"的治理优化。

　　3. 从科学大数据到知识数据

　　组织理论家Ackoff(1988年)提出了数据(Data)、信息(Information)、知识(Knowledge)和智慧(Wisdom)之间的层级关系。后来发展为数据－信息－知识－智慧(DIKW)金字塔,智慧位于金字塔的最顶端。数据是原始事实、统计结果或无上下文关系的数字,是用于检索、收集或模拟的符号;更确切地说,数据是变量的取值。信息是供理解数据的收集、聚合、分析和呈现,也就是有上下文含义的数据,其本身是经加工过的数据,因此,所有的信息都是数据,但并非所有的数据都有信息。知识是可预测的、可测试的、持续成功的信念,知识是人类创造出来的,智慧则是需要判断的知识价值增加。数据产生信息,信息导致知识和最终的智慧。

如图2—15(B)到图2—15(C)所示,在医学数据学中,知识数据(Knowledge—based Data),特指通过自然语言处理(NLP)和知识图谱(Knowledge Graph)技术,采用上述循证概念知识图谱通用数据模型(GCDM),将科学大数据队列仓库中的变量,以知识三元组的形式链接并储存在图数据库(例如,neo4j等)中;进而,将科学大数据队列仓库中的变量值,链接、充斥到图数据库;从而,完成从"科学大数据"到"知识数据"的转化。此时,"科学大数据队列仓库"中变量间的关系,已经具有了循证医学知识,因而,其中的变量取值(数据),成为"知识数据"。

4. 从科学大数据/知识数据到循证证据

证据(Evidence)是关于命题真伪的信息,信息经比较和假设检验后方可成为证据;所有的证据都是信息,但并非所有的信息都是证据。如图2—15(C)到图2—15(D)所示,在知识图谱数据库的介导下,基于科学大数据,医学数据科学家通过认知领域科学问题,以因果思维为导向,借助统计思维、计算思维和数据思维,采用因果关联分析(倾向性得分设计,工具变量设计、阴性对照设计、合成阳性对照设计、P值校准、置信区间校准、断点回归设计、双重差分设计等)等技术,实现由科学大数据或知识数据到循证证据的转化。

5. 从循证证据到智慧数据

如图2—15(D)到图2—15(E)所示,基于上述循证证据,建立预测预警、决策支持模型;进而,开发智慧医学、数字健康等数字产品。将数字产品安装到数据产生端,利用医疗卫生实践中产生的实时数据,可以支持健康管理、智慧医疗、精准医疗等实践活动。由此,将循证证据回归实践而转化为智慧数据。例如,SMART_BEST是国家健康医疗大数据研究院的一款面向智慧主动健康/医疗的"一脑多端"医学图脑引擎。BEST刻画了智能医学图脑引擎的最出色智慧。Medical Brain Graph:"一脑"中枢,使用因果推理知识图谱,集成了循证医学证据推理、因果预测与决策模型;Engine:一套赋能引擎,触发中枢系统、对外按需提供订单式、个性化服务。Systematized multiTerminal:一套系统化的多终端服务模式,支撑多场景、多层次、多用户并发访问。SMART_BEST为疾病在线智能预测预警、精准用药基因检测超前部署、临床决策支持、个性化健康管理等提供智慧主动健康、互联网医疗解决方案。

二、医学数据学的内容及方法

面向数据"采集融汇—整理优化—挖掘分析—转化应用"复杂流程中各环节的核心理论、关键技术、标准法规、产业化需求等重大问题,以因果思维为导向,借助统计思维、计算思维和数据思维,沿着"小数据—大数据—科学大数据—知识数据—循证证据—智慧数据"工作路径,医学数据学的主要内容方法及技术如下:

1. 数据采集融汇理论与技术

(1)健康大数据资源。包括健康医疗大数据流、健康大数据分类和健康大数据资源图谱。

(2)健康大数据生态系统工程的理论方法及关键技术。

(3)医学科学大数据队列仓库的设计理论方法、技术流程和治理工具。

(4)健康大数据政策与法规。数据安全与隐私保护、医学伦理规范、数据安全法规、数据安全治理与管理、数据生产因素特征与数据产权等有关政策与法规。

2. 数据治理优化理论与技术

(1)通用数据模型标准的理论、标准制作和智能技术。

(2)健康大数据治理工程。包括数据治理理论与技术框架、镜像库数据库、数据资源标准库、医学科学数据仓库、循证医学图谱仓库、医学科学数据编织与联邦数据库网络的原理、方法、技术和产品研发。

(3)健康大数据安全计算。包括健康大数据安全计算构架、通用技术、安全计算的原理、技术及产品研发。

(4)健康大数据网络平台。重点研究中心化与去中心化优势互补联盟链支撑的联邦数据协作网络的设计原理、关键技术和产品工具。

3. 健康大数据挖掘分析关键技术

(1)健康大数据统计分析技术。包括大数据统计学原理、小样本"胖数据"和"瘦数据"的统计推断、P值校准和置信区间校准的方法、汇总数据的统计分析方法等。

(2)健康大数据人工智能技术。包括医学人工智能基本原理、机器学习技术、深度学习技术等。

(3)生物信息大数据技术。包括大数据生物信息学原理、技术和软件工具。

(4)跨组学大数据分析技术。包括系统流行病学原理、跨组学大数据分析技术、跨组学网络分析技术及其工具。

(5)大数据因果推断技术。包括大数据因果推断原理、非模型化因果推断技术、模型化因果推断技术的原理、方法和工具。

(6)健康大数据可视化技术。包括数据可视化原理、时间维度、时空维度、多维度数据可视化技术，以及网络数据可视化技术等。

4. 健康大数据转化应用技术

(1)大数据流行病学。包括大数据流行病学基本原理、大数据流行病学技术和数字公共卫生技术等。

(2)大数据临床试验。包括大数据临床试验原理、大数据临床试验技术和工具。

(3)大数据真实世界研究。大数据真实世界研究、大数据比较效果研究等的研究设计、分析方法、软件工具等。

(4)数字医学与智慧健康。包括智能可穿戴、近人体健康感知、移动健康、数字医学、智慧健康的原理、技术、工具及产品研发。

第四节 医学数据学的 FAIR 准则

2016年，《科学数据》杂志发表了《科学数据管理的FAIR指导原则》，旨在确保数字资产的可查找性(Findability)、可访问性(Accessibility)、可互操作性(Interoperability)和可重用性(Reuse)。FAIR原则强调在无人工干预或最少人工干预的情况下，通过计算机发现、访问、互操作和重用数据，以推动自动化的、无人为干预的机器可操作性(Machine Actionable)。这是因为，随着数据量、复杂性和产生速度的增加，人类越来越依赖计算机支持来处理海量数据。同时，FAIR原则不仅适用于传统意义上的数据，而且适用于产生该数据的算法、工具和工作流程。数据密集型科学的一个重大任务是，通过帮助人类及其计算机代理，发现、访问、整合和分析合适任务的科学数据，以确保知识发现提质增效(https://

www.go－fair.org/fair－principles/)。

一、FAIR指导原则的核心内容

FAIR原则涉及三种类型的实体:数据(或任何数字对象)、元数据(有关该数字对象的信息)和基础设施。例如,下述F4原则定义元数据和数据都在可搜索资源(基础设施组件)中注册或索引。在GitHub(https://github.com/peta－pico/FAIR－nanopubs/blob/master/principles.ttl)上,可以下载到FAIR的通用格式代码。

1. 可查找性(Findable)

使用数据的第一步是能够容易地找到这些数据。元数据和数据对人类和计算机来说都应该很容易找到。机器可读的元数据(Metadata)对于自动发现数据集和服务至关重要,是数据整理过程的重要组成部分。确保数据可查找的基本条件是:①F1:元数据被分配一个全局唯一和持久的标识符。②F2:数据用丰富的元数据描述(由下面的R1定义)。③F3:元数据清晰而明确地包括它们所描述数据的标识符。④F4:元数据在可搜索资源中注册或索引。

2. 可访问(Accessible)

一旦用户找到了所需的数据,就必然需要知道如何访问这些数据,可能包括身份验证和授权。确保数据可访问的基本条件是:①A1:元数据可以通过使用标准化通信协议的标识符检索;协议是开放的、免费的、通用可执行的(A1.1),本协议在必要时允许认证和授权程序(A1.2)。②A2:即使数据不再可用,元数据也应是可访问的。

3. 可互操作的(Interoperable)

所查找的数据通常需要与其它数据集成。同时,数据需要与应用程序或工作流互操作,以进行分析、存储和处理。确保数据可互操作的基本条件是:①I1:元数据使用一种正式的、可访问的、共享的、广泛适用的语言来表示知识。②I2:元数据使用遵循公平原则的词汇表。③I3:元数据包括对其它(元)数据的限定引用。

4. 可重用的(Reusable)

FAIR的最终目标是优化数据的重用。为了实现这一点,元数据和数据应该被很好地描述,以便它们可以在不同的设置中被复制和/或组合。确保数据可重用的基本条件是,元数据由多个准确且相关的属性来丰富地描述(R1);元数据的发布有一个清晰和可访问的数据使用许可证(R1.1);元数据与详细的出处相关联(R1.2);元数据符合领域相关的社区标准(R1.3)。

二、实施FAIR原则的指导框架

FAIR实施社区(GO FAIR community)于2018年成立,已经建立一个FAIR数据和服务的全球互联网,推行通过计算机自动化,实现数据可查找、可访问、可互操作和可重用。该框架有助于利益相关者了解FAIR的实践意义,并将自身置身于新兴的FAIR环境中。这不仅保持了FAIR的实际元素的优先级,而且允许采用分布式方法,进行社区协调,以快速扩展。FAIR指导框架(Three－point FAIRification)由如下三个关键点组合而成。

1. 机器元数据(Metadata for Machines,M4M)工作组

在考虑元数据需求及其相关因素时,就将其制定为机器可操作的元数据组件,此时FAIR过程,也就通过M4M工作指导,并开始实施。

（1）机器元数据（M4M）工作组的目标

没有机器可操作的元数据,就没有FAIR的数据。M4M总体目标是在广泛领域中常规使用机器可操作的元数据。通常,M4M是一种敏捷的、快速的活动。在这些活动中,策略专家和领域专家可以构建新的、或就重用现有元数据模式作出明智的选择,作为其整体公平工作的一部分。

尽管元数据需求具有复杂性和开放性,M4M工作组鼓励参与者设计模块化组件,以供此社区内的数据管理人员使用,并在更广泛的社区中重用和开放源代码开发。通过为组件元数据提供一个专门解决公平原则的,M4M框架通过提供FAIR开放标准,加速了FAIR的启动过程,并确保自动化互操作。

（2）M4M的工作方式

M4M工作组的工作方式是,将领域专家与元数据专家（数据管理员）组成小组,元数据专家指导讨论,从而定义元数据需求,满足该领域的FAIR数据需求。M4M是敏捷的、黑客马拉松式的活动,使人们可以轻松地为机器制作元数据。其工作模式是,将领域专家、元数据专家和技术专家聚集在一起,以实现如下5个目标。

①评估各种科学团体的元数据实践状态,寻找当前碎片化的改进,并促进良好的FAIR合规实践。

②使用FAIR原则作为指导,定义基本的元数据元素和标准,以支持F、A、I和R的机器互操作利用现有的深度领域知识。

③以统一的方式,将这些决策制定为机器可操作的模板。

④注册这些模板,使它们是FAIR的、可公开访问的,并可由工具重用,这些工具模板通常采用熟悉的、易于使用的web表单、API或其他捕获工具。

⑤捆绑适当的M4M元数据类别,并将它们注册为FAIR兼容的元数据组件,以确保机器具有更高程度的可查找性、可访问性、互操作性和可重用性。

由这5个目标,便可产生特定领域的FAIR元数据模式,这些模式组成了该领域整体FAIR实现概要的一部分。

2. 实现FAIR的配置文件

M4M中生成的可重用元数据模式,构成了更大的FAIR实现概要文件（FAIR Implementation Profile, FIP）的一部分。FIP是实践团体为每一项FAIR原则所做出的FAIR实施选择的集合。社区特定的FAIR实现配置文件本身被捕获为FAIR数据集,并公开提供给其它社区以供重用。

（1）FAIR模板是优化域内和域间FAIR资源重用和互操作的基础。以往现成的、经过充分测试的FAIR实现配置文件,可以在其它社区中得到广泛重用,并极大地加速FAIR收敛矩阵收敛。FAIR收敛矩阵是一个在线平台,在决策过程中,可系统地指导社区自我识别,从而实现最优的FAIR实施和实践。

（2）查看FIP迷你问卷,它将引导用户创建自己的FAIR实施概况（https://bit.ly/yourFIP）。

3. FAIR数据点和数字对象

FAIR实施概要反过来指导FAIR基础设施的选择和配置。使用FAIR数据点（FAIR Data Point, FDP）或FAIR数字对象（FAIR Digital Objects, FDO）,有助于FAIR数据及其服务的全球互联网化。

FAIR数据点或FAIR数字对象,是一个沙漏式的全球互联网FAIR数据和服务模式,是关于互联网上数字资源的自动查找、可访问性、互操作性和可重用性。数字对象架构,为自动化地操作数据提出了抽象层。例如,IBM的链接数据平台（W3C标准）利用语义Web方法,强调依赖于语义丰富（与领域相关）描述的操作。后来,FAIR数据点（GitHub）,受到关联数据平台的启发,针对性地开发了明确与

FAIR原则相关网站（https://www.go-fair.org/today/fair-digital-framework/）。这个网站描述了FAIR数据点。

以FAIR数字对象或FAIR数据点为中介的数据、算法和计算的可扩展和透明的路由，是未来FAIR数据和服务互联网(IFDS)的基本特征。

三、FAIR数据处理流程

FAIR数据原则，适用于元数据、数据和支持基础设施(如搜索引擎)。可查找性和可访问性的大多数需求，都可以在元数据级别上实现。互操作性和重用性，需要在数据级别上付出更多努力。如下面的方案描述了GO FAIR所采用的数据处理流程，重点是数据，同时也说明了元数据的重要性(图2-16)。

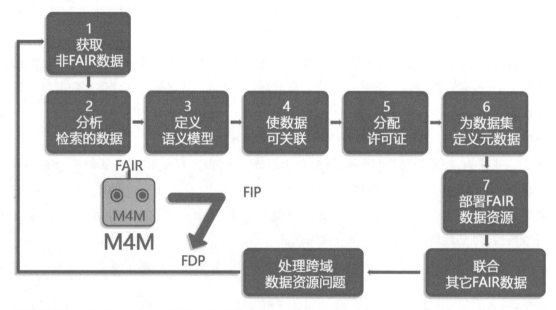

(修改自：https://www.go-fair.org/fair-principles/fairification-process/)

图2-16　FAIR数据处理流程图

（1）获取非FAIR数据(Retrieve Non-FAIR Data)。获取针对FAIR数据处理的访问权限。

（2）分析检索到的数据(Analyse the Retrieved Data)。检查数据的内容，包括表示了哪些概念？数据的结构是什么？数据元素之间的关系是什么？不同的数据分布需要不同的识别和分析方法。例如，如果数据集在关系数据库中，关系模式提供了数据集结构、涉及的类型(字段名)、基数等信息。

（3）定义语义模型(Define the Semantic Model)。语义模型是以计算机可操作的方式准确、无歧义地描述数据集中实体和关系的含义的一种概念模型。一个好的语义模型应该为特定领域特定目的而达成共识。语义模型通常包含来自现有本体和词汇表的多个术语。词汇表是计算机可读的文件，它捕获术语及其标识符(URIs)，并加以描述。本体可以大致描述为具有层次结构、概念之间有意义的关系及其约束的词汇表。语义模型，允许我们使用提供的术语、概念和概念结构，对数据模型和数据项进行分类。

（4）使数据可关联(Make Data Linkable)。应用步骤3中定义的语义模型，采用语义网和关联数据技术，将非FAIR数据转换为可关联数据。关联数据的目的是，促进互操作性和重用，促进数据与其类型数据和系统进行集成。然而，对于给定的数据，需要评估链接的可行性。对于许多类型的数据(例如结构化数据),链接这都是合理的;但对于其它类型(例如图像、音频数据和视频中的像素或音频元素)可能是不相关的,是难以连接的。当然,关于图像、音频和视频等数据,通过注释,是可以很好地设置为可链接的。

(5)分配许可证(Assign License)。尽管许可证信息是元数据的一部分,但此时也应将许可证分配,作为一个单独步骤纳入了FAIR过程,以突出其重要性。即使数据是开放访问的,当缺少明确的许可时,也可能会妨碍其他人重用数据。

(6)为数据集定义元数据(Define metadata for the dataset)。正如许多公平FAIR原则所解释的那样,适当和丰富的元数据可支持FAIR的所有方面。参阅GO FAIR的元数据推荐(https://www.go-fair.org/go-fair-initiative/go-build/)。

(7)部署FAIR数据资源(Deploy FAIR Data Resource)。部署或发布经过FAIR处理的数据,连同相关元数据和许可证,以便搜索引擎可以索引元数据并访问数据。通常,需要身份验证和授权。

本章总结

本章详细阐述了医学数据学学科,为医学数据学专业建设,提供了理论基础。包括医学数据学的基本概念、学科体系、学科内涵、核心任务及工作路径、研究内容和方法、FAIR数据规则等核心问题。将医学数据学定义为,以健康医疗数据为资源,以计算为工具,从统计思维、计算思维、数据思维和因果思维的角度,解析生物医学世界奥秘,解决医学实践问题的一门新兴数据科学和医学交叉分支学科。阐述了医学数据学的多学科交叉性及其各学科贡献度;指出医学数据学的知识体系,源于医学、统计学/数学、计算机科学三个主要领域或维度,并论述了各学科对医学的主要贡献。在此基础上,定义了医学数据学的学科体系。进而,从以"数据为资源"的驱动力、以"计算为工具"的基础设施、从"统计思维、计算思维、数据思维、因果思维、以人为中心的设计思维"五个方面,详细论述了医学数据学的学科内涵。基于学科内涵分析,指出医学数据学的核心任务是,将大数据转化为循证证据;其实现路径闭环是"小数据—大数据—科学大数据—知识数据—循证证据—智慧数据"。由此,沿着数据"采集融汇—整理优化—挖掘分析—转化应用"复杂流程,阐明了医学数据学的研究内容和方法。最后,介绍了医学数据学的FAIR准则及其核心内容、指导框架和数据处理流程。

第三章　医学数据学学科专业建设论证

　　医学数据学是一个由医学、数学/统计学和计算机科学交叉融合的跨学科领域,论证其专业建设需全面考虑市场需求、学科定位、师资、实验室建设、教学资源、科研平台和质量保障等因素。首先,需求分析强调对医疗信息化、临床及公共卫生研究、精准医疗、医学人工智能、智慧医学等发展趋势的研究,以及对就业市场的调研,明确医学数据学人才的需求。其次,学科定位论证涉及确定是否将其作为独立专业或其它学科分支及核心课程设置,确保包含必要的医学基础和数据分析技术;师资队伍建设论证需评估现有师资力量,必要时引进专业人才,并关注其教学和科研水平;实验室建设论证应注重硬件和软件资源,以支持学生的实践教学和科研活动,提供良好学习环境;教学资源的丰富度,包括教材、案例、视频以及相关在线课程开发,是吸引学生、拓宽知识视野的关键,需要充分论证。最后,建立科研和教学平台鼓励学生参与科研,提升科研能力和创新意识,也是论证的主要方面;质量保障机制的论证,通过监测和评估教学质量和学习效果;定期调整课程和教学内容,以适应行业发展和需求变化,是确保专业持续高效发展的保障。本章阐述医学数据学专业建设论证的内容、方法和技术流程,为医学数据学专业建设的立项和申请,提供帮助。

第一节　医学数据学专业建设需求分析

　　医学数据学作为一个新兴的跨学科领域,其专业建设需求分析至关重要。以下是对医学数据学专业建设需求的一些阐述。①行业发展趋势。医学数据学的兴起源于医疗信息化和健康数据科学的发展;随着医疗技术的进步,医学数据的规模和复杂性不断增加,对数据处理和分析能力的需求也越来越高;因此,建立医学数据学专业能够满足这一行业发展的需求。②医疗信息化需求。医疗信息化是医疗行业的重要发展方向,涉及到临床数据管理、电子病历、医院信息系统等方面。医学数据学专业能够培养具备医学知识和数据分析技能的专业人才,满足医疗信息化的人才需求。③精准医疗需求。精准医疗借助大数据和人工智能等技术,实现对个体化治疗方案的制定。医学数据学专业的建设可以培养数据科学家和医学专家相结合的人才,提供数据分析和医学领域知识相结合的专业人才,促进精准医疗技术的发展和应用。④科学研究需求。医学领域对大数据和人工智能等新技术的应用需求不断增加。建立医学数据学专业能够培养具备科学研究能力的专业人才,推动医学数据分析领域的科学研究和技术创新。⑤人才供需矛盾。当前医学数据分析领域人才供需矛盾突出,市场对具备医学背景和数据分析技能的专业人才需求旺盛,但相关专业人才供应不足。建立医学数据学专业能够有效缓解医学数据分析人才供需矛盾,满足市场对人才的需求。总之,在医学数据学专业建设前,需要围绕行业发展趋势、医疗信息化需求、精准医疗需求、科学研究需求和人才供需矛盾等方面展开充分调研和需求分析,以确保专业建设能够切实满足医学数据分析领域的需求和发展趋势。

一、医学数据学专业建设需求调研方案

医学数据学专业建设需求分析,必须制定需求调研方案,以便能够通过深入细致的调查研究,获得专业建设的第一手资料,形成科学的专业建设需求分析报告。调研方案包括如下内容:

(1)调研目标。①了解医学数据学领域的发展趋势和需求;②探索医学数据学专业在教育和就业领域的需求和前景;③确定医学数据学专业建设的合理方向和重点。

(2)调研方法。①文献综述。对医学数据学领域的相关文献进行综述,了解该领域的发展历程、研究热点和未来趋势。②专家访谈。邀请医学数据学领域的专家学者进行访谈,了解他们对该领域发展的看法和对专业建设的建议。③问卷调查。设计针对医学院校、医疗机构、企业等相关机构的问卷调查,收集他们对医学数据学专业人才需求和培养方案的意见和建议。④现状分析。分析国内外已有的医学数据学专业设置情况,了解不同院校的课程设置、教学模式和就业情况。

(3)调研内容。①行业发展趋势。调研医学信息化、健康大数据等领域的发展动态,分析医学数据学在医疗行业中的地位和作用。②就业需求分析。了解医学数据学专业毕业生在各类机构就业的情况,包括医院、科研机构、医疗科技企业等,以及他们的岗位需求和薪资待遇。③专业课程设置。调研医学数据学相关课程的设置情况,包括医学基础知识、数据分析技术、统计学方法等,分析现有课程的设置是否满足行业需求。④实习就业情况。了解学生实习和就业的情况,包括实习岗位类型、实习机构合作情况以及实习成果等,评估当前专业培养模式的有效性和可持续性。

(4)调研结果分析。综合分析调研结果,确定医学数据学专业建设的需求和方向。提出针对性的建议和措施,包括课程设置优化、师资队伍建设、实习基地拓展等方面的改进措施。制定医学数据学专业建设的详细规划和实施方案,为专业建设提供科学依据和指导。

通过以上调研方案,可以全面了解医学数据学专业建设的需求和现状,为专业建设提供科学依据和指导,确保其能够切实满足医学数据分析领域的需求和发展趋势。

二、医学数据学专业建设调研技术流程

根据上述医学数据学专业建设需求的调研方案,实施现场调研的技术流程如下:

(1)文献综述。收集医学数据学领域的相关文献资料。分析文献中的数据学发展历程、研究热点和未来趋势。

(2)专家访谈。确定专家名单并联系。设定访谈时间和地点。进行专家访谈,了解专家对医学数据学领域发展的看法和专业建设的建议。记录访谈内容,进行整理和分析。

(3)问卷调查。设计问卷内容,包括医学院校、医疗机构、企业等相关机构的意见和建议。分发问卷并收集回复。对问卷结果进行统计和分析。

(4)现状分析。收集国内外医学数据学专业设置情况的相关资料。对不同院校的课程设置、教学模式和就业情况进行比较分析。

(5)数据整合与分析。整合文献综述、专家访谈、问卷调查和现状分析的数据资料。进行数据分析,总结医学数据学领域的发展趋势和需求。

(6)结果呈现与分析。将调研结果进行呈现,包括文字描述、图表展示等方式。分析调研结果,指

出医学数据学专业建设的需求和方向。

（7）建议提出。根据调研结果提出针对性的建议和措施。包括课程设置优化、师资队伍建设、实习基地拓展等方面的改进措施。

（8）规划制定。制定医学数据学专业建设的详细规划和实施方案。包括时间节点、任务分工、预算计划等内容，为专业建设提供科学依据和指导。

（9）报告撰写。撰写现场调研报告，详细记录调研过程、结果和建议。确保报告逻辑清晰、内容完整、结论准确。

通过以上技术流程的实施，可以全面了解医学数据学专业建设的需求和现状，为专业建设提供科学依据和指导，以确保其能够切实满足医学数据分析领域的需求和发展趋势。

三、医学数据学专业建设需求分析报告

当撰写医学数据学需求分析报告时，每一部分都需要详细阐述，以确保读者能够全面了解该领域的现状、需求和未来趋势。以下是对每一部分的详细阐述。

（1）引言。在引言部分，应该简要介绍医学数据学的概念和重要性。可以提及医学数据学的跨学科特性，以及它在医疗信息化、精准医疗等领域中的应用。明确报告的目的，说明对医学数据学专业建设进行需求分析的意义和背景。

（2）行业现状分析。在行业现状分析部分，详细描述医学数据学领域的发展情况。包括医疗信息化、健康数据科学、大数据应用等方面的发展趋势和现状。可以引用相关的统计数据、行业报告和研究成果，对医学数据学的兴起和发展进行论证，并分析未来发展的趋势。

（3）市场需求调研。市场需求调研部分应该通过实证数据和调查结果，详细分析医学数据学专业人才的需求情况。可以使用调查问卷、面谈、市场调研报告等方式，了解医学数据学人才的就业市场需求、薪资水平、行业发展方向等情况，并结合行业现状分析部分的内容，对市场需求的趋势进行预测。

（4）教育资源评估。在教育资源评估部分，需要详细分析医学数据学领域的教育资源情况。包括已有的相关课程设置、师资队伍、实验室设备等方面的情况。对现有资源的充分性和适应性进行评估，分析存在的不足之处，并提出改进和优化的建议。

（5）未来发展趋势展望。未来发展趋势展望部分应该基于对行业现状、市场需求和教育资源的分析，展望医学数据学领域的未来发展趋势。可以结合技术创新、政策导向、国际发展趋势等因素，提出对医学数据学专业发展的预测和建议，并指出未来发展的重点方向。

（6）结论与建议。在结论与建议部分，应该总结报告的主要发现和结论，强调医学数据学专业建设的重要性和必要性。提出针对性的建议，包括课程设置、师资队伍建设、实验室设备更新、校企合作等方面的具体措施，以促进医学数据学专业的发展。

（7）参考文献。列出本报告所引用的相关文献、报告以及数据来源，确保报告的可信度和可查证性。

（8）附录。在需要的情况下，附上调研过程中的详细数据、问卷调查结果、面谈记录等信息，以供读者参考。

在每一部分的阐述中，都要确保逻辑清晰、论据充分，并尽可能使用图表、数据统计等方式进行论证和说明，以提高报告的可读性和说服力。

四、医学数据学专业建设需求分析案例

下面以山东大学申请《医学数据学》(也就是生物医药数据科学)本科专业需求分析为例,说明专业建设需求分析的要点。

1. 引言

在21世纪的今天,随着互联网、物联网、云计算、大数据和人工智能等前沿技术的迅猛发展,我们已经步入了一个数据驱动的新时代。这些技术的成熟与普及,尤其是在医疗卫生领域,不仅极大地推动了医疗信息化的进程,也在不断地产生和积累着海量的医学大数据,即健康大数据流。健康大数据的快速发展,已成为推动医疗服务模式创新、促进医疗健康产业转型升级的新质生产力,也是国家战略发展的重要组成部分。

面对健康大数据产业的蓬勃发展,我国政府高度重视,相继发布了《关于促进和规范健康医疗大数据应用发展的指导意见》《关于积极推进"互联网+"行动的指导意见》(国办发〔2016〕47号)、《关于积极推进"互联网+"行动的指导意见》(国发〔2015〕40号)和《关于促进"互联网+医疗健康"发展的意见》国办发〔2018〕26号)等系列政策文件,旨在引导和规范健康大数据的应用和发展,推进"互联网+医疗健康"的进程。这些政策不仅彰显了国家对于健康大数据应用发展的重视,也为医疗健康信息化的进一步推进提供了政策支持和发展方向。

随着医学领域数据密集型的特征日益凸显,医学技术的数字化转型已成为未来发展的趋势,开启了"新医科"的发展新纪元。在这个新时代背景下,健康大数据产业、数字医学和智能医学的发展迫切需要大量既懂数据技术又懂医学的高级专门人才。他们需要熟练掌握生物组学、健康档案(EHR)、电子病历(EMR)、移动健康(M-health)、智能可穿戴、影像组学、远程医疗等领域的知识和技能,以便能够有效地处理和分析健康大数据,为医疗健康信息化的发展作出贡献。

因此,构建和完善医学数据学专业,不仅是适应健康大数据产业发展的需求,更是国家战略发展需求的体现。通过医学数据学专业的建设,旨在培养一批掌握医学和数据科学双重背景的复合型人才,为健康大数据产业的发展提供强有力的人才支持,推动医疗健康服务的创新和升级,最终实现医疗服务质量的提升和医疗健康行业的可持续发展。

2. 行业现状分析

随着信息技术的飞速发展,健康大数据已经成为推动医疗健康产业快速发展的新引擎。健康大数据不仅能够提升医疗服务的质量和效率,还能够促进医疗健康行业的整体升级和转型。对健康大数据行业的现状进行全面分析,包括行业发展背景、核心技术、应用领域、面临的挑战以及未来发展趋势。

(1)行业发展背景。健康大数据行业的快速发展得益于以下几方面因素:①技术进步。云计算、物联网(IoT)、人工智能(AI)等技术的进步,为健康大数据的收集、存储、处理和分析提供了强大的技术支撑。②政策推动。全球范围内,许多国家相继出台了促进健康大数据发展的政策和指导意见,为行业发展提供了政策保障。③市场需求。人口老龄化、慢性病患病率上升等社会问题的出现,使得提高医疗服务效率和质量成为迫切需求。因此,医学数据学成为关键解决方案。

(2)核心技术。健康大数据行业的核心技术主要包括:①数据采集技术。利用物联网设备、移动医疗应用等手段收集用户健康数据。②数据存储技术。采用云存储等技术高效、安全地存储大量健康数据。③数据处理与分析技术。应用大数据统计技术、机器学习和深度学习算法、因果推断算法对健康数据进行分析,以提取有价值的信息。

（3）应用领域。健康大数据的应用领域广泛，主要包括：①疾病预测与防控。通过数据分析，预测疾病趋势，为疾病预防和控制提供科学依据。②个性化医疗。根据个人健康数据，提供个性化的健康管理和治疗方案。③医疗资源优化配置。通过分析医疗资源使用情况，优化资源配置，提高医疗服务效率。④医疗器械及药物研发。利用大数据分析加速医疗器械及药物的研发进程，降低研发成本。

（4）面临的挑战。尽管健康大数据行业发展迅速，但仍面临以下挑战：①数据隐私与安全。如何保护个人健康数据的隐私和安全成为行业发展的重大挑战。②数据质量与标准化。不同来源的数据格式、质量参差不齐，缺乏统一的数据标准化处理方法。③技术应用与人才缺口。高级数据分析人才稀缺，限制了健康大数据技术的广泛应用。

（5）未来发展趋势。展望未来，健康大数据行业将朝以下方向发展：①技术创新。持续的技术创新将进一步提升健康大数据的收集、存储和分析能力。②跨界合作。医疗健康领域与信息技术领域的跨界合作将更加深入，共同推进健康大数据的应用和发展。③标准化与规范化。行业标准和规范将逐步完善，促进健康大数据的安全、高效使用。④普及教育与培训。加强对医疗人员和数据科学家的培训，缩小人才缺口，推动健康大数据的广泛应用。

总之，健康大数据行业正处于快速发展期，面临着既有机遇也有挑战。通过政策支持、技术创新和人才培养，健康大数据有望为医疗健康产业的转型升级和社会健康福祉的提升做出重要贡献。

3. 市场需求分析

通过使用调查问卷、面谈、市场调研报告等方式，分析了医学数据学人才的就业市场需求、薪资水平、行业发展方向等情况，并结合行业现状分析部分的内容，对市场需求的趋势进行预测。突出表现为如下岗位的人才需求。

（1）健康大数据行政管理。随着国家健康大数据战略的实施，各地纷纷成立组建了大数据局、健康大数据管理中心等行政管理机构。由于医学数据行业的特殊性和复杂性，健康大数据管理人才紧缺，需求量巨大。例如，仅山东省大数据局、山东健康医疗大数据管理中心、山东省16地市的大数据局（调查12家），每年需新增50余人的岗位需求。

（2）医院数据管理与分析师。随着数字医院、智慧医院和互联网医院的大力推进，各级医院急需大量的数据管理与分析师，从事医疗大数据运维管理、电子病历挖掘分析、统计模型构建、智慧医疗技术开发、数字医学技术开发、医院绩效评价、医保费用健康监控等工作。例如，我们对山东12家大型综合医院以及省外三家三级甲等医院的调研发现，其数据管理与分析师的岗位需求每年急需增加70个以上。

（3）公共卫生应急及重大疾病防控救治。随着国家公共卫生体系建设及能力提升的需求，各级各类疾病预防控制部门急需大量的数据管理与分析师，承担公共卫生监测数据、传染病疫情数据、疾病监测数据、健康管理数据的管理与分析工作。仅对中国CDC、山东省CDC、山东省16地市CDC、新疆CDC等19家单位调研发现，每年需新增数据管理与分析师岗位66个。

（4）医学数据研究设计与统计分析师。随着高通量生物组学检测、合成生物学、医学人工智能等技术向医学行业的渗透，世界各国纷纷掀起了精准医学研究、智能医学研究、大数据临床研究、数据驱动的真实世界研究等，急需医学数据学专业人员，协助医学研究者完成研究设计与数据分析。例如，近5年来，仅本单位培养的医学数据学研究生，就多达35人在北上广等省会城市就业于医学数据研究设计与数据分析师岗位。

（5）健康大数据相关企业数据分析师岗位。近年来，制药企业、医学技术公司、健康大数据公司、健康保险公司纷纷进军医学数据行业,急需大量的医学数据学类专门人才。例如,仅本单位(国家健康医疗大数据研究院)签约的7家企业,每年就需25个数据分析师岗位。

(6)交叉领域硕/博士高层次人才培养需求。随着医工交叉、医理交叉、医文交叉等专业研究生培养模式的兴起,急需具备扎实数学/统计学、软件工程基础知识和能力的医学数据学专业本科生加盟,采取本升硕、本硕连读、本博连读等形式,强化高层次交叉人才培养。我们调查了北京大学、复旦大学、中山大学、华中科技大学、山东大学5所双一流高校,每年需求总量在100人以上。

4. 教育资源评估

山东大学在医学数据学专业的建设方面,具备显著的教育资源优势和深厚的实践经验基础,显示出其在新兴的医学数据学领域的学科地位。该专业的建设和发展受到了健康大数据和数字医学人才市场强劲且持续增长的需求推动,同时也得益于学校多年来在相关领域的深入积累和国家层面的战略支持。下面是对山东大学建设医学数据学专业的教育资源评估:

(1)学科体系和平台建设。①学科体系成熟度。山东大学医学大数据人才培养体系已基本成熟,这一点对于培养高级专门人才至关重要。这不仅意味着该校在理论研究方面已有深厚的积累,而且在教学内容和研究方向上能够紧跟国内外医学数据学的最新发展。②跨学科平台优势。通过整合医学、数学/统计学、软件工程等九个学科的优势资源,山东大学建立的医学数据学学科平台展现了强大的跨学科融合能力。这种跨学科的教育和研究环境有助于学生从多角度理解和应用医学数据学知识,为解决实际问题提供了坚实的基础。

(2)实验室和研究院建设基础。山东大学建成了国家卫生健康委批准的首个国家健康医疗大数据研究院,这不仅是对该校在医学数据学领域研究水平的认可,也为学生提供了优质的研究和实践平台。同时建成了"干实验室"与"湿实验室"有机融合的医学数据学实验室平台。

(3)师资队伍和课程基础。①师资队伍。建立了规模在30人以上的老中青结合的专业课师资队伍,在基础课程和桥梁课程方面,山东大学拥有强大的多学科资源优势,其师资队伍具备高水平的学术背景和丰富的实践经验。②课程基础。山东大学已开设了国内首个"医学数据学"本科微专业,这表明学校在课程设置上具有前瞻性和创新性,能够为学生提供与时俱进的知识体系和技能训练。

(4)人才培养体系。山东大学已经建立了"博/硕士研究生、本科生、继续教育和行业培训"四位一体的医学大数据人才培养体系,招收了国内首个"医学数据学"本科微专业。这种体系的建立有利于形成从基础教育到继续教育的完整教育链条,满足不同层次的教育需求。

(5)实践教学资源。在推进"惠政、惠医、惠研、惠企、惠民"五位一体的医学数据服务模式的进程中,建成了覆盖全国的健康大数据资源协作网络和健康大数据科技创新平台,为医学数据学的人才培养和实践教学提供了优质的现场资源。

综合来看,山东大学在医学数据学专业建设方面具备坚实的教育资源基础,包括成熟的学科体系、强大的跨学科平台、高水平的师资队伍、创新的课程设置以及先进的实验室设施。这些因素共同确保了该专业能够高效培养出符合健康大数据和数字医学行业需求的高级专门人才。在持续增长的健康大数据和数字医学领域,山东大学的医学数据学专业无疑将为学生提供宝贵的学习和研究机会,为国家和社会培养出更多优秀的专业人才。

5. 未来发展趋势展望

山东大学医学数据学专业的建设展现出了强大的实力和广阔的发展潜力,预示着在未来数年内该专业将在多个维度上实现显著的成长和进步。基于现有的教育资源、学科平台以及市场需求,以下是对该专业未来发展的几点展望。

(1)学科领域的进一步深化与拓展。随着健康大数据和数字医学的快速发展,医学数据学作为一门跨学科领域将持续深化其研究和教学内容,拓展更多的子领域和研究方向。山东大学有望在人工智能、机器学习、大数据分析等前沿技术的医学应用方面取得更多研究成果,进一步巩固和提升其学科地位。

(2)教育模式和课程体系的创新。面对快速变化的技术环境和市场需求,山东大学医学数据学专业预计将持续刷新其教育模式和课程体系,更加强调实践操作和创新能力的培养。通过与医疗机构、企业、政府部门等多方合作,为学生提供更多实践和实习机会,从而使教学内容和社会需求紧密相连。

(3)国际合作与交流的加强。随着国际合作和学术交流的日益增加,山东大学在医学数据学领域有望与更多国际知名大学和研究机构建立合作,通过学术交流、联合研究项目等方式加强国际视野和影响力。这不仅能提升教育和研究水平,还能为学生提供更广阔的国际交流和学习机会。

(4)产学研一体化的进一步推进。依托国家健康医疗大数据中心(北方)等重大平台,山东大学有望进一步推进产学研一体化,加强与产业界的合作。通过共建实验室、研究中心等形式,促进科研成果的转化应用,同时也为学生提供接触最前沿技术和解决实际问题的机会。

(5)培养更多领军人才。面对"健康中国"战略和健康大数据产业的蓬勃发展,山东大学医学数据学专业将更加注重培养具有国际视野、创新能力和领导力的高层次人才。通过优化人才培养方案和加强师资力量,为国家和社会培养出更多能够引领行业发展的领军人物。

综上所述,山东大学医学数据学专业的未来发展前景十分广阔。通过不断优化教育资源配置、深化学科研究、加强国际合作、推进产学研一体化,以及培养更多高质量人才,山东大学有望在医学数据学领域实现更大的突破和贡献。

6.结论与建议

山东大学在医学数据学领域具有深厚的教育资源和丰富的实践经验,已经形成了成熟的学科体系,拥有国家级的研究平台,并整合了多学科的优势资源。在健康大数据和数字医学人才市场的强劲需求推动下,该校的医学数据学专业不仅紧跟国际发展趋势,而且具有显著的社会需求基础和广阔的发展前景。基于这些优势,山东大学完全具备申请建设医学数据学本科新专业的条件和能力,这一举措将进一步加强其在该领域的教育和研究地位,为"健康中国"战略和健康大数据产业的发展培养出更多高质量人才。为确保医学数据学新专业建设质量,提出如下建议。

(1)加强跨学科融合。在申请过程中,应进一步强调医学、数学/统计学、软件工程等学科融合的教育理念,促进学科交叉与创新,为学生提供宽广的知识视野和强大的实践能力。

(2)优化课程设置。根据健康大数据和数字医学的最新发展趋势,不断更新和优化课程设置,增加更多实践和案例分析课程,确保教育内容的前沿性和实用性。

(3)增强实践教学。建议与国内外医疗机构、科研机构、企业等建立更加紧密的合作关系,为学生提供丰富的实习和实训机会,增强学生的实际操作能力和问题解决能力。

(4)扩大国际合作。积极探索与国际知名大学和研究机构的合作机会,引入国际先进的教育资源和研究成果,为师生提供更多的国际交流和学习机会,提升学科的国际影响力。

(5)注重人才培养质量。在追求学科发展的同时,应更加注重教育质量和人才培养的实效性,通过严格的教学管理和质量评估体系,确保每一位毕业生都具备强大的专业知识和技能。

总之,山东大学申请建设医学数据学本科新专业,不仅是对其教育和研究实力的进一步提升,也是对国家和社会发展需求的积极响应。通过实施上述建议,山东大学有望在医学数据学领域培养出更多高素质、高技能的专业人才,为健康中国战略的实施和健康大数据产业的发展做出更大的贡献。

第二节 医学数据学专业建设论证程序

医学数据学专业建设的论证程序是一个多层次、多方面综合考量的过程,涉及学科内部、学院、学校乃至教育部等多个层面。以下是一个具体的论证过程框架:

一、申办学科内部层面的论证

在医学数据学专业建设的学科内部论证程序中,专注于两个关键方面:需求分析和学科定位与课程设置,是确保专业建设既符合市场需求又具有学术前瞻性的基础。以下详细阐述这一过程:

1. 需求分析

根据上述医学数据学专业建设的需求分析报告,在学科内部层面,主要对如下需求进行论证:

(1)组建专家团队。组织由医学、数据科学、计算机科学等领域的内部专家组成的团队。这个团队负责进行全面而深入的需求分析,确保分析的广度和深度。

(2)技术发展和行业需求论证。专家团队需对当前医疗领域内的技术发展趋势进行详尽论证,识别医疗信息化、精准医疗、大数据分析等关键技术的发展方向及其对数据科学技能的需求。

(3)市场就业情况论证。通过向专家提供就业市场分析报告,让专家了解医学数据学专业毕业生的需求情况。论证医疗机构、生物技术公司、健康信息技术企业等行业的人才需求,评估专业人才的供需状况。

(4)论证报告撰写。基于论证结果,明确医学数据学专业建设的必要性和紧迫性,为学科定位和课程设置提供依据。

2. 学科定位论证

论证医学数据学学科的定位,涉及到对该学科特点、社会需求、科学发展趋势以及与其它学科的关系等方面的综合分析。根据上述医学数据学学科建设需求分析,以下是论证其定位的关键步骤和考虑因素:

(1)社会和科技发展趋势。①社会需求。评估医疗保健领域对于数据处理、分析能力的需求,特别是在精准医疗、疾病预防、健康管理等方面的应用。这包括对大数据分析、人工智能技术在医疗领域的需求评估。②科技进步。医学数据学的发展受到计算能力、数据采集技术、分析方法等因素的影响。评估这些技术进步对学科定位的影响,特别是它们如何推动医学研究和临床实践的革新。

(2)学科特性与内涵。根据第二章中介绍的医学数据学定义、学科内涵、研究内容等,着重从2个方面论证:①跨学科性。医学数据学是一门跨学科的学科,它结合了医学、统计学、计算机科学等多个领域的知识和技能。明确这一点有助于界定学科的独特性和边界。②应用与理论。明确医学数据学在理论研究与实际应用之间的关系,以及它如何促进基础医学研究、转化医学和临床实践的融合。

(3)对人类健康的贡献。①健康改善。阐述医学数据学如何通过促进疾病的早期发现、治疗方案的个性化、健康管理的精准化等方面,对人类健康产生积极影响。②公共卫生。评估医学数据学在公共卫生决策、疾病控制与预防、健康资源分配等方面的作用和潜力。

(4)教育与研究方向。①培养目标。基于上述分析,明确医学数据学教育的目标,包括所需的知识体系、技能和素质。②研究领域。确定学科的主要研究方向,如数据驱动的医学研究、医疗影像分析、生物信息学、医疗大数据分析、大数据因果推断分析等。

(5)与其它学科的关系。①学科交叉。分析医学数据学与其它学科如数学统计学、生物信息学、公共卫生、计算机科学等学科的交叉融合点,以及如何通过这种融合推动医学和健康科技的发展。

通过这些分析,可以全面论证医学数据学学科的定位,不仅强调其在促进医学发展和改善公共健康方面的重要作用,也突出其作为一个独立而又广泛与其它学科交叉融合的学科所具有的独特价值和重要性。

例如,针对山东大学多学科综合交叉优势,将医学数据学专业定位为,为了适应"数字医学、智能医学、健康大数据产业"发展需求而增设的"新医科"医学技术专业,具有鲜明的多学科交叉特色。

3. 培养目标论证

论证医学数据学专业的培养目标,需要结合本校办学实力和实施建设需求分析,从以下几个方面进行:

(1)社会需求论证。首先,分析当前医疗行业的发展趋势,特别是大数据、人工智能在医疗领域应用的快速发展对专业人才的需求。医学数据学结合医学和数据科学,能够有效地处理和分析医疗数据,为临床决策、公共卫生管理等提供科学依据,这种跨学科的专业人才正是未来社会发展的需求。

(2)行业技能论证。根据行业发展和技术进步,明确医学数据学专业毕业生所需掌握的关键技能和知识。这包括数据科学理论基础、数据分析、机器学习、统计学、生物信息学、医学知识等。通过了解这些技能需求,可以确定培养目标应着重于数据处理能力、分析能力以及医疗知识的应用能力。

(3)教育目标论证。基于社会需求和行业技能需求,论证具体的教育目标。这些目标应该包括培养学生的理论知识、实践技能、创新能力以及职业素养等。例如,培养学生能够独立进行医学数据的收集、处理、分析和解释,解决实际医疗问题,以及具备良好的职业道德和团队合作精神。

(4)课程设置与教学方法论证。论证设计与培养目标相匹配的课程体系和教学方法。课程设置应涵盖必要的理论知识和技能训练,同时注重实践能力的培养,如通过案例分析、项目实训、实习等方式,使学生能够将所学知识应用于实际情境中。此外,鼓励采用问题导向学习(PBL)、团队合作学习等现代教学方法,以提高学生的主动学习能力和创新思维。

(5)评价与反馈论证。建立有效的评价体系,不仅评价学生的知识掌握程度和技能水平,还包括评价学生的创新能力、团队合作能力等软技能。同时,定期收集行业反馈,调整培养目标和课程设置,确保教育内容与社会需求和技术发展保持同步。

总之,论证医学数据学专业的培养目标需要综合分析社会需求、行业技能需求,并据此设定教育目标、课程设置和教学方法,最终通过有效的评价体系确保教育质量,培养出能够满足未来社会发展需要的高素质专业人才。

例如,沿着"新医科需求-健康大数据资源-医学数据学思维(统计思维、数据思维、计算思维、因果思维和以人为中心的综合思维)"的路径,经过学科内部专家论证,山东大学医学数据学本科专业的培养目标是:面向数据密集型医学、数字医学和智能医学"新医科",在筑牢数据思维、统计思维、计算思维和因果思维基础上,以健康大数据为抓手,在数据学理论体系下,培养具备数学/统计学、计算机/软件科学、数据学专业的基础理论、基本知识、基本技能和基本专业素养,形成稳固的医学数据学专业素养,能够熟练掌握数据"采集汇聚 - 整理优化 - 挖掘分析 - 转化应用"关键技术且具备行业实践能力的高级专门人才。

4.培养方案论证

在论证医学数据学的培养方案时,可以从以下几个维度进行详细阐述,这些维度反映了培养方案的综合性、实践性和创新性特点,以及它是如何回应健康中国和健康大数据产业的国家战略需求的。

(1)顶层设计与国家战略需求对接。①健康中国和健康大数据产业。论证如何将"健康中国"和"健康大数据产业"的国家战略需求具体化为医学数据学培养的目标和内容。强调医学数据学如何促进数据密集型医学、数字医学和智能医学的发展,从而服务于国家战略。②宽口径、厚基础、强实践、重创新。论证该人才培养理念如何体现在培养方案的各个方面,包括课程设计、学生能力培养以及如何通过跨学科学习深化学生对医学数据科学的理解和应用能力。

(2)论证如何利用多学科交叉资源。论证医学、数据科学、数学统计学、计算机科学等学科如何交叉融合,在培养方案中如何体现。包括课程设置、教学方法和研究项目等,展示如何培养学生具备跨学科解决问题的能力。

(3)论证培养方案的核心要素。①核心课程体系。论证核心课程体系如何覆盖医学数据学的关键知识领域,包括基础课程、桥梁课程、专业课程以及选修课程,如何通过课程设置确保学生能够掌握必要的理论知识和技能。②专业培养模式。论证培养模式如何针对医学数据学领域的特点进行设计,比如实验室工作、项目驱动学习等,强调实践教学在培养过程中的重要性。③实践培养模式。详论证述实践培养模式如何设置,包括实习、实训、项目合作等方式,如何通过真实世界的项目让学生将理论知识应用于实践,提高解决实际问题的能力。④师资队伍结构模式。论证如何构建一个多元化的师资队伍,包括学术界和产业界的专家,以及他们在教学和研究中的作用,强调师资队伍对于实现培养目标的重要性。

(4)创新与未来方向论证。论证医学数据学如何适应未来医疗行业的变化,包括人工智能、大数据分析等前沿技术的应用,以及学生如何通过培养方案被赋予前瞻性的思考和技能。

总之,医学数据学的培养方案应当是一个综合性、实践性和前瞻性相结合的系统方案,不仅要满足当前的行业需求,还要能够预见并适应未来的发展趋势。通过上述论证,可以展示该培养方案的深度和广度,以及它是如何为培养能够推动健康中国建设和健康大数据产业发展的高素质人才做好准备的。

例如,通过学科内部论证,山东大学医学数据学本科专业的培养方案论证。

(1)顶层设计。面向"健康中国"和"健康大数据产业"国家战略需求,以及数据密集型医学、数字医学和智能医学"新医科"行业发展需求,坚持"宽口径、厚基础、强实践、重创新"的人才培养理念;依托医学、数据科学、数学统计学、计算机科学等多学科交叉资源,培养交叉型医学数据学新医科人才;培养方案顶层设计,涉及核心课程体系、专业培养模式、实践培养模式、师资队伍结构模式。

(2)培养模式。为了形成医学数据学知识体系及专业素养,本专业采取跨学科三阶段交叉融合培养模式。将生物学、医学导论性课程,循序渐进地穿插于整个培养过程。①第一阶段(第一、二学年):在数学学科和计算机软件学科,培养数学推导能力和软编程能力;②第二阶段(第三学年):依托国家健康医疗大数据研究院平台,培养医学数据学的专业能力;③第三阶段(第四学年):依托国家健康医疗大数据中心(北方),培养医学数据学的实践能力。

(3)课程体系。主要涉及3个层次。①学科基础课程:包括数学、统计学和计算机软件等基础课程。②桥梁课程:包括生物学、基础医学、临床医学、公共卫生、统计学等领域的核心课程。③专业课程:涉及15门医学数据学专业课程。

（4）课堂教学与实践教学有机结合模式。包括实验教学、毕业设计等环节。

（5）招生培养和学生管理。医学数据学专业采取单列计划、单独招生。山东大学齐鲁医学院公共卫生学院负责学生管理，实行小班化教学，采用全程"一对一导师制"，采用启发式教学与科研训练结合。致力于培养具备"医理交叉、医工交叉、医文交叉"素养和能力的数据科学高级专门人才。

二、依托学院层面的论证

经过学科内部论证后，在学院层面上论证医学数据学专业建设，需要系统性地考虑专业建设的各个方面，确保专业能够高质量地启动和持续发展。以下是在师资队伍评估和实验室与教学资源建设等方面的具体论证策略。

1. 师资队伍评估论证

（1）需求分析与现状评估。首先，进行详细的需求分析，确定医学数据学专业建设的具体要求，包括教学和研究方向。然后，评估现有师资队伍的专业背景、教学经验和科研能力，判断其是否符合新专业的建设需求。

（2）师资队伍优化与引进。基于需求分析，制定师资队伍优化计划，包括培训现有师资和引进新的专业人才。特别关注跨学科背景的教师，如数据科学、计算机科学、医学统计等领域的专家，以支持医学数据学的跨学科教学和研究。

（3）评估与持续发展机制。建立师资队伍的评估与持续发展机制，定期评估教师的教学和科研表现，确保教学质量和科研产出能够满足专业发展的需要。同时，鼓励教师参与继续教育和专业培训，提高其专业能力和教学水平。

2. 实验室与教学资源论证

（1）实验室规划与建设论证。明确实验室的建设目标和规模，根据医学数据学的特点和需求，规划实验室的空间布局、硬件设备和软件工具。投入先进的数据分析软件和工具，以及模拟真实医疗数据处理场景的设备，为学生提供实战经验。

（2）教学资源的开发与整合论证。开发和整合高质量的教学资源，包括教材、案例研究、在线课程和模拟项目。与业界合作，引入实际的医疗数据分析项目，让学生能够接触到最前沿的医学数据分析技术和应用。

（3）实践教学基地论证。建立与医院、医疗机构和数据公司的合作关系，创建实践教学基地。这些基地可以提供实习、项目合作等机会，使学生能够将所学知识应用到真实的工作环境中，提高实践能力。

（4）持续评估与更新论证。建立反馈机制，定期评估实验室设施和教学资源的使用效果，确保它们能够满足教学和科研的需要。根据技术发展和专业需求的变化，及时更新设备和教学资源。

通过这样全面而细致的论证，学院可以展示其对医学数据学专业建设的深思熟虑和扎实准备，确保专业能够高效启动并持续发展，培养出能够满足未来医疗健康领域需求的高素质专业人才。

三、申办学校层面的论证

经过学科内部、学院层面论证后，在学校层面上论证医学数据学专业建设，需要将视角扩大至整个学校的战略发展计划、资源分配、品牌建设以及对社会的影响等方面。这要求对专业建设的必要性、可行性、预期效果和长远发展进行全面、深入的分析和规划。以下是在学校层面进行论证的关键方面：

1. 对接学校战略发展规划论证

(1)战略定位论证。明确医学数据学专业建设如何与学校的长期发展战略相契合,特别是如何响应数字化转型、健康医疗领域的教育和研究需求。

(2)学科互补论证。论证该专业如何与学校现有的学科专业形成互补,促进跨学科合作,提升学校在相关领域的综合实力和竞争力。

2. 资源分配与管理论证

(1)资源投入论证。论证并规划建设医学数据学专业所需的资源投入,包括财务、人力资源、设施设备等方面的需求和分配计划。

(2)管理支持论证。论证学校管理层对专业建设的支持策略,包括专业建设领导小组的设立、项目管理机制的构建等。

3. 品牌建设与市场需求论证

(1)市场需求论证。深入分析医学数据学专业人才的市场需求趋势,证明专业建设的紧迫性和重要性。

(2)品牌效应论证。论证医学数据学专业建设如何提升学校品牌影响力,特别是在健康医疗、数据科学领域的知名度和影响力。

4. 社会责任与影响力论证

(1)社会服务论证。阐释学校通过医学数据学专业建设如何更好地服务于社会,尤其是在提升公共健康水平、促进健康医疗信息化发展等方面的作用。

(2)合作伙伴关系论证。论证并规划与政府、医疗机构、企业等外部合作伙伴的合作模式,加强校企合作、产学研结合,提高专业建设的实践性和应用性。

5. 预期效果与持续改进措施论证

(1)成效评估论证。论证专业建设的短期和长期目标,并建立成效评估体系,包括学生就业率、科研成果、社会服务效果等指标。

(2)持续改进措施论证。论证如何建立反馈机制,根据专业建设的实际成效和外部环境的变化,及时调整和优化专业建设方案。

总之,在学校层面上论证医学数据学专业建设,不仅需要展现该专业对于学校整体发展战略的贡献,还要综合考虑资源、管理、品牌和社会责任等多方面的因素,确保专业建设得以高效推进,并在未来实现可持续发展。

四、教育部层面的论证

组织专家在国家教育部层面上论证医学数据学专业建设的过程,是一个将学科内部、学院层面、学校层面的论证结论综合呈现,并对其进行进一步深化和广泛论证的过程。这一过程需要紧密结合申请学校提交的材料,以确保所有的论点都是基于充分的数据和事实的。以下是进行教育部层面论证的步骤和关键要点:

1. 准备工作

(1)整合材料。汇总学科内部论证、学院层面论证和学校层面论证的结论,以及相关的支持材料,如市场需求分析、资源分配计划、师资队伍情况、实验室与教学资源建设方案等。

(2)专家团队组建。组建一个由学术界、产业界和教育管理部门的专家组成的团队,确保论证工作具有广泛性和权威性。

2. 论证内容深化

(1)国家战略需求对接论证。深入论证医学数据学专业建设如何服务于国家战略需求,特别是"健康中国"计划和数字经济发展等方面。

(2)教育创新与改革论证。论证医学数据学专业建设如何体现教育创新,推动医学教育和数据科学教育的改革与发展。

(3)跨学科融合的示范作用论证。论证该专业建设在促进学科交叉、实现知识融合方面的示范作用,以及其对提升教育质量和效果的贡献。

3. 成果与预期影响论证

(1)教学与科研成果。论证预期通过医学数据学专业建设能够实现的教学和科研成果,包括人才培养、科学研究、社会服务等方面。

(2)社会经济影响评估论证。基于深入的分析,论证专业建设对于促进社会经济发展、提升公共健康水平、推动医疗健康行业创新等方面的预期影响。

4. 风险评估与应对策略论证

(1)风险识别论证。论证在专业建设过程中可能遇到的风险和挑战,如资源不足、师资队伍建设、技术更新速度等。

(2)应对策略论证。论证针对性的应对策略和解决方案,确保专业建设能够顺利进行并达到预期目标。

5. 形成论证结论

(1)材料整合与提交。将上述论证内容和支持材料整合成完整的论证报告,提交给教育部。

(2)专家论证会。组织专家论证会,邀请教育部官员、行业专家、学术界代表等参加,通过现场展示和讨论,全面展示医学数据学专业建设的必要性、可行性和预期成效。

通过这一系列步骤和方法,可以有效地在教育部层面上论证医学数据学专业建设的重要性和紧迫性,为获得批准和支持打下坚实的基础。

第三节　医学数据学专业建设论证报告

在学科内部、学院层面、学校层面及教育部层面论证基础上,要根据论证结论,形成论证报告。以下是论证报告的简化示例,实际报告需要根据具体情况和要求进行详细撰写,确保充分反映医学数据学专业建设的深度和广度。

随着"健康中国"战略的实施和健康大数据产业的蓬勃发展,医学数据学成为连接医学领域与数据科学的关键学科。本报告从学科内部、学院层面、学校层面及教育部层面出发,全面论证医学数据学专业建设的必要性、可行性与预期成效,旨在推动医学教育创新,满足国家战略需求,促进健康医疗信息化和数字医疗发展。

1. 学科内部论证

(1)专业定位与目标。医学数据学专业旨在培养具备医学、数据科学和计算机科学等跨学科知识和技能的高素质人才,以支撑"健康中国"和健康大数据产业的发展。本专业注重理论与实践相结合,强调宽口径、厚基础、强实践和重创新的人才培养理念。

(2)课程体系与教学方案。本专业课程体系覆盖医学基础、数据科学基础、医学统计学、大数据技术、人工智能与机器学习等领域。通过理论讲授、案例分析、项目驱动学习和实习实训等多元化教学方式,培养学生的跨学科解决问题能力。

2．学院层面论证

(1)师资队伍建设。评估现有师资队伍能力,制订引进和培养计划,特别强调跨学科背景教师的引进,以及教师的持续教育和专业发展。

(2)实验室与教学资源。规划先进的实验室建设,配备必要的硬件设施和软件工具,开发丰富的教学资源,包括教材、案例库和在线课程,支撑实践教学和科研活动。

3．学校层面论证

(1)对接学校发展战略。医学数据学专业建设与学校整体发展战略紧密对接,强化学校在健康医疗、数据科学领域的综合实力和品牌影响力。

(2)资源分配与管理支持。明确资源分配计划,确保专业建设的顺利进行。同时,学校管理层提供强有力的支持,包括建立领导小组、完善项目管理机制等。

4．教育部层面论证

(1)国家战略需求对接。详细分析医学数据学专业建设如何响应国家"健康中国"战略和数字经济发展需求,展示专业建设的国家战略意义。

(2)教育创新与跨学科融合。论证医学数据学专业建设在教育创新和推动跨学科融合方面的作用,以及其在促进教育质量和效果提升方面的贡献。

(3)社会经济影响评估。展示医学数据学专业建设对促进社会经济发展、提升公共健康水平、推动医疗健康行业创新的预期影响。

5．结论与建议

医学数据学专业建设是响应国家战略需求、推动医学教育创新和促进健康医疗信息化发展的重要举措。建议加强跨学科融合,优化资源配置,强化师资队伍建设和实验室设施建设,确保专业建设高效推进并实现长远发展。

通过上述全面深入的论证,医学数据学专业建设不仅具有强烈的实践需求和广泛的社会影响力,而且能够有效促进学科交叉、提高教育质量和培养创新人才,对于推动"健康中国"战略和健康大数据产业的发展具有重要意义。

6．参考文献

此处根据实际引用文献进行编排。

本章总结

本章结合作者带领团队申请医学数据学专业建设经历,阐述了申报医学数学专业建设时,如何组织专业建设论证。首先,阐述了医学数据学专业建设需求分析,包括医学数据学专业建设需求调研方案、调研技术流程、需求分析报告和报告案例。其次,明确了医学数据学专业建设论证程序,包括申办学科内部层面的论证、依托学院层面的论证、申办学校层面的论证和教育部层面的论证的具体程序。最后,给出了医学数据学专业建设论证报告提纲。

第四章 医学数据学学科专业培养方案

制定医学数据学专业培养方案是一项综合性工作,需基于对专业办学历史、师资力量、科研平台、办学特色及优势、服务对象以及未来发展目标的深入分析。首要工作是明确培养目标,这应参照教育部的专业质量标准、学校的人才培养目标及学生发展情况,确保培养目标具有实现可能性和测量可行性,同时反映出专业的定位和特色。在培养目标的基础上,制定毕业要求是关键环节,要求明确学生毕业时应具备的知识、能力和素质。这些要求应覆盖专业核心理论的掌握、实践技能的应用、创新能力的培养及职业素养的养成,且与国内外专业认证标准、教学质量国家标准及行业需求保持一致。核心课程的设置应紧密围绕培养目标和毕业要求,既包括医学基础知识、数据科学与统计学等理论课程,也要涵盖实践教学环节,如实验室实验、专业实习等,确保学生能将理论知识有效转化为实践能力。实践性教学环节的设计应贯穿整个培养过程,包括专业实验、课程设计、实习和毕业设计等,旨在提高学生的实际操作能力和解决问题的能力,强调理论与实践的结合。制定医学数据学专业培养方案还应考虑到招生和培养模式,明确专业分流的时间节点,以便学生根据兴趣和能力选择专业方向。此外,培养方案应明确毕业所需学分、标准学制及允许的最长修业年限,并根据毕业要求设定各类课程的学时和学分比例。最后,课程与毕业要求的对应关系是确保教学内容与培养目标一致性的重要保障,需在培养方案中详细列出,以便于教学过程中的质量监控和评价。总之,制定医学数据学专业培养方案是一项系统工程,需要教育者全面考虑专业特色、市场需求及学生发展需求,确保培养出既有坚实理论基础又能适应未来职业发展的高素质人才。

第一节 医学数据学专业培养方案制定的基本原则

医学数据学专业培养方案的制定,是对这一新兴学科未来方向和发展需求的深刻理解,同时也要映射出教育设计的前瞻性和创新性。以下是制定医学数据学专业培养方案应遵循的基本原则。

一、顶层设计的战略性原则

医学数据学专业的顶层设计原则,是基于"健康中国"和"健康大数据产业"的国家战略需求,以及数字医学、智能医学发展的行业需求。这一原则强调了培养方案需要具有的战略性视角,即教育培养的目标不仅是满足当前的需求,更是预见未来的趋势,培养能够引领未来发展的人才。这种顶层设计要求教育者们有宽广的知识视野和深刻的社会责任感,通过多学科交叉的资源整合,形成独特的教育模式。此外,顶层设计原则要体现全局性和前瞻性的教育规划视角,紧密结合国家战略需求和行业发展趋势,旨在培养能够适应并引领未来医学领域发展的高素质专门人才。这一设计原则的深刻含义和实施细节可以从以下几个方面进行详细阐述:

(1)对接国家战略和行业需求。医学数据学专业的设立和发展紧密对接"健康中国"和"健康大数据产业"的国家战略需求,以及数字医学、智能医学的行业发展需求。这不仅反映了教育规划的时代性和社会责任感,也意味着该专业的培养方案必须以高度的敏感性和适应性,预见未来科技和医学领域的融合趋势,培养既懂医学知识又精通数据科学的复合型人才。

(2)宽口径、厚基础、强实践、重创新的培养理念。这一理念贯穿医学数据学专业培养方案的整个设计过程。宽口径指的是培养学生广泛的知识面和开阔的视野,厚基础强调在数学、统计、计算机科学等基础理论上的扎实培养。强实践和重创新则是要求学生能够在实际医疗数据处理和分析中熟练应用所学知识,具备独立解决问题和创新研究的能力。

(3)依托多学科交叉资源。医学数据学专业的培养方案设计依托于医学、数据科学、数学统计学、计算机科学等多个学科的交叉融合。这种跨学科的整合不仅为学生提供了一个广阔的学习平台,也为解决复杂的医疗健康问题提供了多元的视角和方法。通过这种交叉融合的学习环境,能够培养学生具备跨学科沟通和协作的能力,为未来的职业生涯奠定坚实的基础。

(4)综合培养模式。医学数据学的培养方案设计,不仅涵盖了核心课程体系,还包括了专业培养模式、实践培养模式以及师资队伍结构模式的多方面考量。这一综合性的培养模式确保了教育内容和教育方式的多样性与实效性,使学生在掌握医学数据科学的专业知识的同时,也能在实践中锻炼和提升自己的技能。

(5)重视师资队伍和教学资源。优质的师资队伍和充足的教学资源是实现医学数据学顶层设计的关键。培养方案的设计,需要考虑到如何构建一个多学科背景的教师团队,以及如何利用和整合现有的教学和科研资源,为学生提供高质量的学习和研究条件。

总之,医学数据学专业的顶层设计原则,不仅是对未来医疗健康领域人才需求的预见,也是对教育资源整合、教育内容和方法创新的深刻思考。这一设计原则的实施,旨在为学生提供一个全面、深入、实用、创新的学习平台,培养他们成为能够适应并引领未来发展的医学数据科学人才。

二、跨学科融合培养原则

医学数据学专业的跨学科融合培养原则是该领域教育理念的核心,反映了对当前和未来医学与数据科学领域复杂需求的深刻理解。这种培养模式的实施,旨在培养既具有坚实的理论基础又能够灵活运用知识解决实际问题的复合型人才。以下是这一培养原则的深入阐述。

(1)分阶段培养模式的科学性。跨学科融合培养原则采用了分阶段的方法,体现了科学合理的教学安排和人才培养逻辑。每个阶段都有其独特的目标和重点,从而确保学生能够在不同学习阶段获得必要的知识和技能。包括如下三个阶段:①基础能力培养阶段。在学生的初期学习阶段,重点培养其数学和计算机软件学科的基础能力。这为学生后续学习医学数据学的专业知识打下坚实的基础,也为解决复杂问题提供了必要的工具和方法论。②专业能力培养阶段。在此阶段,学生将深入学习医学数据学的核心理论和方法,包括、数据治理、数据分析、机器学习、生物统计学、因果推断等。这一阶段的学习使学生能够理解并运用专业知识解决特定的医学数据问题。③实践能力培养阶段。最后阶段侧重于将理论知识应用于实际问题解决中,通过参与真实项目、实习和毕业设计等,提高学生的实践操作能力和创新能力。

(2)理论与实践紧密结合的重要性。跨学科融合培养原则强调理论学习与实践应用的紧密结合。这种结合不仅让学生能够在理解理论的同时,通过实践活动深化理解,还能够增强他们解决实际问题的能力。此外,通过与实际工作环境的接触,学生能够更好地了解行业需求,为将来的职业生涯做好准备。

(3)培养能力的全面性。医学数据学专业的培养不仅限于专业知识的学习,更重要的是培养学生的综合能力,包括批判性思维、问题解决能力、团队合作和沟通技巧等。这些能力对于未来的职业生涯至关重要,能够使学生在复杂多变的工作环境中适应和突破。

(4)应对未来挑战性。医学数据学专业的跨学科融合培养模式旨在为学生提供应对未来医疗健康领域挑战的能力。随着技术的不断进步和医疗领域需求的日益复杂化,能够灵活运用跨学科知识解决问题的人才将变得越来越重要。这种培养模式确保了学生能够适应未来发展的需求,成为具有创新能力和领导力的新一代专家。

总之,医学数据学专业的跨学科融合培养原则是一种前瞻性的教育模式,通过分阶段、理论与实践相结合的方法,培养出既具有坚实基础知识又能够应对未来挑战的高素质人才。这种培养模式不仅满足了当前医疗健康领域的需求,也为学生的终身学习和职业发展奠定了坚实的基础。

三、课程体系的系统化原则

医学数据学专业的课程体系是培养高素质人才的基础,其系统化原则体现了对教育内容全面、深入规划的追求,旨在确保学生能够全面掌握医学数据学的知识体系,从而在未来的工作中发挥关键作用。以下是对医学数据学专业课程体系系统化原则的深刻阐述。

(1)分层次的课程设置。医学数据学专业的课程体系按照学科基础课程、桥梁课程和专业课程三个层次进行设置,每个层次承担着不同的教育目标和任务:①学科基础课程。这一层次的课程旨在为学生提供坚实的数学、统计学、计算机科学等基础知识,这是学生进一步学习医学数据学高级课程的前提,帮助学生建立起解决问题所需的逻辑思维和分析能力。②桥梁课程。桥梁课程连接基础科学与医学数据学的专业知识,包括生物学、基础医学、临床医学、公共卫生等课程,它使学生能够理解医学数据分析的背景和应用场景,为专业课程的学习打下坚实的基础。③专业课程。专业课程深入讲授医学数据学的核心理论和方法,包括数据采集、数据处理、数据安全隐私、数据统计分析、机器学习、因果推断在医学中的应用等,旨在提高学生的专业技能,使其能够熟练地运用所学知识解决实际问题。

(2)理论与实践相结合。医学数据学专业的课程体系不仅注重理论知识的教授,也强调将理论知识应用于实践的能力培养。通过实验室实验、课题设计、专业实习、毕业设计等形式,学生可以在实际操作中深化对理论知识的理解,提高解决实际问题的能力,这种理论与实践相结合的教学方法有助于学生形成系统化、实践化的思维方式。

(3)培养综合素养。系统化的课程体系设计还旨在培养学生的综合素养,包括批判性思维、创新能力、沟通与协作能力等。通过跨学科学习和团队项目等形式,学生能够在多元化的学习环境中发展个人能力,为未来的职业生涯和终身学习奠定坚实的基础。

(4)应对未来挑战素养。医学数据学专业的课程体系系统化原则充分考虑了未来医疗健康领域面临的挑战和需求。通过前瞻性的课程设计,不仅为学生提供了当前最前沿的知识和技能,还培养了他们面对未来变化和挑战的能力。

总之,医学数据学专业的课程体系系统化原则,通过分层次的课程设置、理论与实践的紧密结合、综合素养的培养,以及对未来挑战素养,全面地培养学生成为能够在医疗健康数据领域发挥关键作用的高素质人才。这种系统化的课程设计,确保了教育内容的全面性和深度,为学生的成功职业生涯和终身学习提供了坚实的基础。

四、理论教学与实践教学相结合原则

医学数据学专业培养方案中,理论教学与实践教学相结合的原则是构建高效、应用型教育体系的关键。这一原则不仅强调了理论知识的系统学习,更重视学生将理论知识应用于实践中的能力培养。以下是对这一原则深刻阐述的几个方面。

(1)整合理论与实践的教育模式。医学数据学作为一门高度应用的学科,要求学生不仅要掌握坚实的理论基础,还要具备将理论应用于实际问题解决中的能力。理论教学提供了必要的知识框架和思维方法,而实践教学则是检验和深化理论知识的舞台。通过案例分析、实验室实验、数据分析项目等实践教学环节,学生可以在真实或模拟的工作环境中应用所学知识,从而加深理解并提高实际操作能力。

(2)增强学生解决问题的能力。将理论教学与实践教学有机结合的重要目的之一是增强学生解决实际问题的能力。通过面对真实的数据分析案例、参与科研项目、完成毕业设计等实践活动,学生能够学会如何将理论方法和技术工具灵活运用于具体问题的分析和解决中。这种以问题为导向的学习过程能够激发学生的创新思维,培养其独立思考和解决问题的能力。

(3)促进学生职业技能发展。理论与实践相结合的教学模式能够有效地促进学生职业技能的发展。实践教学环节如实习、项目合作等,不仅能让学生掌握专业技能,还能帮助学生了解行业现状、职业道德和工作流程,增强其职业身份认同感。此外,通过与行业专家的互动和交流,学生能够建立起宝贵的职业网络,为其未来的职业发展打下坚实基础。

(4)实现快速适应工作环境的目标。理论教学与实践教学相结合的原则,旨在使学生毕业后能够快速适应工作环境,迅速成为高效能的职场人才。通过模拟实际工作场景的实践教学,学生能够提前熟悉职场环境,理解工作中可能遇到的挑战和问题,并掌握应对策略。这样的教学模式不仅提升了学生的职业技能,还增强了他们的心理准备和应变能力。

(5)反馈和持续改进的循环机制。在理论与实践相结合的教学模式中,学生的实践活动和项目完成情况提供了对教学内容和方法的直接反馈,有助于教师评估理论教学的效果,并根据实践中发现的问题进行教学内容和方法的调整和优化。这种基于反馈的持续改进机制,确保教育内容的时效性和适应性,不断提高教育质量。

总之,医学数据学专业培养方案中理论教学与实践教学相结合的原则,通过提供系统的理论学习和丰富的实践经验,培养学生的全面能力,使其能够在未来的医疗健康数据领域中发挥重要作用。这一原则不仅对学生的职业发展至关重要,也对提升医学数据学教育的整体质量和效果发挥着关键作用。

五、以学生为中心的个性化教育原则

在医学数据学专业培养中,以学生为中心的个性化教育原则是对传统教育模式的重要补充和创新。这一原则通过实施单列计划、单独招生、小班化教学以及全程"一对一导师制",强调教育活动应围绕学生的个性化需求和发展潜力进行设计和实施。以下是对这一教育原则深刻阐述的几个关键方面。

（1）强化学生个性化学习路径。个性化教育原则认识到每个学生都有其独特的学习需求、兴趣和才能。通过单列计划和单独招生,教育者能够为每位学生设计符合其个人特点和职业发展目标的学习计划。小班化教学进一步保证了教育资源能够更精准地分配给每位学生,使得学生能够在更加关注和支持的环境中学习和成长。

（2）提供"一对一导师制"的指导支持。全程"一对一导师制"是个性化教育原则的核心实践之一,它能够确保学生在整个学习过程中都能获得来自专家的个性化指导和支持。这种模式不仅有助于学生解决学习中的具体问题,更重要的是,导师能够根据学生的个性特点和发展潜能,提供定制化的职业规划和学术研究建议,从而促进学生的全面发展。

（3）鼓励学生探索的兴趣和潜能。个性化教育原则强调为学生提供广泛的探索空间,鼓励他们发现和追求自己的兴趣和激情。这种教育模式支持学生进行跨学科学习、参与多样化的科研项目和实践活动,从而有助于学生找到自己的学术定位和职业方向,激发其内在的创新潜力和独立思考能力。

（4）培养学生的创新能力和独立思考能力。通过启发式教学与科研训练相结合的方式,个性化教育原则旨在培养学生的创新思维和独立解决问题的能力。在这一教育模式下,学生被鼓励提出问题、探索问题的解决方案,并在导师的引导下进行科学研究和实践探索。这种学习方式能够有效提高学生的批判性思维、创新能力和自主学习能力,为其未来在复杂多变的工作环境中取得成功打下坚实的基础。

总之,医学数据学专业的个性化教育原则体现了现代教育理念的进步和发展,旨在通过提供定制化的教育计划和密切的师生互动,满足学生个性化的学习需求,促进其全面而深入的发展。这种教育模式不仅能够培养出具有高度专业技能的医学数据学人才,还能激发学生的创新精神和独立思考能力,为他们的未来职业生涯和终身学习奠定坚实的基础。

六、与时俱进的修订原则

医学数据学专业的培养方案,需要面向国家战略和行业发展需求,以及专业知识体系的发展,进行与时俱进的适时修订。按照教育部的统一要求,一般每四年修订一次。例如,山东大学医学数据学专业的培养方案修订涉及多个层面的考虑,旨在适应医学及数据科学领域的快速发展和不断变化的需求。以下是几个关键原则,指导专业培养方案的修订:

（1）立德树人为核心。强调思想政治教育与专业教育的深度融合。通过课程和实践活动培养学生的社会责任感、伦理意识和批判性思维能力,以及坚定的职业道德。

（2）问题与目标导向。根据国家发展战略需求和社会对医学数据科学人才的急迫需求,明确培养目标,修订培养方案。强调数据科学在解决医学重大问题中的应用,如大数据分析、人工智能在疾病治疗、预测和预防中的作用。

（3）全面提升教育质量。深化课程体系、教学内容和教学方法的改革,加强基础课程和专业课程的协调,促进学生综合素质的全面发展。增加实践教学比例,例如通过案例学习、实验室工作和实习,以增强学生的实践能力和创新能力。

（4）融合与创新。推动跨学科学习,将数据科学与医学知识相结合,促进新知识、新技术和新方法的融合应用。鼓励开设"医学＋数据科学"的交叉课程,如大数据生物统计学技术、生物信息大数据技术。

（5）国际视野与国内实践相结合。在维持国际教育标准的同时,关注国内医疗健康数据问题和特有需求。增强学生的全球竞争力,确保他们能解决本国面临的具体问题。

(6)数字化与智能化教育。强调在教学过程中应用最新的数字和智能技术,如使用知识图谱、虚拟现实(VR)、增强现实(AR)和人工智能(AI)工具进行教学,提升学生的技术适应能力。

(7)持续反馈与优化。建立和完善质量反馈机制,定期评估和修订培养方案,确保教育内容和方法的时效性和适应性。利用校内外的评估反馈,科学调整课程设置和教学方法。

总之,通过遵循这些原则,医学数据学专业的培养方案修订能够更好地满足时代需求,培养具有高水平专业能力和良好职业素养的医学数据学人才。

第二节 医学数据学专业培养方案制定的流程及要点

制定医学数据学专业培养方案的详细技术流程是一项复杂且精细的任务,涉及多个步骤和考量,以确保培养出能够满足医学4.0需求的高素质专门人才。以下按照提纲顺序详细阐述技术流程。

一、专业简介

主要说明专业的办学历史、办学基础情况(师资、平台等)、办学特色和优势、学生的服务面向、专业的未来发展目标等内容。必须注明是否采用大类招生和培养,及专业分流时间。需要阐述的要点:

(1)历史背景与基础。医学数据学专业于[成立年份]在[学校名称]成立,响应数据密集型医学、数字医学和智能医学的发展需求。本专业集合了跨学科的师资力量,创建了高级实验室和科研设施,旨在提供坚实的数据科学和医学交叉教育基础,以培养适应新医科挑战的专业人才。

(2)办学特色与优势。①专业平台。本专业是否被认定为国家级一流专业,具有显著的教学和研究成就。②学科平台。是否拥有国家级和省级研究基地,支持先进的数据科学和医学研究。③重要成果。是否获得多项国家级教学和科研奖励,参与国家重点研发计划和教育创新项目。④师资队伍。由在数据科学和医学领域具有国际声誉的学者领衔,保证教育质量和学术深度。⑤就业发展。毕业生广泛进入医疗数据分析、生物统计和人工智能应用等领域,就业率和升学率均居高不下。⑥办学定位。本专业致力于成为国内顶尖、国际知名的医学数据教育和研究中心。⑦大类招生与专业分流:采用大类招生策略,学生在完成第一学年基础教育后,根据个人兴趣和能力在第二学年进行专业分流。

(3)服务面向与发展目标。本专业致力于培养能够在医学数据领域内,如健康大数据分析、疾病预测模型和数字健康解决方案中发挥关键作用的高级专门人才。专业教育强调数据思维、计算思维、统计思维和因果思维的综合应用,使学生能够熟练掌握从数据采集汇聚到转化应用的全过程,具备深厚的人文科学素养和强烈的社会责任感。

总之,医学数据学专业在[学校名称]的支持下,综合利用学科优势和教育资源,培养出具备理论深度和实践能力的人才,为全球医疗健康领域的发展贡献力量。

这个模板覆盖了专业的所有重要方面,可以根据实际专业的情况进行适当的修改和扩充。

二、培养目标

在目标制定方面,要依据教育部的专业质量标准、学校的人才培养目标以及市场需求,明确培养目标,体现专业培养的核心能力。在支撑度与达成度方面,要设计评价体系,以量化方式衡量培养目标的支撑度和达成度,确保教学活动和培养效果符合预期。也就是说,在制定医学数据学专业的培养目标时,核心要点应紧密围绕国家健康大数据产业战略及新兴医学领域的发展需求,遵循教育部专业质量标准,并充分考虑学校的教育资源和学生的发展特点。

1.医学数据学培养目标撰写模板

(1)培养目标概述

本专业培养目标旨在适应数据密集型医学、数字医学和智能医学的发展趋势,结合健康大数据的实际应用需求。致力于培养具备数据思维、计算思维、统计思维和因果思维的全面发展人才。毕业生将具有深厚的人文科学素养和强烈的社会责任感,掌握数学、统计学、计算机科学与软件科学的基础理论和技能,能够在医学数据领域实现数据的采集、整理、分析与应用,成为行业内的高级专门人才。

(2)培养目标细节

①专业服务面向。服务于全球和国内急速发展的医学数据分析领域,尤其是数据密集型医学和智能医疗系统的实际需求。

②培养类型/层次定位。致力于培养国际一流的研究型和应用研究型人才,能够在数据科学和医学交叉领域中担任关键角色。

③基本素质要求。德:培养具有高度的社会责任感和伦理意识的专业人士。智:提供扎实的数据学、计算机科学及统计学的理论和实践教育。体:注重学生的身体健康,鼓励参与体育活动,增强体质。美:培养学生的人文关怀和艺术审美,提高生活质量和创造力。劳:强化学生的实践能力,特别是在数据操作和医学应用的技能培训上。

④预期发展。(a)短期目标(五年内)。毕业生能够在医学数据分析、系统开发和健康信息管理等领域成为技术或管理骨干。(b)长期目标(二十年内)。毕业生有潜力成为医学数据科学领域的领导者或顶尖专家。

⑤培养特色。(a)跨学科学习。通过整合数据科学、计算机科学与医学知识,为学生提供全面的教育。(b)实践导向。强调"从采集到应用"的数据处理全流程,通过实际案例和项目,增强学生的实际操作能力。(c)国际合作与视野。与国内外多个知名研究机构和企业合作,拓宽学生的国际视野和实践机会。(d)终身学习与自主发展。培养学生自主学习的能力,适应快速变化的技术发展和职业要求。⑤沟通与领导能力。强调团队合作和领导能力的培养。

(3)目标的公开与持续评估

本专业培养目标公开透明,确保所有利益相关者—包括学生、教师、用人单位和社会人士—的期望与本专业教育目标相一致。通过持续的评估和反馈机制,不断调整和优化教育策略,以保证教育质量和培养目标的实现。

这一模板为医学数据学专业提供了一个清晰的培养目标框架,确保教育方针的具体性和实现性,同时能够灵活适应不断变化的教育和行业需求。

(4)医学数据学专业培养目标制定的要点

①宽口径、厚基础。培养目标需强调宽泛的基础知识教育和深厚的数理及计算能力培养,确保学生具备跨学科解决问题的能力。

②强实践、重创新。强化实践教学和创新思维的培养,鼓励学生在早期参与科研项目和实践活动,以提升解决实际问题的能力和创新精神。

③全面发展。坚持德、智、体、美、劳全面发展的教育原则,培养学生的人文科学素养和社会责任感,形成良好的职业道德和团队合作能力。

④专业素养。确保学生掌握医学数据学领域的基础理论、基本知识和关键技能,包括数据采集、整

理、分析到应用的全流程技术能力,及对健康大数据的深入理解。

⑤行业实践能力。培养目标应注重实践能力的培养,通过"一对一导师制"和与行业的紧密合作,确保学生具备将理论知识转化为实际应用能力,以适应快速变化的医学数据领域。

⑥支撑度与达成度。通过系统的课程设计、评估和反馈机制,确保培养目标的支撑度和达成度,以及教育质量的持续提高。

这些要点反映了医学数据学专业培养方案的办学定位和目标,旨在培养符合未来医疗健康行业需求、具有国际视野、创新能力和社会责任感的高级专门人才。

三、毕业要求

毕业要求是全体学生毕业时必须达到的知识、能力和素质要求,是最低要求,是检验应届毕业生是否合格的标准。医学数据学专业必须有明确、公开、可衡量的毕业要求,毕业要求应能支撑培养目标的达成。医学数据学专业应通过评价证明毕业要求的达成,其基本标准规范为:国家质量标准＋学校培养要求＋医学数据学专业培养特色＋学生发展需求＝医学数据学专业培养标准。在知识与能力方面,应根据培养目标,确定毕业生应掌握的知识体系、专业技能和操作能力,涵盖数据科学、医学知识和技术应用等方面。在素质与态度方面,应设定毕业生应具备的职业素养、伦理道德和团队合作精神等非技术性质量要求。也就是说,制定医学数据学专业的毕业要求是确保学生能够在知识、能力和素质三个方面满足未来职业需求的关键。

1. 毕业要求部分的撰写模板

(1)概述

医学数据学专业的毕业要求旨在确保所有毕业生在知识、能力和素质三个维度上达到国家质量标准、学校培养要求、专业培养特色以及学生发展需求的最低标准。这些要求是衡量应届毕业生是否合格的基准,并支撑专业培养目标的实现。每项毕业要求都是明确的、公开的、可衡量的,并通过持续的评价来证明其达成情况。

(2)毕业要求具体内容

①人文与社会责任。毕业生应具备深厚的人文底蕴、科学精神、职业素养和社会责任感,能够理解并践行社会主义核心价值观,了解国情社情民情。

②专业知识与研究能力。毕业生应掌握医学数据学的扎实基础知识和专业知识,包括数据科学、统计学及其在医学领域的应用,能够运用必备的研究方法,了解本专业及相关领域的最新动态和发展趋势。

③批判性思维与创新能力。毕业生能够展现出批判性思维,发现、辨析、质疑、评价医学数据相关现象和问题,并能表达个人见解,具备创新解决问题的能力。

④综合解决问题能力。毕业生应能对医学数据领域的复杂问题进行综合分析,运用学科知识提出解决方案或对策。

⑤信息技术应用能力。毕业生应熟练应用现代信息技术手段和工具,包括数据分析软件和编程技能,以解决实际问题。

⑥沟通与表达能力。毕业生应具备良好的口头和书面表达能力,能够与专业同行和社会公众进行有效沟通。

⑦团队合作能力。毕业生应能在团队中和谐相处,协作共事,无论是作为成员还是领导者,都能在

团队活动中发挥积极作用。

⑧国际视野与国际理解。毕业生应具备国际视野,理解全球重大问题,关注国际动态,尊重世界多样文化,并积极参与国际交流与合作。

⑨终身学习与自我管理能力。毕业生应具备终身学习的意识和能力,能够自我管理,通过不断学习适应社会变化和个人职业发展需要。

(3)毕业要求的实施与评估

毕业要求不仅需要在课程教学中得到体现,还应通过实际操作、项目实践、实习经历等多种方式进行培养和检验。专业应定期通过评估来证明毕业要求的达成,确保毕业生的质量符合预期标准。

该毕业要求撰写模板,确保医学数据学专业毕业生能够全面、系统地掌握必要的知识和技能,准备好进入相关领域,以专业知识和技能促进医学和健康数据科学的发展。

2.毕业要求部分的撰写要点

(1)知识结构要求

①基础知识。确保学生掌握数学、计算机科学和生物医学的基础知识,包括数学分析、线性代数、数据库系统等,为进一步学习和专业实践打下坚实基础。

②专业知识。学生需深入理解医学数据学的内涵,包括生物统计学、流行病学、数据治理、生物信息学、医学人工智能和因果推断等等,具备进行数据采集、分析和应用的能力。

③行业与政策理解。掌握健康医疗大数据相关的政策法规和行业标准,理解数据政策管理的重要性。

(2)能力结构要求

①技术能力。培养学生从数据收集到分析的一体化能力,包括数据清洗、整理和挖掘等,以及将数学、统计方法应用于生物医药数据的能力。

②跨学科解决问题能力。强调多学科交叉的问题解决能力,使学生能够将数学、计算和统计原理应用于复杂的生物医药问题。

③科研与创新能力。鼓励科学思维和创新精神,培养学生在科研中发现问题、解决问题的能力。

④沟通与团队合作能力。强调团队协作和良好的沟通能力,包括中英文交流、写作和演讲能力。

(3)素质要求

①社会责任感。培养学生具有社会主义家国情怀,理解并践行正确的世界观、人生观和价值观。

②人文科学素养。鼓励学生具备生物医学人文情怀和数理逻辑情操,形成科学的态度和精神。

③终身学习能力。强调自主学习和终身学习的能力,以适应不断变化的知识和技术需求。

④积极的竞争意识和探索精神。培养学生具有积极的竞争意识和面对科学研究挑战的勇气。

通过这些细化的要点,医学数据学专业的毕业要求旨在培养学生成为具有高度专业知识、强大技术能力、良好职业素养和社会责任感的复合型人才,能够在健康大数据产业和医学数据科学领域发挥重要作用。

四、核心课程设置

根据专业建设和认证标准开设的富有本专业特色、设置本专业最核心的理论和技能为内容的课程10门及以上。在课程内容方面,应选择和设计反映专业核心的理论和技能课程,如数据分析、医学知识、编程技能等。在课程体系方面,应构建逻辑清晰、层次分明的课程体系,确保学生能够系统地掌握专业知识和技能。也就是说,医学数据学专业的核心课程设置是培养计划中至关重要的一部分,旨在确保学生能够系统地掌握该领域的关键知识和技能。以下是核心课程设置的要点。

(1)紧贴专业核心。核心课程应覆盖医学数据学专业的关键领域,医学数据学导论、卫生统计学、流行病学、健康大数据政策与法规、健康大数据安全计算、健康大数据人工智能技术、健康大数据治理技术、生物信息大数据技术、大数据因果推断技术、大数据临床试验技术、大数据真实世界研究技术、大数据流行病学技术、健康大数据转化实证案例等,以确保学生能够获得该领域最重要的理论知识和实践技能。

(2)强调理论与实践结合。课程设置应均衡理论学习和实践操作,鼓励学生通过项目作业、案例研究和实验室实践等方式,将理论知识应用于解决实际问题。

(3)体现多学科交叉。医学数据学是一个高度交叉的领域,涉及医学、数学/统计学、计算机科学等多个学科。核心课程应设计,应体现这一交叉性,培养学生的跨学科思维和解决问题的能力。

(4)注重数据技术应用。随着大数据和人工智能技术在医学领域的广泛应用,相关技术课程(如健康大数据人工智能技术、生物信息大数据技术)成为核心课程的重要组成部分,以培养学生的数据处理和分析能力。

(5)关注行业规范与伦理。医学数据处理和使用涉及严格的法律法规和伦理标准,因此,健康大数据政策与法规、健康大数据安全计算等课程对于培养学生的职业素养和道德责任感至关重要。

(6)实证案例分析。通过健康大数据转化实证案例等课程,提供真实世界的问题分析和解决经验,加深学生对医学数据学应用场景的理解,增强其实际操作能力。

(7)持续更新课程内容。鉴于医学数据学领域的快速发展,核心课程的设置和内容应定期进行评估和更新,以保证教学内容的前沿性和实用性。

通过上述核心课程设置要点,医学数据学专业的培养方案,旨在为学生提供坚实的理论基础、丰富的实践经验和高度的职业伦理,从而培养出能够在医学数据科学领域发挥重要作用的高级专门人才。

五、主要实践性教学环节

在实验与实践方面,应规划实验室实验、项目实训、实习实践等环节,以提升学生的实践操作能力和问题解决能力。在合作基地建设方面,应利用与行业合作伙伴建立的实践基地,为学生提供获取实战经验的机会。医学数据学专业的实践性教学环节是专业教育的重要组成部分,它们直接关联到学生能否将理论知识应用于实际,培养实际工作技能的关键。以下是几个主要的实践性教学环节和专业实验的要点。

1. 实验性教学环节

(1)产学研融合模式。例如,与国家健康医疗大数据研究院及相关中心合作,采用"教学中实践"和"实践中教学"的模式,为学生提供接触实际工作环境的机会。这种模式有助于学生更好地理解课堂上学到的理论知识,并学习如何在实际工作中运用这些知识。

(2)教学实践活动。包括见习和实习等,让学生有机会直接参与到真实的工作环境中,通过实际操作和项目执行,深化对专业知识的理解和应用。

2. 主要专业实验

(1)数据库操作实验。通过对数据库的实际操作,学习数据库设计、查询、管理等技能,培养处理和分析大规模数据集的能力。

(2)医学基础实验。结合医学基础知识,进行实验操作,加深对生物医学数据背后的医学原理和逻辑的理解。

(3)大数据软件实验。利用R、Python等大数据处理软件进行实验,学习数据处理、统计分析和机器学习等技术,培养数据分析和编程技能。

(4)案例分析实验。通过分析真实或模拟的案例,训练学生的数据挖掘、解析和决策制定能力,以及将数据分析结果转化为实际应用的能力。

3. 毕业设计

(1)实习与应用。学生在修满课程后,在国家健康医疗大数据北方中心或健康医疗大数据研究院应用示范中心实习半年,这一阶段是学生将所学知识和技能综合应用到实际项目中的关键时期。

(2)导师制度。依托本科生导师制,确保每位学生在毕业设计阶段都能得到充分的指导和支持,完成质量高的毕业设计。

这些实践性教学环节和专业实验是为了确保学生在毕业时不仅具备扎实的理论基础,而且拥有丰富的实践经验和应用能力,为未来的职业生涯奠定坚实的基础。

六、毕业学分

医学数据学专业的毕业学分制定是规划学生教育路径的关键环节,确保学生在完成学业时具备必要的知识、技能和素质;应明确总学分要求和专业学分分配,确保学分分配合理、符合教育规定。以下是制定毕业学分的要点,它们对于制定一个均衡、全面且实用的毕业学分体系至关重要。

(1)整体学分结构。①总学分需求。总计160学分以内,3328学时左右,明确指出完成学业的最低要求。②理论与实践平衡。确保学生不仅获得必要的理论知识,还有充分的实践机会来应用这些知识。

(2)必修课与选修课比例。①必修课。重点建立学生的基础知识和专业核心能力,包括通识教育、学科平台基础课程以及专业必修课程。②选修课。提供学生根据个人兴趣和职业规划选择深化学习领域的灵活性,包括专业选修课程和通识教育核心课程。

(3)理论与实践教学的比重。①理论教学。为学生打下坚实的知识基础,包括数学分析、编程技能、基础医学知识等。②实验教学。通过课内外实验加强理论知识与实践能力的结合,如数据库操作、大数据软件实践等。③实践教学。更多的实践学时,通过课内外实践教学环节,如实习、见习等,提高学生的职业技能和实际工作能力。

(4)专业特色与未来趋势。关注医学数据学的最新发展和行业需求,确保课程内容和实践活动与时俱进,满足未来就业市场的需求。

(5)素质教育的融入。在通识教育必修课程中注重培养学生的人文科学素养、社会责任感以及国际视野,为学生的全面发展打下基础。

(6)学分分配的透明度。明确各类课程的学分、学时和占总学分的百分比,保证学生清晰地了解毕业要求,有利于学生规划自己的学习路径。

总之,在制定毕业学分时,需要综合考虑教育目标、行业需求、学生发展以及教育质量监控等多方面因素,确保培养出既具备扎实理论基础又有丰富实践经验的医学数据学专业人才。

七、标准学制与修业年限

要着重考虑设定标准学制年限和最长修业年限,以指导学生规划学习进度。在制定医学数据学专业的标准学制与修业年限时,要考虑到课程性质、类别、学分和学时的具体分布,以下要点是关键:

1. 标准学制年限的确定

(1)基于课程要求。例如,根据必修和选修课程的总学分(160学分)和总学时(3328学时)来确定,以确保学生能在规定时间内完成所有课程要求,包括理论学习、实验教学和实践教学。

(2)平衡理论与实践。标准学制年限需充分考虑理论教学与实践教学的平衡,确保学生有足够时间掌握核心理论同时进行充分的实践操作和实习经验积累。

(3)行业需求与发展。考虑到医学数据学领域的快速发展和行业需求,标准学制应能灵活适应技术进步和市场变化,为学生提供更新知识和技能的机会。

2. 最长修业年限的制定

(1)留足灵活性。设定的最长修业年限应比标准学制年限更长,以提供给学生足够的灵活性,特别是考虑到可能遇到的个人问题、学术挑战或研究方向的调整。

(2)防止滞留学生现象。通过制定最长修业年限,旨在鼓励学生合理规划学习进度,避免无限期延长学习时间,同时保持教育资源的有效利用。

3. 指导学生规划学习进度

(1)明确规划。基于标准学制和最长修业年限,指导学生制定个人学习计划,包括选择课程、参与实验和实践活动的时间表,以确保按时毕业。

(2)提供支持。学校应提供规划工具和指导服务,帮助学生监控自己的学习进度,及时调整学习计划,确保顺利完成学业。

4. 应对特殊情况

对于因特殊原因需要延长学习期限的学生,应有明确的程序和支持措施,如休学、减负等,以帮助他们在最长修业年限内完成学业。

总之,医学数据学专业的标准学制与修业年限的制定需综合考量课程设置、学生学习需求和行业发展趋势,旨在为学生提供一个清晰的框架,指导他们高效、有序地完成学业,同时保留一定的灵活性以应对不可预见的挑战。

八、授予学位

着重明确授予的学位类型(如理学学士),并列出达到学位授予条件的具体要求。在医学数据学专业培养方案中,授予学位的过程是对学生在该专业学习期间的知识掌握、技能应用以及综合素质的认可。针对这一新兴交叉学科,以下要点是制定学位授予条件时的关键考量:

1. 明确学位类型

(1)学位类型。鉴于医学数据学结合了医学知识与数据科学,通常授予的学位类型为理学学士(Bachelor of Science,B.Sc.)。这反映了专业的科学性和技术性特征。

(2)学位名称。明确学位名称为"理学学士－医学数据学",以区分传统医学或纯数据科学领域的学位,凸显专业的交叉融合特性。

2. 学位授予条件

(1)完成学分要求。必须完成规定的总学分数,例如142学分,包括必修课、选修课、实验课和实践课程的学分。学分分配要遵循一定的比例,确保学生在理论学习与实践操作之间取得平衡。

(2)课程要求。必须通过所有必修课程,并在选修课程中达到一定学分要求。完成特定的核心课程学习,如医学数据学导论、生物统计学、流行病学等,确保学生掌握专业基础。

(3)实践技能。完成规定的实验课程和实践教学环节,如实习、实训等,以培养应用理论知识解决实际问题的能力。完成毕业设计或论文,展现学生的研究能力和实际工作能力。

(4)素质要求。具备良好的职业道德、团队合作能力和社会责任感。展示在跨学科学习和应用中的创新思维和解决问题的能力。

(5)语言能力。达到一定的英语水平要求,能够熟练阅读专业英文文献,并具备一定的英文交流和写作能力,以适应国际化的学术和职业环境。

3. 其它要求

(1)伦理和法律知识。了解并遵守相关的伦理规范和法律法规,尤其是在处理医疗数据和进行医学研究时。

(2)继续教育与自我提升。鼓励学生发展终身学习的意识,为进一步深造或适应不断变化的职业环境打下基础。

综上所述,在医学数据学专业培养方案中授予学位的要点涉及明确学位类型、学位授予的具体条件,包括学分要求、课程与实践技能的完成、个人素质的培养以及对伦理和法律的遵循,旨在确保毕业生既具备专业知识和技能,也能够以高度的责任感和伦理标准投身于未来的工作和研究中。

九、各类课程学时学分比例

着重考虑依据教育规范和学科特点,合理安排理论学习与实践操作的时间比例和学分比例。医学数据学专业的培养方案中各类课程学时学分比例的设置体现了专业教学目标和学科特点,旨在保证学生能全面掌握医学数据科学领域的核心知识与技能。以下是几个关键要点:

1. 总体学分和学时分配

(1)毕业总学分要求。例如,160学分以内,总学时3328小时左右,确保学生通过充分的学习时间掌握必要的知识和技能。

(2)理论课与实践课平衡。通过合理分配理论学习、实验教学和实践教学的学分和学时,保证学生既有坚实的理论基础,又能通过实验和实践加强理解和应用能力。

2. 必修课程的学分和学时

(1)通识教育必修课程。占总学分的15%,确保学生拥有广泛的知识基础和良好的人文素养。

(2)学科平台基础课程。占总学分的25%,为学生提供医学数据学领域的基础理论和知识。

(3)专业必修课程。占总学分的26.88%,强调专业核心知识和技能的学习,是学生专业能力培养的关键。

3. 选修课程的设置

(1)专业选修课程。提供12.5%的学分,允许学生根据个人兴趣和未来职业规划选择课程,增加学习的灵活性和个性化。

(2)通识教育核心课程和选修课程。分别占总学分的6.25%和1.25%,鼓励学生扩展视野,增强跨学科学习和思考的能力。

4.重视实验和实践教学

（1）实验教学。通过设置课内实验和独立实验课程,加强学生的实践操作能力和科学研究方法的学习。

（2）实践教学。实践教学的比例和重视程度反映了专业对于实际工作能力培养的重视,包括专业必修课程中的实践教学和专业选修课程的实验教学。

5.确保教育质量和培养目标

这种分配确保达成教育质量和培养目标,通过明确的学时学分比例安排,保证学生能在不同类型的课程中获得均衡的知识和技能培训。同时,这样的设置还体现了关注学生的全面发展,不仅仅限于培养专业技能,还包括提升通识教育和人文素质。

总之,医学数据学培养方案中各类课程学时学分比例的设置,旨在确保学生能够全面、深入地掌握医学数据科学的核心理论与实践技能,同时培养具有创新能力、人文关怀和社会责任感的高素质人才。

十、专业课程设置及学时分配表

要详细列出各专业课程的名称、学时数和学分,确保课程设置全面、合理。医学数据学专业课程设置及学时分配表的制作是一个精细和全面考虑的过程,它反映了该专业培养方案的教学目标、内容安排及评价方式。

（1）课程结构和类型。①分层次设置。课程分为通识教育必修课程、通识教育核心课程、学科平台基础课程、专业教育课程（包括专业必修和选修课程）及拓展培养计划等,每一类别课程针对的学习目标和内容有所不同,体现了从基础到专业再到拓展的逐步深入。②课程编号和名称。每门课程都有唯一的课程号/课程组编号和课程名称,便于识别和管理。

（2）学分和学时分配。①总学时分配。明确指出每门课程的学分数、总学时,以及理论教学、实验教学和实践教学的具体学时分配,确保学生可以全面掌握课程内容。②考核方式。课程表中指定了每门课程的考核方式,包括考试、考查等,明确了评价学生学习成果的方法。

（3）实践教学的安排。包括实验教学和实践教学,课表中特别指出了实践周数,强调重视医学数据学专业对于实践能力培养,体现了理论与实践相结合的教育理念。

（4）开设学期。课程开设的学期反映了整个培养计划的时间安排和学习路径,帮助学生合理规划学习进度。

（5）注释和备注信息。对于特定课程,如"大学英语课程组"注明了课外学时,对于某些课程给出了开设单位,如"数学学院",以及选修课程的指示,这些信息有助于学生更好地了解课程要求和选课指南。

（6）拓展培养计划。涵盖了主题教育、学术活动、身心健康等多方面,旨在培养学生的全面能力,反映了教育的人文关怀和对学生个性化发展的支持。

（7）重点提升计划和创新实践计划。特别设置的项目如"重点提升计划"和"创新实践计划",旨在深化学生的知识理解,提升创新能力和实践技能,体现了专业教育的前瞻性和应用导向。

总之,医学数据学培养方案中的专业课程设置及学时分配表,是确保学生能够系统、全面学习专业知识与技能的基础。同时,也反映了教育的灵活性和对学生全面发展的重视。通过精心设计的课程体系和明确的学时分配,旨在培养具有扎实理论基础、强大实践能力和创新思维的医学数据学领域专家。

十一、课程与毕业要求对应关系表

制定表格,明确每门课程对毕业要求达成的贡献,以便于课程评估和调整。 编制医学数据学专业培养方案中课程与毕业要求对应关系表的要点,体现了专业培养方案的核心目标和教育理念,确保每门课程都能有效地对学生的知识、技能和素质进行系统培养。

(1)明确对应关系。表格通过课程与毕业要求之间的对应关系(用"H"高度相关、"M"中度相关、"L"低度相关表示),明确每门课程对学生达成毕业要求的贡献度。这种明确的对应关系有助于指导课程教学内容和方法的设计,确保教学活动与培养目标一致。

(2)全面覆盖毕业要求。确保课程体系覆盖所有毕业要求,无论是知识和方法,还是数据创新思维、科研创新能力、解决问题能力、协作沟通能力或健全人格等方面,均能覆盖和达到目标。这反映了培养方案的全面性,旨在培养学生的全方位能力。

(3)强调核心课程的作用。核心课程,如《医学数据学导论》《健康大数据人工智能技术》等,在多个毕业要求方面都有较高的相关度,凸显了这些课程在整个专业学习中的重要地位,以及对学生核心能力培养的重要贡献。

(4)实践教学的重要性。通过科研创新能力、解决问题能力等毕业要求高度相关的《科研轮转训练》《毕业论文(设计)》等课程,强调了实践教学在培养学生综合能力中的关键作用。

(5)培养创新和国际视野。表明培养方案注重提升学生的国际视野和跨文化沟通能力,以及开放的创新思维。

(6)课程内容的时代性和前瞻性。特别是数据科学相关的新兴课程,如《大数据治理技术》《大数据生物统计学》等,反映了医学数据学专业对新知识、新技术的重视,以适应快速发展的医学数据领域。

(7)课程设计的灵活性和个性化。提供一定的选修课程空间,允许学生根据自己的兴趣和职业规划选择相应的课程,体现了课程设计的灵活性和对学生个性化发展的支持。

总之,编制课程与毕业要求对应关系表,是医学数据学专业培养方案制定的重要环节,它直接关系到学生能否系统地掌握必要的专业知识和技能,以及培养方案的科学性和实效性。通过这种明确的对应关系,教师可以更好地理解和实施课程教学,而学生也能更清晰地认识到学习各门课程的目的和意义。

十二、大学英语课程设置及学时分配表

医学数据学专业培养方案中的大学英语课程设置及学时分配表,是确保学生英语语言能力符合专业学习和未来职业发展需求的关键部分。

(1)课程设置的阶梯性。①分级课程。大学英语课程组包含从基础到进阶的不同级别课程,如《大学基础英语》《大学综合英语》到《通用学术英语》,这种阶梯性设置可以根据学生入学时的英语水平进行个性化的课程选择和学习。②进阶提高。设置英语提高课程,针对已具备一定英语基础的学生提供进一步提升的机会,强调学术英语能力的培养。

(2)学分和学时分配的合理性。①总学分和学时。例如,大学英语课程组总计设定为8学分、304学时,确保学生有足够的时间和机会学习和实践英语。②课内教学与实践教学。每门课程的总学时中包括课内教学和实践教学的分配,课内教学侧重于培养英语听说读写等基本技能,实践教学则注重提

高英语实际应用能力。

（3）明确开设学期。明确指出各门课程的开设学期，帮助学生在整个学习周期中合理规划英语学习时间，保证学习的连续性和系统性。

（4）支持个性化学习路径。①根据入学英语分级考试结果选课。新生根据入学英语分级考试结果，分别选修相应课程，这种个性化的课程设置旨在满足不同英语水平学生的具体需求。②自主学习。提供自主学习的学时（例如，自主学习112学时），鼓励学生通过自学加强英语能力，提供灵活的学习方式。

（5）针对性和实用性。通过设置通用学术英语和英语提高课程，强调了学术英语的学习，这对于未来从事医学数据学相关的学术研究和国际交流具有重要意义。

（6）详细备注和说明。提供了课程设置的额外说明和备注，如英语提高课程的选课建议，以及自主学习的推荐，这些信息有助于学生更好地理解课程要求和学习目标。

总之，大学英语课程设置及学时分配表的制作要点，体现了医学数据学专业对学生英语能力培养的重视，旨在通过科学合理的课程设置，为学生在医学数据科学领域的学术和职业发展打下坚实的语言基础。

第三节　医学数据学专业培养方案的修订

医学数据学专业的培养方案，需要面向国家战略和行业发展需求，以及专业知识体系的发展，进行与时俱进的适时修订。按照教育部的统一要求，一般每四年修订一次。在医学数据学专业的培养方案修订中，首先，遵循培养方案修订的四项基本原则，进行顶层设计。①立德树人。确保教育与专业训练的融合，以强化学生的人文科学素养和社会责任感。②问题导向与目标导向。密切关注国家战略需求和行业发展趋势，明确培养目标。③创新与融合。推动教育与医学、数据科技的深度融合，增强培养方案的应用性和前瞻性。④全面提质增效。通过提升教学与实践质量，加强学生的跨学科学习和研究能力。

修订方法包括广泛的调研与反馈，收集包括教师、学生、行业专家和校友的意见，以及国际先进的教育实践。此外，还需多方协调，加强学校内部不同教学单位之间，以及与行业企业、学科专家之间的沟通与合作。修订流程从准备阶段开始，设立专门的修订小组，明确责任人和成员，收集并分析现有培养方案的优势与不足。①调研阶段，组织广泛的校内外调研，深入理解行业需求和未来发展趋势。②设计阶段，基于调研结果，重新设计课程体系，强化数据科学与医学的交叉课程，确保教学内容与科技、医学发展保持同步。③评审与试行阶段，对新方案进行内部评审和必要的修改，部分班级试行新方案。④总结与正式实施阶段，根据试行效果进行总结调整，全面推广实施新培养方案。

修订的具体步骤，涉及调整课程体系等。①如增设或优化"数据采集汇聚""整理优化""挖掘分析"和"转化应用"等系列课程，加强理论与实践的结合。②增加实践环节，与医院、数据公司等实体合作，为学生提供丰富的实习和项目实践机会。③更新教学方法，引入知识图谱、案例教学等现代教学方法，提高教学效果。④强化师资力量，引进具有行业经验的校外教师，并为校内教师提供进修和培训机会。⑤建立和完善教育质量监控系统，定期评估培养方案的实施效果，确保教育质量与行业标准同步提升。这些措施将使医学数据学专业更加适应未来教育和行业需求，培养出既懂医学又精通数据分析的高级专门人才。

一、国家教育方针政策的梳理

近年来,国家教育方针政策经历了一系列重要的调整和强化,目标是提升教育质量,加强科技和人才自立自强的能力,同时推动中国教育的现代化和国际化。

1.中央核心政策和会议

习近平总书记关于新时代教育和人才培养的指示精神,在多个高层次会议和重要讲话中得到体现,明确了教育在国家发展战略中的核心地位以及对人才培养的高度重视。以下是从几个关键会议和文件中梳理出的主要方向和要求。

(1)加强科学与工程教育(2023年5月中共中央政治局第五次集体学习):强调了加强科学教育和工程教育的重要性,特别是拔尖创新人才的自主培养,旨在为国家的关键核心技术攻关提供坚强的人才支持。

(2)基础研究与科技自立自强(2023年2月中共中央政治局第三次集体学习):指出必须切实加强基础研究,以夯实科技自立自强的根基,提升国家在全球科技竞争中的独立性和自主创新能力。

(3)构建世界一流企业和人才培养体系(2022年2月中央全面深化改革委员会第二十四次会议):提出加快建设世界一流企业和强化基础学科人才培养的双重任务,以支持国家的长期竞争力和创新能力。

(4)创新人才培养(2021年9月中央人才工作会议):明确到2030年,要显著提升创新人才自主培养能力,培养能在主要科技领域领跑和在新兴前沿交叉领域开拓的高级人才。

(5)长远发展的人才战略(2021年5月中国科学院和中国工程院会议):强调培养创新型人才是国家和民族长远发展的大计,人才是推动国家进步和社会发展的关键因素。

这些指示和会议反映了中央对教育和人才培养的全面战略视角,特别是在提升国家科技力量、增强国际竞争力以及保障国家安全和可持续发展方面的重要作用。习近平总书记的指示精神明确指出,教育和人才培养不仅要满足当前的需求,还应预见未来发展的需要,为国家培养能够引领全球科技和经济发展的高层次人才。

2.教育部关于全面推进人才自主培养的工作部署

教育部及相关部门发布的一系列文件和部长讲话,体现了中国全面推进人才自主培养的战略决策和具体措施。这些政策和文件旨在优化教育体系、提升教育质量,并为国家的科技、经济和社会发展培养关键人才。以下是这些政策的梳理和分析。

(1)在2024年1月全国教育工作会议,把组织实施教育强国建设规划纲要作为工作主线,把全面提高人才自主培养质量、支撑高水平科技自立自强作为主攻方向,持续抓好"两个先行先试"。准确把握教育与中国的关系,在中国式现代化的进程中找准定位,明确方向,想明白如何破局、如何开新局。准确把握中国教育与世界的关系,在国际新格局中补短板、锻长板,加快建成有重要影响力的世界教育中心。

(2)《普通高等教育学科专业设置调整优化改革方案》(2023年2月),旨在调整和优化高等教育的学科专业结构,以更好地适应社会和经济发展的需求,强化高等教育在全球竞争中的实力。

(3)《全面推进"大思政课"建设的工作方案》(2022年7月),强调思想政治教育在所有教育层次中的核心地位,旨在培养具有良好思想道德素质和社会责任感的学生。

(4)《胸怀"国之大者"建设教育强国 推动教育业发生格局性变化》(2022年5月),怀进鹏部长的这一讲话强调了教育在国家长远发展中的战略地位,提出通过教育改革推动整个国家的现代化进程。

(5)怀进鹏部长调研北京大学、清华大学讲话(2022年4月),强调了在顶尖大学加强基础学科和拔尖人才培养的重要性,这对于提高国家的科研和创新能力至关重要。

(6)《关于深入推进世界一流大学和一流学科建设的若干意见》(2022年1月),此文件提供了具体的政策指导,以加速中国高等教育机构的国际化进程,提升其全球影响力。

(7)《为加快建设世界重要人才中心和创新高地贡献力量》(2022年1月),提出了将中国建设成为全球人才和创新的中心,这需要从基础教育到高等教育全链条的支持和投入。

(8)《全面加强新时代大中小学生劳动教育重点任务及分工方案》(2021年12月),强调劳动教育在培养学生实践能力和劳动观念中的重要作用,这对于学生的全面发展和职业教育至关重要。

(9)《大中小学国家安全教育指导纲要》(2020年9月),指出国家安全教育在学校教育中的重要性,确保学生从小树立国家安全意识。

这些政策和指导方案共同构成了教育部门推动人才自主培养和教育现代化的广泛框架,旨在通过提升教育质量和优化教育结构,支撑国家的科技创新和社会经济发展。

3. 国家全面推进人才自主培养的战略意义及政策驱动

上述的中央指示和教育部政策文件,着重强调人才自主培养,这一战略的重大意义在于其对于国家和社会的多维度影响。体现了自主培养人才的重要性,旨在建设教育强国,并在全球教育和科技领域占据有利位置。

(1)战略意义

①支撑科技自立自强:国家政策强调,通过加强科学教育和工程教育,尤其是在基础研究和关键技术领域,自主培养拔尖创新人才。这为解决中国在关键核心技术上的依赖问题提供了人才保障,有助于提高国家科技创新能力和国际竞争力。

②推动教育现代化和国际化:教育方针鼓励在中国式现代化进程中定位明确、方向清晰的教育体系建设。通过补齐短板、锻炼长板,中国的教育体系旨在加快建设成为具有重要影响力的世界教育中心。

③实现教育与国家发展战略的同步:随着国家对"双一流"大学和学科的建设推进,培养方案的调整优化要紧密结合国家发展战略,如"一带一路""创新驱动发展战略"等,以培养能够引领未来发展的人才。

(2)政策推动

①教育质量提升:通过《普通高等教育学科专业设置调整优化改革方案》等政策文件,国家正着手优化教育结构,提升教育质量,这包括强化思政课程和劳动教育,确保学生在专业学习同时,也能培养良好的思想道德和实践能力。

②加强国际合作与竞争力:国家政策也强调与国际教育的接轨,通过提升本土教育的国际化水平,增强中国学生和教育机构的全球竞争力。

③全面培育创新人才:着重培养能够在科技、经济、文化等多个领域进行创新的复合型人才,这不仅限于科学技术领域,也包括对文化艺术、社会科学等领域的创新。

通过这些措施,国家的人才自主培养策略不仅是提升教育质量的行动,也是全面提升国家综合国力和国际影响力的战略部署。这种以自主培养为核心的教育战略,将对国家的长远发展起到决定性的作用。

二、医学数据学专业培养方案的修订思路

医学数据学专业培养方案修订的思路,要遵循学校的整体人才培养方案的修订思路,结合本专业的知识体系的发展和国家重大战略需求,形成具有本专业特色的培养方案修订思路。以山东大学为例,阐述医学数据学专业,如何根据学校的修订思路,形成本专业培养方案的修订思路:

1. 学校人才培养方案的修订思路

山东大学2024版人才培养方案修订思路是,以提高人才自主培养质量为核心,提升专业人才培养定位,聚焦专业内涵提升,凝练专业优势特色,推进贯通式培养试点改革,全面提升人才自主培养能力。该修订思路深刻聚焦在提升教育质量和实效性上,通过系统性的调整和创新,来培养适应未来挑战的高素质人才。其核心思路包括如下4个模块:

(1)提高思政课程的育人成效,加强课程思政与专业教育融合。修订方案中强调思政教育的重要性,旨在通过融合思政教育和专业学科教育,增强学生的社会责任感和职业伦理。这一模块的目的是使学生能够在专业技能训练的同时,树立正确的价值观和人生观,确保未来专业人才在服务社会时能够坚守社会主义核心价值体系。

(2)优化课程体系设置,加强课程两性一度程度,加强数智化建设。此部分聚焦于课程内容和结构的优化,提高教学的系统性和前瞻性。特别是在数字化和智能化日益重要的今天,加强数智化建设意味着更多地将数据分析、人工智能等现代信息技术融入课程中,这不仅提升了学生的技术技能,也增强了他们解决复杂问题的能力。

(3)凝练专业优势特色,推进贯通式培养模式创新。在这一模块中,山东大学致力于强化其学科和专业的核心竞争力,通过创新教育模式,如贯通式培养(从本科到研究生的无缝对接),来促进学生的深度学习。这种模式有助于学生更早地参与研究和专业实践,培养其深层次的思考和创新能力。

(4)加强创新实践能力,健全质量保障与评价体系。修订方案强调通过提供更多的实践机会和创新平台来加强学生的实践能力。同时,建立和完善教育质量的评估和保障体系,确保教育投入和改革的效果。这不仅提升了教育的透明度,也保障了教育改革的持续性和科学性。

总之,通过贯彻该修订思路,山东大学的2024年人才培养方案不仅响应了国家对高等教育质量和效益的要求,也预见了未来教育和社会发展的趋势。通过深化教育内容和方法的改革,山东大学旨在培养能够领导未来变革和挑战的新一代人才,强调创新、责任和实用性的融合。

2. 医学数据学专业培养方案的修订思路

遵循学校人才培养方案修订的整体思路,通过系统性的策略和创新来适应未来的健康大数据行业需求。修订思路紧密结合了医学数据学专业的具体培养目标,实施了一系列有针对性的改革措施:

(1)整合思政与专业教育。医学数据学专业不仅强调技术和专业知识的培养,同时重视思想政治教育的融合。这种教育模式旨在培养学生的全面发展,强化他们的社会责任感和伦理观念,确保未来的数据科学家在拥抱技术进步的同时,也能够坚守社会主义核心价值观和人文关怀。

(2)课程体系的优化和数智化建设。强调课程体系的优化,特别是在数智化方面的加强。医学数据学专业通过加强数学和人工智能课程的深度,引入最新的数据科技(如大模型等)来处理健康大数据,不仅提升教学的前瞻性和实用性,也使学生能够更好地适应未来技术的发展和行业的需求。

(3)强化专业优势和分阶段培养模式。为了凝练医学数据学的专业优势,医学数据学将进一步使用跨学科三段式的培养模式。加速了学生专业技能和理论知识的深化,使学生能在更短的时间内,更

有效地掌握复杂的数据处理和分析技能。

（4）创新实践能力的加强与质量保障。突出创新实践能力的重要性，并建立健全质量保障和评价体系。通过提供丰富的实践机会，如实习、项目合作等，加强学生的实战经验和问题解决能力。同时，通过定期的质量评估和反馈，确保教育质量持续提升，满足教育目标和行业标准。

总之，医学数据学专业的培养方案修订是对教育质量、专业定位、课程内容及教育方法的全面革新。这一修订不仅体现了学校对未来医学和数据科技趋势的前瞻性思考，也展示了其在培养符合社会和行业需求的高素质人才方面的决心和能力。通过这些改革，旨在培养出既精通专业技能又具备强烈社会责任感的医学数据学专业人才，为未来的医学研究和健康数据分析领域做出重要贡献。

三、医学数据学专业培养方案的修订要点

遵循上述修订思路，医学数据学专业培养方案的修订，也要按照学校层面的修订要求，结合本专业实际制定出与时俱进和切实可行的专业培养方案修订的基本要求。

1. 学校人才培养方案的修订要求

（1）指导思想

以习近平新时代中国特色社会主义思想为指导，贯彻落实党的二十大精神，深入实施新时代教育强国、科技强国、人才强国战略，落实立德树人根本任务，坚持党的领导，坚持理念创新，坚持实践探索，坚持融合发展，以提高人才自主培养质量为核心，全面加强拔尖创新人才培养先行先试，加快构建优势突出、特色鲜明、结构优化、协调发展、具有山大特色的高质量人才自主培养体系，着力培养堪当民族复兴大任的时代新人，为推进中国式现代化建设提供有力支撑。

（2）修订原则

在当前的教育环境下，对高等教育机构的人才培养方案进行修订，不仅是对教育质量的提升，也是对教育内容和方法的一种必要适应。人才培养方案修订原则如下：

①坚持立德树人

（a）强化思政教育的引领作用。教育的首要任务是培养学生的道德和价值观。这意味着思政教育应贯穿于专业课程之中，帮助学生形成正确的世界观、人生观和价值观。

（b）推进三全育人模式创新。即注重学生的知识教育、能力培养与素质教育的全面结合。通过课堂教学、实践活动和社会服务等多种教育方式相结合，实现学生全面发展。

（c）深化五育并举。即德、智、体、美、劳五育并重，全面落实每一方面，确保学生能在各个层面得到均衡发展。

②坚持问题及目标导向

（a）面向国家战略急需。教育内容和培养方案修订应直接响应国家的战略需求，如科技创新、社会服务、文化传承等领域。

（b）高层次人才需求。重视培养能够在国内外产生重大影响的高层次人才，为中国式现代化强国建设提供核心的人才支撑。

③全面提质创新

（a）聚焦专业现代化内涵提升。持续更新教学内容，引入前沿科技和理念，确保专业知识的现代性和前瞻性。

（b）科教融汇、产教融合。加强校企合作，通过实习实训等方式紧密结合行业需求，提升学生的职业

技能。

（c）数智化赋能与拔尖人才培养模式创新。整合数字技术如大数据、人工智能等,优化教学过程,同时创新人才培养模式,如实施本硕博连续培养计划。

④强系统推进

（a）全链条优化。全面梳理从基础教育到高等教育的人才培养链条,加强各阶段之间的衔接与协调。

（b）系统化推进方案修订。确保教育改革和修订方案的系统性,通过科学规划和细致实施,提升教育质量。

⑤彰显优势特色

（a）深化"四新"建设。即新经济、新业态、新模式、新技术,围绕这四新领域培养具有创新能力和实践能力的人才。

（b）做强优势学科,做优特色学科。加强学校的传统优势学科,同时发展具有特色的新兴学科,培养具有特定专业能力的人才。

通过这些原则的全面实施,人才培养方案不仅能够更好地适应教育和社会的发展需求,还能在全国乃至全球范围内树立教育改革和人才培养的典范。

（3）修订重点

①优化人才培养目标。深刻理解教育的基础性、先导性、全局性战略作用,坚持"四个面向",主动对接新时代国家发展战略及经济社会发展需求,推进适应新质生产力发展的人才培养体系建设,根据学校办学定位和人才培养总目标,突出专业优势特色,进一步提升优化专业人才培养目标定位。

②科学设置课程体系。遵循"先宽后深"的原则全面梳理专业的知识图谱,提升课程体系的科学性,加强课程的高阶性、创新性、挑战度,进一步提升专业现代化水平。加强跨学科、跨专业课程研讨及管理,提升学科平台基础课程对专业教育课程的支撑度。推进数字技术赋能专业建设,提升学生的人工智能素养。强基计划及本研贯通培养试点专业应实施长链条、系统性课程体系设置,明确转段要求及办法。提升国际化课程的比重及质量,增强学生的全球胜任力。

③实施"大通识"教学模式改革。充分发挥我校学科门类齐全优势,结合"龙山校区（创新港）"规划,探索推进面向"大通识"的通识核心模块改革。设置"科技素养、人文素养、艺术审美、生命健康"四个通识教育核心模块,拓宽学生视野,激发学习兴趣,提高学生思维能力、创新能力和综合素质,锻炼批判性思维和创造性思维,提高解决问题的能力。

④加强实践育人新体系建设。全面深化实践教学改革,优化实践教学内容结构,合理配置实践教学环节,系统设计实践教学模式,进一步强化实践与理论结合,促进知识向能力的转化,充分利用新形态课程和微课程群体系,推行项目牵引的知识、能力、品行、实践、创新、方法一体化培养模式,不断完善课内实践、实习实训、学科竞赛、创新创业相衔接的实践教学体系,提升学生发现问题、分析问题和解决复杂现实问题的能力。

⑤全面加强教材建设和管理。落实《教育部普通高等学校教材管理办法》《山东大学教材建设与管理办法》,推进《山东大学教材建设"十四五"规划》,做好高质量教材的培育建设和管理。严格落实马克思主义理论研究和建设马工程,重点推进教材的统一使用及人才培养方案的要求,全面实现教材信息的数字化动态管理。

⑥落实审核评估反馈意见整改。认真分析本科教育教学审核评估反馈意见,在培养方案指导意见

制定过程中,推进整改落实。

（4）修订要求

①施行弹性修业年限

学制x年（按照教育部批复的学校专业设置"修业年限"填写）,学校实行弹性修业年限,学生完成培养方案规定的学分修读要求,可在标准学制的基础上提前一年或推迟两年毕业。

②专业培养计划学分要求

学分应满足《普通高等学校本科专业类教学质量国家标准》要求,提倡适度压缩专业培养计划学分,增加学生自主学习空间。

③通识教育必修课程体系及改革点

（a）依托虚拟教研室,提升课程建设质量,加强人才培养成效。

（b）新培养方案系统加强人工智能（AI）素养提升,升级"计算思维"课程,增加"人工智能"基础模块,教学内容包含人工智能导论、人工智能伦理等;设置"科技素养"模块,设置《人工智能与生命科学》、《信息社会与人工智能》《人工智能在材料科学中的应用》等课程。在专业课程体系中,需包含不低于2学分的"专业＋人工智能"交叉课程内容;在"综合实践（实验）"课程中,增加"人工智能＋"高阶实验项目设计,加强人工智能实践应用能力。

（c）各专业可根据"基础学科""四新"专业建设要求,促进多学科交叉融通,加强复合型人才培养模式探索,积极探索高水平双学士学位人才培养项目,为学生提供跨学科学习、多样化发展机会。

（d）人才培养方案要进行充分论证,充分反映两个专业的课程要求、学分标准和学士学位授予标准。医学类项目学制为五到六年,毕业总学分在240到260之间;其他类项目学制为四到五年,毕业总学分在160到190之间。通识教育必修课程中的思政课程体系包括《习近平新时代中国特色社会主义思想概论》3学分、《毛泽东思想和中国特色社会主义理论体系概论》3学分、《马克思主义基本原理概论》3学分、《中国近现代史纲要》3学分、《思想道德修养与法律基础》3学分、《形势与政策》2学分,共17学分。

（e）升级大学英语"分级分类"教学模式,英语水平较高的学生可以申请免听。（免听不免考,正常选课,参加考核,纳入绩点。）

（f）实施"大通识"教育,建设科技素养、人文素养、艺术审美、生命健康4个通识教育模块,每模块至少修读1门（2学分）课程,共至少修读8学分:①科技素养模块旨在普及科学精神,激发学生的创新意识,并注重人工智能（AI）与各领域的融合发展应用;②人文素养模块旨在感受中华优秀传统文化内涵,建立人类世界文明观;③艺术审美模块旨在引导学生领悟艺术思想蕴含,提高感受美创造美的能力;④生命健康模块旨在引领学生建立终身健康理念,促进学生身心健康成长。

④专业课程体系及改革点

（a）突出专业优势特色,提升专业现代化内涵。①遵循"先宽后深"的原则全面梳理专业的知识图谱,优化课程间先后修关系、知识点衔接关系,提升课程体系的科学性;②专业课程要紧跟国际前沿发展、紧密对接行业用人需求,具有较高的现代化水平;

（b）加强研究性课程、本研衔接课程设置,大胆尝试本研一体化贯通制培养模式。对强基计划及本研贯通培养试点专业,要贯通各培养阶段培养要求,长链条、系统性进行课程体系设置,注重各培养阶段的培养衔接,明确转段要求及办法;

（c）综合实践（实验）课程。原则上,各专业设置"综合实践（实验）课程"专业必修课程（不少于3学分);严格落实实践课程学分比例:确保人文社会科学类本科专业实践学分不少于总学分的15%,理工类本科专业不少于25%,医学类本科专业不少于30%。综合实践(实验)课程要突出综合性、系统性、高阶性,需单独设课,可在一学期或多学期开课。以实践(实验)项目为导引,促进学生对专业知识的理解、提升创新能力、提高科技素养。课程要融合人工智能等新兴技术,对接新质生产力的发展需求。

(d)实施大类招生的专业,大类培养期满一学年后方可进行分流(第一学年的培养方案应该一致);推进一个学院按照一个大类进行招生和培养;

(e)全面落实教材选用。结合教材基地的建设推进教材建设,凡2024年版培养方案使用的课程均须完善及更新课程大纲,完善教材选用信息。马工程教材使用率必须达到100%。

(f)扩展课程范围,强化大思政育人(共11学分)。①增加"大思政"社会实践(2学分),国家安全教育(2学分),劳动教育(2学分);②原有"四史"教育系列专题(1学分)、大学生心理健康教育(2学分)、军事技能(2学分)。

(g)拓展创新创业计划课程体系(共4学分):学术创新、文化艺术、社会实践、身心健康,在4个模块中任选不少于2个模块,每个模块至多计2学分,共计修满4学分。且学生须每年按有关要求参加"国家学生体质健康测试",测试成绩符合教育部有关文件要求,方可获得毕业资格。

2.医学数据学专业培养方案的修订要点

(1)指导思想

医学数据学专业培养方案修订紧承习近平新时代中国特色社会主义思想和党的二十大精神,旨在实现教育、科技、人才强国战略。方案重点提升专业质量和效率,强化数据和科技技能教育,满足数字时代需求。重视思想政治教育与专业教育融合,增强学生数据思维、计算思维、统计思维、因果思维、计算能力及人文素养,培养其社会责任感和职业伦理。利用现代教学技术,提升学习体验,鼓励跨学科项目参与,加强实践探索和理念创新。强调构建符合山东大学特色的全链条技能培养体系。培养能适应市场需求、支撑健康医疗数据科学发展的新时代人才。

以下是对该培养方案修订指导思想的详细解读。

①该方案遵循习近平新时代中国特色社会主义思想,将党的最新理论成果融入教育实践中,确保教育方向与国家战略同步。通过实施教育强国、科技强国和人才强国战略,方案目标不仅是提高教育和科技的内在质量,还要通过高质量的人才培养直接服务于国家的长远发展。

②方案强调"立德树人"的根本任务,即教育的核心目的是培养全面发展的人才,必须具备坚定的社会责任感和道德价值观。这一点通过思想政治教育与专业教育的有机融合得以实现,确保学生在成长为医学数据学专家的同时,也是社会的负责任成员。

③方案强化科技和数据分析能力。随着数字化时代的到来,医学数据学专业特别强调数据思维、计算思维、统计思维、因果思维的培养,这是医学研究和临床应用中不可或缺的技能。通过实践探索和理念创新,以及利用现代教学技术如在线资源和模拟实验室,不断提升教学质量和学习效率。

④强化跨学科能力的培养。鼓励学生参与跨学科项目,以增强其在多学科背景下的工作能力。这种教育模式旨在培养学生的适应能力和创新能力,使他们能够在快速变化的医疗健康领域中找到解决方案并推动领域发展。

⑤构建专业特色人才培养体系。方案旨在构建一个具有山东大学特色的人才培养体系,通过全链条技能的培养,从数据采集、处理、分析到应用,全面提升学生的专业能力。这一体系旨在使毕业生能够完全适应未来市场的需求,有效支持中国医疗健康数据科学的发展。

总之,医学数据学专业培养方案修订是对教育质量、专业定位、课程内容及教育方法的全面革新,旨在培养既精通专业技能又具备强烈社会责任感的新时代人才,为推动中国医疗健康数据科学及中国式现代化建设提供有力支撑。

(2)修订原则

医学数据学专业培养方案修订原则,要遵循山东大学的教育理念和国家教育政策的最新要求,旨在培养适应新医科发展的高素质人才,其修订原则如下。

①立德树人。强化思政教育与专业技能教育的结合,培养学生的社会责任感和职业伦理。通过课程和实践活动,不仅发展学生的数据思维、计算思维、统计思维、因果思维和计算分析能力,也确保他们具备坚定的价值观和优秀的人文素养。

②符合国家战略需求。教育内容和培养目标应响应国家对数据密集型医学人才的紧迫需求,特别是在健康大数据的采集、整理、分析和应用方面,确保专业教育与国家发展战略紧密对接。

③教育质量全面提升。通过更新教学大纲、强化最新科技如人工智能大模型技术,及强化实际操作和实习机会,全面提升医学数据学专业的教育质量和实用性。

④加强科技与数据分析教育。特别强调科技和数据分析技能的教育,使学生能够掌握并应用数据采集、数据整理、数据挖掘和数据转化等关键技术,以适应数字化时代对高级医学数据分析师的需求。

⑤创新与实践相结合。鼓励学生参与跨学科项目和实践探索,利用现代教育技术和模拟环境加强教学和学习体验。培养学生的实际操作能力和创新思维,以提升其解决复杂医疗数据问题的能力。

⑥建立特色的人才培养体系。依托山东大学学科优势和国家健康医疗大数据研究院,建立具有特色的全链条技能培养体系,从理论到实践,全方位培养学生的专业能力,满足未来市场对医学数据科学专家的需求。

这些修订原则的实施,将确保医学数据学专业不仅能培养出具备深厚专业知识的人才,同时也能培养出具备全面发展和高度适应能力的新时代人才,为推动我国医学数据科学及其现代化建设提供有力的人才支持。

(3)修订重点

医学数据学专业课程体系修订的改革要点,要深刻反映教育适应医疗行业发展需求的趋势,详细阐述如下。

①专业优势和特色。课程体系修订强调以"先宽后深"的原则构建知识图谱,意在形成宽广的知识基础和深入的专业技能。改革要点在于确保课程设置不仅科学、系统,而且与国际前沿同步,满足行业需求,这反映出教育内容的现代化和实用化。

②研究性和本研衔接课程。为推广本科和研究生一体化的教学模式打下坚实基础,使学生更早地接触研究,并通过全面贯通的课程设计,打造有竞争力的人才。

③综合实践(实验)课程。对实践课程的比重提出明确要求,医学数据学专业的实践课程不少于总学分的30%,旨在增强学生的实践能力和科技素养,强调课程的实战价值。

④大类招生与分流。有助于学生初期获得宽泛的基础教育,再根据个人兴趣和专业发展趋势选择专业方向。

⑤教材选用和更新。教材必须与教学内容和目标紧密相连,修订后的要求确保教材与课程同步更新,提高教学质量。

(4)修订要点

①强化数学、统计学和计算机科学基础课程

在医学数据学专业课程体系的修订过程中,对数学、统计学和计算机基础课程的强化,体现了对建立坚实的理论基础和实用技能的重视,主要的改革要点包括:

(a)课程内容的深化。增强数学和统计学课程,如数学分析和高等代数,确保学生能够掌握从基础到高级的数学工具。

(b)计算机科学课程的更新。计算机科学基础课程,如高级程序设计语言(C语言)、数据结构与算法的引入和强化,以确保学生在编程和软件开发方面有坚实的技能基础。

(c)技术整合。在计算机科学课程中强调技术的整合,将编程、算法、数据结构与数据分析相结合,特别是在健康大数据编程基础上,强化编程技能在数据分析中的应用。

(d)课程体系的逻辑结构。重新梳理数学、统计学和计算机科学课程之间的关系,强化课程间的先后顺序和知识点的衔接,形成连贯的学习路径。

(e)鼓励跨学科学习。通过强化数学、统计学和计算机科学课程,鼓励学生将这些学科的方法应用到医学数据学的复杂问题中,促进形成跨学科思维素养。

这些改革要点旨在使学生能够具备处理和分析医学数据所需的综合技能,同时为高级研究工作或行业内的专业工作打下坚实的基础。

②修订的改革要点

(a)课程结构的调整与现代化。修订后的课程体系,要显著增加关于数据治理、人工智能技术以及大数据安全计算等现代化科目,以使课程体系更加注重新兴技术和当前医学数据分析领域的需求。

(b)实践技能与理论知识的融合。修订后的体系应包括如《健康大数据编程基础》等实践性更强的课程,强化学生将理论知识应用于实际问题解决的能力。

(c)跨学科学习的强化。新增的课程内容,如《流行病与卫生统计学》等,突出了跨学科学习的重要性,确保学生能够从多个角度分析和处理医学数据。

(d)高级技能的培养。增改《高级程序设计语言(C语言)》等课程,为学生提供学习更高级计算和分析技能的机会,这些技能对于未来在数据密集型医疗领域工作是至关重要的。

(e)教学内容的国际化。通过国际学分课程的设置,鼓励学生了解和参与国际医学数据科学的发展,拓宽国际视野。

(f)理论与现实世界的结合。通过《大数据真实世界研究技术》和《大数据流行病学技术》等课程,改革强调将学术理论与现实世界的医学研究相结合,增强学生的应用能力。

(g)教学方法的创新。引入《新生研讨课等》课程,提倡研究和讨论相结合的学习方式,培养学生的批判性思维和独立研究能力。

(h)综合能力的提升。修订后的课程体系不仅覆盖了专业技能,如编程和统计分析,还包括了医学专业等技能的培养,如《疾病学基础与药物干预》和《健康大数据政策与法规》,全面提升学生的专业素养。

总之,修订后的医学数据学专业课程体系,要增强学生的实践操作能力,同时拓宽学生的学术视野和跨学科知识,培养学生成为具有全面发展的专业人才。这一系列改革要确保培养方案的目标与新医科的发展趋势保持一致,为学生进入未来医学数据科学领域奠定了坚实的基础。

第四节　医学数据学专业培养方案案例

在制定医学数据学专业的培养方案时,须细致考量学校类别,例如综合性大学还是专业医学院校,以及学校的多学科交叉资源丰富度和医学数据学相关学科的师资力量。综合性大学由于其多学科资源丰富,能够为医学数据学专业提供跨领域的学习和研究机会,例如,数据科学、计算机科学、统计学与生物医学等领域的融合,这些都是医学数据学发展不可或缺的要素。专业医学院校则在医学领域具有深厚的背景和强大的临床资源,有助于学生在医学数据处理和应用方面获得更专业的指导和实践机会。因此,培养方案需要依据学校的特色和优势,精心设计课程结构,确保学生能够接触到最前沿的知识和技术。同时,师资力量是教育质量的关键,特别是在迅速发展的医学数据学领域,教师不仅需要有坚实的理论知识,更应具备丰富的实践经验和持续更新的能力。因此,培养方案中应包含教师培训和发展计划,以及引进跨学科的专业人才,以满足学科发展的需求。针对学生的毕业去向,无论是直接就业、继续攻读研究生,还是出国深造,培养方案应提供相应的指导和支持。这包括但不限于开设与未来职业相关的课程、提供实习和就业服务以及建立国际交流和合作项目。特别是针对就业市场培养人才方面,学校需与行业保持密切联系,了解行业需求,及时调整课程内容,加强学生的实际工作技能和创新能力的培养。此外,医学数据学专业的培养方案应是一个动态调整的过程,既要紧跟学科发展的步伐,又要兼顾学生的个性化需求和职业发展趋势,确保培养出既具有坚实理论基础,又能适应多变职场需求的高素质专业人才。

山东大学在医学数据学领域展现了显著优势,依托其综合性双一流大学的背景及数学、医学、计算机软件等国家双一流建设学科的实力,创立并推动了医学数据学(Medical Dataology)学科的发展。不仅明确了医学数据学的概念和内涵,形成了"数据－证据－工程－产品"转化的路径,还建立了覆盖"博硕士－本科－继续教育－行业培训"四位一体的医学数据学人才培养体系。2019年获批交叉学科博士点,2021年获教育部批准新医科本科专业,并自2022年起招生,连续3年获软科中国大学专业排名A＋,位居全国首位。2023年,该专业入选教育部《服务健康事业和健康产业人才培养引导性专业指南》。所主编的15本"医学数据学"专业系列教材入选"十四五"全国统计规划教材(2026年前完成出版)。下面以山东大学医学数据学本科专业培养方案作为案例,为制定该专业培养方案提供参考。

题目:生物医药数据科学专业培养方案(2024)(专业代码:101012T)

一、专业简介

科学4.0(数据密集型科学)及工业4.0(智慧制造)共同催生了医学4.0(数据密集型医学),而医学4.0的发展需求,则赋能高端医疗器械、创新生物医药和创新医疗服务大数据高度相关的"专精特新"产业。生物医药数据科学专业(即医学数据学专业)正是为满足上述发展需求而增设的"新医科"医学技术专业,具有鲜明的多学科交叉特色。山东大学生物医药数据科学专业始建于2000年。该专业依托山东大学综合科学体系优势,融合医学、数学/统计学、计算机科学等优质学科资源,历经20余年生物医学大数据探索,于2020年获批了国家卫生健康委员会首个国家健康医疗大数据研究院,首创了医学数据学学科,率先提出了医学数据学概念、学科内涵、内容及路径;并于2024年获批数字智能主动健康山东省工程研究中心,形成了"数据－证据－工程－产品"转化的课程体系及转化路径,创建了"博/硕士－全日制本科－继续教育－行业培训"四位一体的医学数据学人才培养体系。组建了多学科交叉"产学研"创新师资团队,师资队伍达80余人,其中专业教师30人,双聘院士1名,国家级教学名师3人,兼职讲席教授3人,特聘教授3人,长江学者、国家优青、泰山学者等高层次人才7人。

目前,该专业位列软科中国大学专业排名A＋,位居全国第一;是教育部《服务健康事业和健康产业人才培养引导性专业指南》的指定专业。此外,本团队所主编的15本"医学数据学"专业系列教材入选"十四五"全国统计规划教材(2026年前完成出版)。在教学支撑条件方面,依托国家健康医疗大数据中心(北方)的海量大数据资源,通过国家健康医疗大数据研究院,融合了山东大学的数学和临床医学2个"双一流"建设学科、国家高水平公共卫生学院建设学科和国际人工智能软件创新学科,搭建了"理论方法创新和人才培养学科平台"和"社会服务及产业孵化学科平台"两个大平台。在校内,拥有1200平方米的融"医学数据科学实验室(干实验室)与生物学功能验证实验室(湿实验室)"为一体的基础设施和4000平方米的健康医疗大数据教学科研楼,内设覆盖数据"采集融汇－整理优化－挖掘分析－转化运用"各环节的19个研究中心(PI团队),覆盖了全栈式全链条"数据－证据－工程－产品"的各个环节。在校外,社会服务和产业孵化学科平台,拥有覆盖全国65家数据中心或医疗机构的联邦医学科学大数据协作网络平台和5家实地基地。是目前规模最大水平领先的医学数据学新型交叉学科平台。在教学科研支撑方面,创建了健康大数据因果"推断－预测－决策"的理论方法及技术体系,研发了智能工具产品(SMART_MSDW、SMART_BRWS和SMART_BEST等),并实现了规模化和产业化转化,为该专业的实践教学提供了保障。

为了形成医学数据学的知识体系及专业素养,本专业采取跨学科三阶段交叉融合培养模式。第一阶段学生在数学学科和计算机软件学科,接受系统的数学和计算机软件核心课程训练,培养学生具备数学推导能力、软件编程能力,并沉淀形成稳固的数学/统计学、计算机软件专业基础素养;第二阶段依托国家健康医疗大数据研究院,接受医学数据学核心专业课程培养,形成扎实的专业素养;第三阶段依托山东大学齐鲁医院等国家健康医疗大数据研究院应用示范中心,发挥山东大学临床双一流学科优势,进行实践教学,培养学生具备专业实践能力,形成健康医疗大数据行业素养。同时,将生物医学导论性课程,循序渐进地穿插于整个培养过程。

生物医药数据科学专业实行小班化教学,采用全程"一对一导师制",启发式教学与科研训练相结合,致力于培养具备"医理交叉、医工交叉、医义交叉"素养和能力的医学数据学高级专门人才。

本专业属紧缺型新型交叉学科,毕业生主要深造去向是卫生统计学、生物信息学、医学数据学、医学人工智能和数据科学等领域的研究生;主要就业方向是大型医院的临床研究中心、公共卫生研究中心、数字健康及医学人工智能新型行业、大型制药及医疗器械企业,以及大数据行政管理机构等。

二、培养目标

面向数据密集型医学、数字医学和智能医学"新医科",在筑牢数据思维、计算思维、统计思维和因果思维基础上,以健康大数据为抓手,在数据学理论体系下,培养德智体美劳全面发展,具有人文科学素养与社会责任感,具备数学/统计学、计算机/软件科学、数据科学专业的基础理论、基本知识、基本技能和基本专业素养,形成稳固的医学数据学专业素养,能够熟练掌握数据"采集汇聚－整理优化－挖掘分析－转化应用"关键技术且具备行业实践能力的高级专门人才。毕业五年左右,能够成为健康医疗大数据相关领域内的业务骨干和业界精英。

三、毕业要求

围绕上述培养目标,通过基础知识和技能训练,在知识、能力和素质方面,达到如下基本要求:

1. 知识结构要求

(1)掌握数学分析、高等代数、概率论与数理统计等基础知识,具备扎实的数学推导能力,形成基本的数学专业素养;

(2)掌握数据库系统的基本操作、常见数据结构及其算法,具备较强的程序设计及软件编写能力,形成基本的计算机及软件工程专业素养;

(3)了解生物学、基础医学、临床医学的基本知识,具备与生物医学专业人员沟通交流合作能力;

(4)掌握卫生统计学、流行病学、生物信息学的基本知识,具备研究设计和数据分析的基本技能,形成医学研究设计与分析的基本专业素养;

(5)掌握医学数据学基本原理、因果医学数据学原理、验证医学数据学原理和医学数据学政策法规原理等基本理论方法,形成医学数据学专业基础素养;

(6)掌握健康大数据隐私计算技术、健康大数据治理技术、大数据生物统计学技术、大数据流行病学技术、生物信息大数据技术、健康大数据因果推断、健康大数据人工智能技术等专业技术,形成医学数据学专业技术素养;

(7)掌握大数据临床试验技术、大数据真实世界研究技术、智慧医疗与智慧健康等专业应用技术,形成健康大数据专业应用素养;

(8)掌握健康医疗大数据的政策法规、行业标准,具备数据政策管理的基本技能,形成健康大数据专业的行政管理素养。

2. 能力结构要求

(1)培养生物医药数据科学中常用的数据收集、数据库搭建、数据清洗、数据整理、数据分析全方位一体化能力;

(2)培养从生物医药数据中挖掘生物医学规律、发现问题的能力;

(3)培养将数学、统计和计算原理融入生物医药数据科学,多学科交叉解决问题的能力;

(4)培养生物医药数据分析结果解读、信息提炼、知识汇总能力;

(5)培养生物医药数据产业化意识、数据科学成果转化的能力;

(6)培养具有科学思维创新精神,良好团队协作意识及与沟通协调能力;

(7)掌握能用英文交流、写作和演讲,能熟练阅读专业文献的能力;

(8)具有自主学习和终身学习的能力。

3. 基本素质要求

(1)具备社会主义家国情怀,理解山东大学文化,形成正确的世界观、人生观和价值观;

(2)具有生物医学人文情怀及数理逻辑情操;

(3)对待科学研究,具备大胆怀疑、严谨求证的态度;

(4)拥有独立健全的人格和锲而不舍的探索精神,乐于接受科学研究带来的挑战;

(5)具备良好的团队合作精神和正面积极的竞争意识。

4. 综合能力要求

(1)具有人文底蕴、科学精神、职业素养和社会责任感,了解国情社情民情,践行社会主义核心价值观;

(2)具有扎实的数学/统计学、计算机软件科学基础知识和医学数学学专业知识,掌握必备的医学数据学研究方法,了解基础医学、临床医学和预防医学的基本理论方法,了解医学数据学专业及健康大数据领域最新动态和发展趋势;

(3)具有批判性思维和创新能力:能够发现、辨析、质疑、评价医学数据学专业及健康大数据领域现象和问题,表达个人见解;

（4）具有解决复杂问题的能力：能够对医学数据学专业和健康大数据领域复杂问题进行综合分析和研究，并提出相应对策或解决方案；

（5）具有医学信息技术应用能力：能够恰当应用现代医学信息技术手段和工具解决实际问题；

（6）具有较强的沟通表达能力：能够通过口头和书面表达方式与医学专家、医学数据学专家、医护人员、公共卫生人员、医疗服务人员、患者和社会公众进行有效沟通；

（7）具有良好的团队合作能力：能够与团队成员和谐相处，协作共事，并作为成员或领导者在团队活动中发挥积极作用；

（8）具有国际视野和国际理解能力：了解国际动态，关注全球重大问题，理解和尊重世界不同文化的差异性和多样性，积极参与国际交流与合作；

（9）具有终身学习意识和自我管理、自主学习能力，能够通过不断学习，适应社会和个人可持续发展。

四、课程设置

1. 通识教育必修课程体系

升级"计算思维"课程，增加"人工智能基础模块"，教学内容包含人工智能导论、人工智能伦理等。设置"科技素养"模块，设置"人工智能与生命科学""信息社会与人工智能"等课程。

（1）思政课程。为了提高思政课程的育人成效，加强课程思政与医学数据学专业教育融合，按照学校通识培养方案，本专业开设《习近平新时代中国特色社会主义思想概论》《毛泽东思想和中国特色社会主义理论体系概论》《马克思主义基本原理概论》《中国近现代史纲要》《思想道德修养与法律基础》《形势与政策》，共计6门课程，17学分。

（2）升级大学英语"分级分类"教学模式。英语水平较高的学生可以申请免听。（免听不免考，正常选课，参加考核，纳入绩点）

（3）实施"大通识"教育。设立科技素养、人文素养、艺术审美、生命健康4个通识教育模块，每模块至少修读1门（2学分）课程，共至少修读8学分。

2. 重点提升计划课程体系

在医学数据学专业中，引入"大思政"社会实践、国家安全教育和劳动教育等课程，全面提升学生的政治理论知识、安全意识和劳动技能，加强人文素养和社会责任感。结合四史教育、心理健康和军事技能训练，深化对传统文化的理解，增强心理和国防能力。通过数据全流程实践和跨学科教育，提升解决复杂问题的能力和就业竞争力，帮助学生适应社会变化。

主要开设《"大思政"社会实践》《国家安全教育》《劳动教育》《"四史"教育系列专题》《大学生心理健康教育》《军事技能》共6门课，11学分。

3. 创新创业计划课程体系

医学数据学专业的创新创业计划课程体系，是针对培养全面发展的高级专门人才而设计的，这一体系在医学数据学专业的教育目标中占有重要地位。该课程体系通过提供学术创新、文化艺术、社会实践、身心健康等多样化模块，强调了除专业技术技能外的全面素质教育，旨在培养学生的多方面能力。

学生需要在《学术创新》《文化艺术》《社会实践》《身心健康》四个模块中选择2个，修满4学分；且学生须每年按有关要求参加"国家学生体质健康测试"，测试成绩符合教育部有关文件要求，方可获得毕业资格。

4.专业课程体系

医学数据学专业课程体系的部署,着眼于构筑稳固的数据思维、计算思维、统计思维和因果思维,全面掌握数学/统计学、计算机科学/软件科学和医学数据学的基础知识与技能,致力于培养精通数据密集型医学、数字医学和智能医学的高级人才。该专业课程坚持"先宽后深"的原则,全面整合和优化知识结构,确保课程内容的科学性和系统性,与国际前沿及行业需求保持一致。这不仅有助于学生系统掌握医学数据学的核心理论和技能,还能提升其职业能力。实践教学强调理论与实际操作的结合,通过实际项目导向教学,提高学生的实战技能、创新能力和科技素养。这种教育模式旨在培养学生成为健康医疗大数据领域的业界精英和未来领军人物。

(1)设置原则

①跨学科融合原则。医学数据学作为一门新兴交叉学科,它融合了数学/统计学、计算机/软件科学以及医学知识,形成了一个完整的知识体系。这种融合不仅仅是课程内容的简单叠加,而是要求在教学过程中实现知识的深度整合。

②从宽到深的学习路径。课程体系按照"先宽后深"的教学策略设计,初期通过平台基础课程为学生打下扎实的基础,然后通过专业基础课和核心课程逐步深入,最终通过任选课程提供专业化的自主学习机会。

③实践导向的教学方法。在理论学习的同时,强调实践教学和项目导向学习,以提高学生的实战技能和创新能力。这种结合了理论与实际操作的教学模式,是为了更好地应对真实世界的问题和挑战。

(2)课程分类

医学数数据学专业的课程体系,包括10门平台基础课程、7门专业基础课、12门专业核心课程和1门专业任选课,共计30门课程,113学分。

①平台基础课程。这类课程旨在建立学生在数学、程序设计、生物医学及数据结构等领域的基础知识,为学生提供扎实的医学数据学基础,包括《数学分析Ⅰ》《数学分析Ⅱ》《数学分析Ⅲ》《高等代数Ⅰ》《高等代数Ⅱ》《高级程序设计语言(C语言)》《医学生物学》《数据结构与算法》《人体结构与功能》《概率论与数理统计》共10门课程,共计42学分。这些基础课程对后续更高级的专业课程学习至关重要。

②专业基础课。这些课程帮助学生建立对医学数据学领域的初步理解,并为进一步的专业学习奠定基础。包括《新生研讨课》《医学数据学导论》《健康大数据治理技术》《健康大数据人工智能技术》《疾病学基础与药物干预(双语)》《统计推断与计算》《健康大数据政策与法规》7门课程,共计22学分。

③专业核心课程。是该专业的核心,旨在培养学生在大数据与医学交叉领域的高级技能和专业知识。包括《流行病与卫生统计学》《大数据生物统计技术》《生物信息大数据技术》《大数据因果推断技术》《医用多元统计学》《大数据真实世界研究技术》《大数据流行病学技术》《大数据临床试验技术》《临床疾病研究概述》《健康大数据安全计算》《毕业论文(设计)》《专业实习》12门课,47学分。

④专业任选课。提供了更多专业方向的选择,以便学生根据个人兴趣和职业规划进行深入研究,包括《健康大数据编程基础》等课程,共计1门,2学分。

总之,这套医学数据学专业课程体系,紧扣生物医药数据科学本科专业的培养目标和毕业要求,旨在培养德智体美劳全面发展,具有人文科学素养与社会责任感,具备数学/统计学、计算机/软件科学、数据科学专业的基础理论、基本知识、基本技能和基本专业素养,形成稳固的医学数据学专业素养,能够熟练掌握数据"采集汇聚－整理优化－挖掘分析－转化应用"系列关键技术且具备行业实践能力的高级专门人才。

五、主要实践性教学环节(含主要专业实验)

1. 实验性教学环节

医学数据学专业的实验性教学环节,依托国家健康医疗大数据研究院、国家健康医疗大数据中心(北方)、临床医学国家双一流学科以及国家高水平公共卫生学院等高级平台,实施"教学中实践"和"实践中教学"的产学研融合模式。这种模式在医学数据学教育中的应用具有重要意义,直接关联到专业的培养目标和学生的未来职业发展。

(1)方式和方法

实验性教学环节主要通过以下几种方式进行。

①见习和实习。学生在真实的工作环境中参与见习和实习,这不仅帮助他们理解理论知识在实际中的应用,还能提升解决实际问题的能力。

②项目导向学习。学生参与具体项目,这些项目通常涉及最前沿的医学数据处理技术和方法。

③跨学科团队合作。学生在跨学科的团队中工作,可以学习如何实现"数据－证据－工程－产品"的转化,同时增强团队合作能力和沟通技巧。

(2)目的意义

①理论与实践结合。通过将学生置于真实的工作情境中,实验性教学帮助学生将课堂上学到的理论知识与实际操作相结合,深化理解并提高技能。

②前沿技术应用。学生能够接触并运用最新的技术和工具,这对于他们未来在数据密集型医学、数字医学和智能医学领域的职业生涯至关重要。

③职业技能提升。实践中的挑战和问题解决过程极大地提升了学生的职业技能,包括数据分析、项目管理以及关键思维等。

④社会责任感与人文关怀。培养学生在实际健康医疗大数据环境中的工作经验,使学生更加了解并关心社会健康问题,增强其社会责任感和人文关怀。

总之,医学数据学专业的实验性教学环节,是专业培养方案中不可或缺的一部分,它不仅提升学生的技术能力,更加强了他们的综合素质,为成为未来健康医疗大数据领域的领导者和创新者打下坚实的基础。

2. 主要专业实验

通过精心设计的医学数据学专业实验,培养学生成为数据密集型医学、数字医学和智能医学领域内熟练操作数据、解决问题的高级专门人才。主要的实验方式包括数据库操作实验、大数据软件实验(使用R、Python、SQL等)以及案例分析实验,这些实验的设置具有重要的教育意义。

(1)方式和方法

①数据库操作实验。通过这种实验,学生学习如何设计、创建和管理数据库。这包括理解数据模型、实施数据安全和完整性措施等关键技术。

②大数据软件实验。利用R、Python和SQL等工具,学生可以学习数据处理、统计分析和机器学习

等技术。这些软件是处理大规模数据集、执行复杂分析和开发预测模型的重要工具。

③案例分析实验。这些实验通过分析具体的医疗健康数据案例,让学生应用统计和计算技能解决实际问题,如疾病预测、治疗效果分析等。

(2)目的意义

①提升实践技能。这些实验使学生能够将理论知识应用于实际情况,提升其操作实际数据的能力。通过实践,学生可以更好地理解课堂上学到的抽象概念。

②跨学科学习。医学数据学是一个高度跨学科的领域,涉及医学、统计学、计算机科学等多个学科。通过实验,学生可以获得综合这些学科知识并应用于解决具体问题的能力。

③批判性思维和创新。案例分析和数据库设计等实验,要求学生进行批判性思考,评估不同的解决方案,并创造性地解决问题。

④行业准备和职业发展。通过这些实验,学生不仅学习具体技能,也为将来的职业生涯做准备。实验中获得的技能直接对应行业内的需求,帮助学生毕业后快速成为业务骨干和业界精英。

总之,医学数据学专业的实验性教学环节,是培养学生实际操作能力和深化理论理解的关键,对于学生的全面发展和未来职业成功具有决定性影响。

3.毕业设计

修完主干课程后,在国家健康医疗大数据研究院、国家健康医疗大数据中心(北方)、国家健康医疗大数据研究院应用示范中心等实习基地实习半年,依托本科生导师制,完成毕业设计。在医学数据学专业培养方案中,毕业实习和毕业论文的实践教学环节是关键的培养环节,目的是将学生在课堂上学到的理论知识与实际操作技能相结合,以达到专业的培养目标。具体部署和意义如下:

(1)课程部署

①毕业实习部署

毕业实习主要在国家健康医疗大数据研究院、国家健康医疗大数据中心(北方)及其5个医学数据学专业实习基地进行。实习时间为半年,期间学生将参与健康医疗大数据的采集融合、治理优化、挖掘分析和转化应用等多个方面的实际操作,这不仅帮助学生深化对大数据技术的理解,还能够实际操作和解决具体问题。

②毕业设计

毕业论文的实践教学环节,依托本科生导师制进行,学生需要在导师的指导下完成毕业设计。毕业设计的主题通常与实习内容相关,允许学生将实习中的观察、数据收集和分析整合进学术研究中,形成系统的研究成果。

(2)毕业实习课程内容

毕业实习是医学数据学专业学生教育的一个关键环节,旨在将课堂学习与实际工作环境相结合,增强学生的实战能力。以下是详细的实习内容和流程。

①健康医疗大数据采集融合:加深对计算机编程及数据库和数据结构的基础知识和技能的掌握。主要活动。(a)掌握健康大数据资源及来源,了解通用数据模型标准。(b)熟练操作医学科学大数据操作平台,构建镜像数据库及标准资源库。(3)掌握ETL技术及流程,进行数据质量控制。

②健康医疗大数据治理优化。熟练掌握数据治理的标准和技术流程。(a)了解和应用数据标准如SCDM、CDA、OMOP、CDISC等。(b)构建观察数据库、科学变量库、科学数据仓库等,实现技术流程和质量控制。

③健康医疗大数据挖掘分析。应用数据库进行统计挖掘分析。(a)设计和实施大数据队列,进行关联分析、跨组学整合分析、预测、预警、因果推断和决策分析。(b)学习和实现因果推断中的各种方法,如回归调整、逆概率加权、倾向性评分等。

④健康医疗大数据转化应用。了解健康医疗大数据的产业现状和转化应用的重要性。主要活动:(a)参观相关企业和医疗单位,了解具体的数据应用案例。(b)可能的话,参与实际项目,进行数据转化应用的实际工作。

⑤健康医疗大数据政策与法规。增强数据伦理的认识、了解相关政策和法规。参与数据管理单位的日常工作,了解健康大数据政策设计、管理流程等。

(3)毕业实习流程

①实习准备。与实习单位协调,明确实习目标和内容。

②实习执行。按照实习大纲进行实习活动,包括技术训练、项目参与、研讨会参加等。实施过程中,学生需进行实际操作,完成指定的任务和项目。

③理论讲座。在实习期间,根据时间安排,举办若干次理论与技术讲座,加深理解。

④评估和反馈。实习结束后,根据实习成果和学生的表现进行评估。学生需要提交实习报告和成果,包括编写的ETL代码、数据治理的质量控制报告、研究论文等。

这样的实习培养方案设计,不仅帮助学生巩固和提高所学知识,同时也提升了实际操作技能和解决实际问题的能力,为未来的职业生涯提供了坚实的基础。

六、毕业学分　161学分

七、标准学制　4年

允许最长修业年限6年

八、授予学位　理学学士

九、各类课程学时学分比例

课程性质	课程类别			学分		学时		占总学分百分比	
必修课	通识教育必修课程	理论教学		24	31	384	720	15%	19.36%
		实验教学	课内实验课程	1		32		0.63%	
			独立设置实验课程	0		0		0	
		实践教学	课内实践课程	2		176		1.25%	
			独立设置实践课程	4		128		2.5%	
	学科平台基础课程	理论教学		40	44	640	768	25%	27.5%
		实验教学	课内实验课程	4		128		2.5%	
			独立设置实验课程						
		实践教学	课内实践课程						
			独立设置实践课程						
	专业必修课程	理论教学		43	65	688	1392	26.88%	40.64%
		实验教学	课内实验课程	11		352		6.88%	
			独立设置实验课程						
		实践教学	课内实践课程	11		352		6.88%	
			独立设置实践课程						
选修课	专业选修课程	理论教学			8		256		12.5%
		实验教学	课内实验课程	8		256		5%	
			独立设置实验课程						
		实践教学	课内实践课程						
			独立设置实践课程						
	通识教育核心课程	理论教学		10	10	160	160	6.25%	
		实验教学	课内实验课程						
			独立设置实验课程						
		实践教学	课内实践课程						
			独立设置实践课程						
	通识教育选修课程			2	2	32	32	1.25%	
毕业要求总合计				160		3328		100%	

注:专业选修课程只需填写最低修业要求学分与学时数据

十、生物医药数据科学专业课程设置及学时分配表

课程类别	课程号/课程组	课程名称	学分数	总学时	总学时分配				考核方式	开设学期	备注
					理论教学	实验教学	实践教学	实践周数			
通识教育必修课程	sd02810450	毛泽东思想和中国特色社会主义理论体系概论	5	96	64		32			1—6	
	sd02810380	思想道德修养与法律基础	3	48	48					1—6	
	sd02810350	马克思主义基本原理概论	3	48	48					1—6	
	sd02810460	中国近现代史纲要	3	64	32		32			1—6	
	sd02810390	当代世界经济与政治	2	32	32					1—4	选修
	00070	大学英语课程组	8	240	128		112			1—2	课外112学时
	sd02910630	体育(1)	1	32			32			1	
	sd02910640	体育(2)	1	32			32			2	
	sd02910650	体育(3)	1	32			32			3	
	sd02910660	体育(4)	1	32			32			4	
	sd01331740 sd03011630	计算思维	3	64	32	32				1—2	
	sd06910010	军事理论	2	32	32					1—2	
		小计	31	720	384	32	304				
通识教育核心课程	00051	国学修养课程模块	2	32	32					1—6	任选2学分
	00052	创新创业课程模块	2	32	32					1—6	任选2学分
	00053	艺术审美课程模块	2	32	32					1—6	任选2学分
	00054(00056)	人文学科(或科学技术)课程模块	2	32	32					1—6	任选2学分
	00055(00057)	社会科学(或信息社会)课程模块	2	32	32					1—6	任选2学分
		小计	10	160	160						
通识教育选修课程	00090	通识教育选修课程组	2	32	32					1—8	任选2学分
		小计	2	32	32						
学科平台基础课程	sd00921230	数学分析(1)	5	96	64		32			1	
	sd00921240	数学分析(2)	6	112	80		32			2	
	sd00921250	数学分析(3)	5	96	64		32			3	
	sd00920490	高等代数(1)	4	72	56		16			1	
	sd00920500	高等代数(2)	5	96	64		32			2	
	sd00920010	概率论与数理统计	2	32	32					3	
	sd02221580	统计推断与计算	5.5	88	88					4	

续表

课程类别	课程号/课程组		课 程 名 称	学分数	总学时	总学时分配				考核方式	开设学期	备 注
						理论教学	实验教学	实践教学	实践周数			
学科平台基础课程	sd02221590		数据结构与算法	5	96	64	32				3	
	sd02231560		高级程序设计语言（C语言）	4.5	88	56	32				1	
	sd02221480		医学生物学	3	64	32	32				2	
	sd04130120		人体结构与功能	5	80	80					3	
	sd04130170		疾病学基础与药物干预	5	80	80					4	
	sd06233790		临床疾病研究概述	3	48	48					5	
	小 计			58	768	640	128					
专业教育课程	专业必修课程	专业基础课程	sd02221440 新生研讨课	2	32	32					1	
			sd02231120 医学数据学导论	2	32	32					2	
			sd02230520 卫生统计学	5	80	80					4	
			sd02230310 流行病学	5	80	80					5	
		小 计	14		224	224						
		专业核心课程	sd02221460 健康大数据政策与法规	2	32	32					5	
			sd02231410 健康大数据治理技术	4	80	48	32				6	
			sd02231490 健康大数据安全计算	4	80	48	32				5	
			sd02231430 大数据流行病学技术	4	80	48	32				7	
			sd02231450 生物信息大数据技术	4	80	48	32				6	
			sd022314C0 跨组学大数据分析技术	4	80	48	32				6	
			sd022314E0 健康大数据人工智能技术	4	80	48	32				5	
			sd022314A0 大数据因果推断技术	4	80	48	32				6	
			sd022313F0 大数据临床试验技术	4	80	48	32				6	
			sd02231420 大数据现实世界研究技术	4	80	48	32				7	
			sd02231400 健康大数据转化实证案例	2	64		64				7	
			sd02231170 科研轮转训练	1	32			32			8	
			sd02231130 毕业论文（设计）	10	320			320			8	
			国际学分	2	32	32	0	0				
			实习									
		小 计	51		1168	464	352	352				
	专业选修课程	专业限选课程	A方向限选模块									
			B方向限选模块									
			C方向限选模块									
			……									
		小 计										

续表

课程类别	课程号/课程组		课 程 名 称	学分数	总学时	总学时分配				考核方式	开设学期	备 注
						理论教学	实验教学	实践教学	实践周数			
专业教育课程	专业选修课程	专业限选课程	sd02231470 健康大数据编程基础	2	64		64				3	任选8学分 刘珂
			sd022313E0 健康大数据统计软件	2	64		64				4	任选8学分 张涛
			sd022314D0 健康大数据SQL编程	2	64		64				5	任选8学分 杨帆
			sd022314B0 医用多元统计学	2	64		64				5	任选8学分 袁中尚
			小 计	8	256		256					任选8学分
			合 计	160	3328	1904	768	656				
重点提升计划	sd02810580		习近平新时代中国特色社会主义思想概论	2	32	32					6	
	sd09010070		形势与政策(1)	0	16	16					1	
	sd09010080		形势与政策(2)	0.5	16	16					2	
	sd09010090		形势与政策(3)	0	16	16					3	
	sd09010100		形势与政策(4)	0.5	16	16					4	
	sd09010110		形势与政策(5)	0	16	16					5	
	sd09010120		形势与政策(6)	1	24	8		16			6	
	sd06910050		军事技能	2	96			96	3		1	
	sd07810220		大学生心理健康教育	2	32	32						
			小 计	8		264	152		112	3		
创新实践计划			稷下创新讲堂									合计修满4学分即可
			齐鲁创业讲堂									
			创新实践项目(成果)									
			小 计	4								
拓展培养计划			主题教育	1								
			学术活动	0.5								专业自定
			身心健康	0.5								专业自定
	文化艺术			0.5								专业自定
	研究创新			1								专业自定
	就业创业			0.5								专业自定
	社会实践			2								
	志愿服务			1								
	社会工作			0.5								专业自定
	社团经历			0.5								专业自定
	小 计			8								
			合 计	20	264	152		112	6			

十一、课程(项目)与毕业要求对应关系表

课程名称	知识方法	数据创新思维	科研创新能力	解决问题能力	协作沟通能力	健全人格
数学分析(1)	H		M	M		L
数学分析(2)	H		M	M		L
数学分析(3)	H		M	M		L
高等代数(1)	H		M	M		L
高等代数(2)	H		M	M		L
概率论与数理统计	H		M	M		L
统计推断与计算	H	H		M		L
数据结构与算法	H	H		M		L
高级程序设计语言(C语言)	H	M		M		L
医学生物学	H		M			M
人体结构与功能	H					H
疾病学基础与药物干预	H					M
临床疾病研究概述	H		H		H	M
新生研讨课				H	H	M
医学数据学导论	H	H			M	M
卫生统计学	H		M	M		L
流行病学	H		M	M		L
健康大数据政策与法规	H	H		M	L	L
健康大数据安全计算	H	H		M		L
健康大数据人工智能技术	H	H			M	L
健康大数据治理技术	H	H			M	L
生物信息大数据技术	H	M	M			L
跨组学大数据分析技术	H		M	M	H	L
大数据因果推断技术	H		M	M		L
大数据临床试验技术	H	M		H	M	L
大数据现实世界研究技术	H	M			M	L
大数据流行病学技术	H	M		M		L
健康医疗大数据转化实证案例	H		M		M	L
科研轮转训练		M	M	H	M	L
毕业论文(设计)		M	H	L	M	L
海外交流学习			H	H	H	M
健康大数据编程基础	M			H		L
健康大数据统计软件	M	M		H		M
健康大数据SQL编程	M			H	H	L
医用多元统计学	M	H		H	H	L

注:对应相关度请分别填写"H"、"M"、"L"。

十二、大学英语课程设置及学时分配表

类别	课组号	课程号	课　程　名　称	学分数	总学时	总学时分配		开设学期	备注
						课内教学	实践教学		
大学英语课组	00070	sd03110010	大学基础英语（1）	2	88	32	56	1	新生根据入学英语分级考试结果，分别选修相应课程
		sd03110020	大学基础英语（2）	2	88	32	56	2	
		sd03110030	大学综合英语（1）	2	88	32	56	1	
		sd03110040	大学综合英语（2）	2	88	32	56	2	
		sd03110050	通用学术英语（1）	2	88	32	56	1	
		sd03110060	通用学术英语（2）	2	88	32	56	2	
			英语提高课程	4	128	128		3—4	每个学期任选2学分的提高类课程
应修小计				8	304	192	112		自主学习112学时

备注：英文版参照中文版格式单独制作

本章总结

本章结合作者带领团队创立医学数据学专业的经验，阐述了制定医学数学专业培养方案的基本原则、技术流程和典型案例。在医学数学专业培养方案的基本原则方面，着重阐述了顶层设计的战略性原则、跨学科融合培养原则、课程体系的系统化原则、理论教学与实践教学相结合原则和以学生为中心的个性化教育原则。然后，遵循上述原则，从专业简介、培养目标、毕业要求、核心课程设置、主要实践性教学环节、毕业学分、标准学制、授予学位、各类课程学时学分比例、专业课程设置及学时分配表、课程（项目）与毕业要求对应关系表、大学英语课程设置及学时分配表等12个环节，详细阐述了制定医学数据学专业培养方案制定和修订的技术流程和要点。最后，给出了制定医学数据学专业培养方案的典型案例。

第五章 医学数据学专业基础课程体系

医学数据学专业的课程体系,融合了通识教育、学科平台基础教育、专业教育、重点提升、创新实践和拓展培养六个维度,旨在为学生提供一个全面发展的学习平台。通识教育课程包括必修和核心课程,如马克思主义相关理论、中国近现代史、英语和体育等,以及计算思维和军事理论;这些课程旨在为学生提供广泛的基础知识,以培养学生的综合素质。通过国学修养、创新创业、艺术审美等核心课程,学生可以根据个人兴趣进行选择,进一步扩展其知识视野。学科平台基础课程,如数学分析、高等代数、概率论与数理统计等,为专业学习打下坚实的理论和技术基础。进入专业教育阶段,课程分为专业必修和核心课程,专注于医学数据学的基础和前沿知识;包括《医学数据学导论》《流行病与卫生统计学》《大数据生物统计学技术》《大数据流行病学技术》《健康大数据政策与法规》《健康大数据安全计算技术》《健康大数据人工智能技术》《健康大数据治理技术》《生物信息大数据技术》《大数据因果推断技术》《大数据临床试验技术》《大数据真实世界研究技术》《健康大数据转化实证案例》等核心课程。专业选修课程提供了多个方向的限选模块和选修课程,比如《健康大数据编程基础》和《健康大数据SQL编程》等,以适应学生个性化的学习需求。

重点提升计划通过习近平新时代中国特色社会主义思想、形势与政策系列课程、军事技能和大学生心理健康教育等课程,旨在提升学生的政治理论水平、心理健康和实际技能。创新实践计划鼓励学生参与稷下创新讲堂、齐鲁创业讲堂和创新实践项目等,旨在培养学生的创新能力和实践技能。拓展培养计划涵盖了主题教育、学术活动、身心健康、文化艺术、研究创新等多方面,目的是全面提升学生的素质教育。

综上所述,医学数据学专业的课程体系通过融合多个维度的课程设置,不仅强调理论知识和专业技能的学习,也注重学生综合素质的培养和创新及实践能力的提升,旨在培养能够适应未来挑战的高素质专业人才。

本章阐述医学数据学专业的基础课程体系。

第一节 医学数据学的数学基础课程

在医学数据学专业中,学习数学课程对于达到该专业的培养目标至关重要。该专业旨在培养能够在"数据密集型医学、数字医学和智能医学"新医科领域内,具备强大数据思维、计算思维、统计思维和因果思维的高级专门人才。这些目标要求学生不仅掌握医学知识,更需要具备深厚的数学、统计学及计算机/软件科学的基础理论和技能,以有效地进行数据"采集汇聚-整理优化-挖掘分析-转化应用"。数学课程,特别是《数学分析》《高等代数》《概率论与数理统计》以及《统计推断与计算》等课程,为学生提供了处理和分析大数据所需的数学基础。具体来说,《数学分析》课程通过引入连续性、微分性、积分性等概念,帮助学生理解数据变化的数学基础,为复杂数据分析提供理论支持。该课程培养数学推导能力和理解复杂数学模型的能力,对于后续的数据处理和模型建立非常重要。"高等代数"课程让学生熟悉矩阵理论、线性空间等概念,这对于理解和应用多变量统计分析、机器学习算法等高级数据分析技术是必不可少的。矩阵运算在数据处理中尤其重要,用于数据的分类、归纳以及转换等。概率论与数理统计课程提供了数据分析的概率基础,帮助学生理解和处理数据的不确定性。这是医学数据分析中的一个核心部分,因为医学研究和实践常常涉及到对不确定信息的分析和决策。统计推断与计算则更进一步,不仅教授如何从数据中做出推断,还涵盖了使用计算方法来实现这些推断的技术。在大数据时代,数据量巨大,数据类型多样,统计推断和计算能力成为了从海量医学数据中提取有价值信息的关键。

一、数学分析

《数学分析》是医学数据学专业的核心基础课程,包括《数学分析Ⅰ》《数学分析Ⅱ》和《数学分析Ⅲ》,各办学单位可根据自己的医学数据学专业培养方案,选择开设或全部开设。例如,山东大学的医学数据学专业培养方案,要求学生与数学学院本科生合堂修满全部《数学分析Ⅰ》《数学分析Ⅱ》和《数学分析Ⅲ》课程,总学时达304学时,授予学分为16学分。

1.《数学分析Ⅰ》

医学数据学专业的学生必须学习《数学分析Ⅰ》这门课程,因为它在培养面向数据密集型医学、数字医学和智能医学的高级专门人才方面起着至关重要的作用。这一需求不仅体现在专业知识和技能的获取上,更在于培养深厚的逻辑推理、分析能力和高度的数学素养上。建议学时数96学时,授予学分5学分。以下是《数学分析Ⅰ》课程对医学数据学专业重要性的深刻阐述:

(1)强化医学数据学的核心思维能力

①数据思维。在数据密集型医学领域,对数据的理解始于对数据本质的数学理解。《数学分析Ⅰ》通过极限、连续性等概念的深入学习,帮助学生把握数据的基本特性,为高级数据处理技术提供理论基础。

②计算思维。计算不仅仅是编程,它涉及如何使用算法和数学模型来解决问题。通过学习微分和积分等数学分析工具,学生能够在构建和分析复杂模型时更加得心应手。

③统计思维。理解数据背后的随机性和不确定性是统计思维的核心。《数学分析Ⅰ》为概率论和统计学提供了必要的数学基础,使学生能够更好地理解数据分布、抽样理论和假设检验。

④因果思维。在医学研究中,揭示因果关系是核心目标之一。微积分学的理论和方法有助于理解变量之间的关系,为高级因果推断方法的学习打下坚实的基础。

(2)提升专业素养和实践能力

①专业基础理论。《数学分析Ⅰ》提供的一元微积分基础是理解更多高级数学、统计学和数据科学概念的前提。这一基础对于精确建模、优化算法和解析数据至关重要。

②技能培养。数据"采集汇聚-整理优化-挖掘分析-转化应用"过程中,需要运用到大量的数学工具。《数学分析Ⅰ》课程通过培养对数学概念的深刻理解和应用能力,直接支持了这一技能链的各环节。

③问题解决能力。在遇到复杂的医学数据问题时,能否提出并验证解决方案,往往取决于问题分析和数学建模的能力。《数学分析Ⅰ》通过提升学生的逻辑推理和分析能力,直接增强了他们解决实际问题的能力。

(3)为高级学习打基础

①后续课程学习。《数学分析Ⅰ》是学习高级课程如多变量微积分、线性代数、概率论与数理统计等课程的前提。这些课程对于掌握复杂的数据分析方法和技术是必不可少的。

②行业实践能力。医学数据学领域的实践,往往涉及到对大规模健康数据的深入分析。掌握《数学分析Ⅰ》中的知识,可以使学生在实际工作中更加自如地应用数学模型和算法,处理和解析复杂数据。

综上所述,《数学分析Ⅰ》不仅作为医学数据学专业学生必修的基础课程,更是他们日后在数据密集型医学、数字医学和智能医学新医科领域成为高级专门人才、展开行业实践的坚实基石。

2.《数学分析Ⅱ》

《数学分析Ⅱ》进一步深化和拓展了《数学分析Ⅰ》中介绍的基础概念,特别是在极限理论、级数理论以及多元函数微积分学方面,为医学数据学专业学生提供了一套更为高级的数学工具和分析方法。这门课程的独特之处在于它的内容和目的紧密结合医学数据学的专业需求,建议学时数112学时,授予学分6学分。以下是其重要性的具体阐述:

(1)极限理论的深化。极限理论是的核心内容之一,它不仅加深了对极限概念的理解,还介绍了更复杂的极限形式,如无穷小量的比较、泰勒级数等。这些高级概念对于分析和解释医学研究中出现的非线性变化和动态过程至关重要。

(2)级数理论的应用。级数理论在处理时间序列数据、生物信号处理等医学数据有着广泛的应用。《数学分析Ⅱ》通过引入幂级数、傅里叶级数等,为学生提供了一种强大的工具,用于分析和解构复杂的数据模式,这对于理解医学变量中的周期性变化尤为重要。

(3)多元函数微积分学的扩展。与《数学分析Ⅰ》中的一元微积分学相比,《数学分析Ⅱ》中的多元微积分学为医学数据学学生打开了一个新的视角,使他们能够处理涉及多个变量和参数的复杂医学问题。这包括多变量函数的极值问题、最优化问题以及多元积分技术,这些都是分析高维数据集,如基因表达数据、医学影像数据等不可或缺的方法。

(4)数学思维素质的培养。《数学分析Ⅱ》不仅仅是数学技能的训练,更重要的是,它通过对高级数学概念的深入研究,培养学生的抽象思维能力、逻辑推理能力和创新能力。这对于医学数据学领域的研究和实践尤为重要,因为在这个领域中,经常需要将复杂的医学问题抽象为数学模型,然后通过数学分析来寻求解决方案。

(5)分析与解决问题的能力提高。通过对极限理论、级数理论以及多元函数微积分学的深入学习,《数学分析Ⅱ》提高了学生解析复杂问题的能力,这对于医学数据学领域中的模式识别、疾病预测模型构建、医疗决策支持系统的开发等具有重要意义。

总之,《数学分析Ⅱ》为医学数据学专业学生提供了一系列高级数学工具和分析方法,这些工具和方法对于理解和解决数据密集型医学、数字医学和智能医学中的复杂问题至关重要。通过这门课程的学习,学生不仅能够加深对数学理论的理解,更能够将这些理论应用于实际的医学数据分析和处理中,为未来的职业生涯和研究工作奠定坚实的基础。

3.《数学分析Ⅲ》

《数学分析Ⅲ》作为数学分析系列课程的进阶部分,对于医学数据学专业的学生来说,不仅是数学知识学习的深化,也是他们分析能力和严格论证能力培养的重要阶段。这门课程通过介绍实数集的完备性理论、广义积分、无穷级数、函数列与函数项级数、幂级数、Fourier级数和含参量积分等高级主题,使学生能够在更深、更广的层次上理解和应用数学工具,以解决医学数据分析中的复杂问题。建议学时数96学时,授予学分5学分。以下是《数学分析Ⅲ》内容与医学数据学专业培养目标对应关系的深刻阐述。

(1)实数集的完备性理论。帮助学生深化数据思维。实数集的完备性理论为理解数据的连续性和极限行为提供了坚实的理论基础。在处理医学数据时,尤其是那些通过连续监测获取的数据(如心电图、脑电图数据),理解数据的连续性对于正确分析和解释结果至关重要。

(2)广义积分与无穷级数。帮助学生强化计算思维和统计思维。广义积分和无穷级数为处理不规则数据提供了工具,尤其是在面对医学数据中的发散行为或需要求解长期趋势时。这些数学工具能够帮助学生更好地理解数据的整体特性,从而在数据预处理和统计分析中做出更加精确的决策。

(3)函数列与函数项级数。帮助学生提高分析能力。函数列与函数项级数的学习,有助于学生掌握分析函数行为的高级方法。这在处理复杂的医学数据模型,如动态系统的建模和分析中极为重要。理解这些概念使学生能够在医学研究中有效地应用数学模型来预测疾病进展或治疗效果。

(4)幂级数和Fourier级数。帮助学生增强处理信号和图像数据的能力。幂级数和Fourier级数在信号处理和医学图像分析中有着广泛的应用。通过Fourier级数,学生可以学习如何将复杂的信号分解为基本波形,这对于理解和分析从心电图到脑磁共振成像等各种医学图像和信号至关重要。

(5)含参量积分。帮助学生促进因果思维的发展。含参量积分的学习帮助学生掌握处理参数变化对系统行为影响的数学方法,这在建立和分析医学统计模型,特别是在进行因果关系研究时,能提供强有力的数学支持。

总之,通过《数学分析Ⅲ》的学习,医学数据学专业的学生不仅能够获得更深入的数学理论知识,而且能够提高他们的分析能力、严格论证能力,并在处理复杂的医学数据问题时,运用更高级的数学工具和方法。这门课程的高级主题和理论性强的特点,使学生在追求数据密集型医学、数字医学和智能医学新医科目标的过程中,具备更全面的数学分析技能和更强的问题解决能力,为其未来的学术研究和行业实践奠定坚实的基础。

二、高等代数

《高等代数》也是医学数据学专业的核心基础课程,包括《高等代数Ⅰ》和《高等代数Ⅱ》,各办学单位可根据自己的医学数据学专业培养方案,选择开设或全部开设。例如,山东大学的医学数据学专业培养方案,要求学生与数学学院本科生合堂修满全部《高等代数Ⅰ》和《高等代数Ⅱ》课程,总学时达168学时,授予学分为9学分。

1.《高等代数Ⅰ》

《高等代数Ⅰ》对于医学数据学专业学生而言,是构建其核心能力和专业思维的关键课程。通过深入学习多项式、行列式、线性方程组、矩阵等代数基础知识和方法,该课程直接支撑医学数据学专业的培养目标,包括强化数据思维、统计思维、计算思维和因果思维,同时显著提升学生的实际问题解决能力、数学论证能力和创新能力;建议学时数72学时,授予学分4学分。以下是《高等代数Ⅰ》在实现医学数据学培养目标中的重要作用：

(1)强化核心思维能力

①数据思维与统计思维。通过矩阵和行列式等工具,学生能够更有效地处理和分析大量医学数据,如在生物信息学和流行病学研究中应用统计模型分析数据集,加深对数据集结构和关系的理解。

②计算思维。线性方程组的求解技巧和矩阵运算能力的提升,为学生在编程和算法设计中处理数据提供了基础,特别是在医学图像处理和机器学习算法的开发上。

③因果思维。代数方法在建立和验证因果模型中的应用,如使用线性代数工具来分析变量间的相互作用,为探索医学研究中的因果关系提供了数学支持。

(2)提升专业技能和能力

①解决实际问题能力。《高等代数Ⅰ》不仅教授理论知识,还强调将这些知识应用于解决医学领域的实际问题,如疾病预测模型的构建、医学数据的分类和回归分析等。

②数学论证与推理能力。代数证明和推理训练加强了学生的逻辑思维,这对于医学数据分析和模型验证中的数学论证和逻辑推理是非常有价值的。

③创新与研究能力。通过对高等代数的深入学习,学生将能够掌握分析和解决复杂医学数据问题的新方法和策略,促进在医学数据科学领域的创新思维和研究能力的发展。

(3)为高级学习和专业实践打基础

①支撑高级学科学习。《高等代数Ⅰ》为学生后续学习更高级的数学、统计学及计算机科学课程(如线性代数、多变量统计分析、数学建模)提供了坚实的基础,是理解这些高级课程不可或缺的前提。

②促进专业实践能力。该课程的学习直接提升学生在医学数据处理、分析及其应用中的实践能力,为他们将来在数据密集型医学、数字医学和智能医学领域的职业生涯和研究工作打下坚实的基础。

总之,《高等代数Ⅰ》不仅加深了医学数据学专业学生对数学理论的理解,而且通过培养他们的计算思维、数据处理能力和抽象逻辑推理能力,为他们在未来的学术研究和专业实践中解决复杂的医学数据问题提供了强有力的支持。

2.《高等代数Ⅱ》

在医学数据学专业的学习路径中,继《高等代数Ⅰ》之后,学生进一步学习《高等代数Ⅱ》,是为了深化和扩展其数学理论基础,特别是在二次型、线性空间、线性变换和欧氏空间等高级主题上,这些高等代数概念和工具在处理复杂的医学数据分析、模型建立和理论研究中发挥着至关重要的作用。建议学时数96学时,授予学分5学分。以下是《高等代数Ⅱ》对医学数据学专业培养目标实现的贡献：

(1)深化数学和统计学基础

①二次型理论。在医学数据分析中,二次型可以用于描述数据的变异性和分布特性,对于研究遗传数据、影像数据等的特征提取和分类问题至关重要。

②线性空间与线性变换。这些概念为理解和应用多维数据空间提供了数学基础,支持了在高维数据集上的操作,如降维、分类、聚类等,这些都是医学数据科学中常见的需求。

(2)强化计算思维和数据处理能力

①提升数据处理技能。通过深入理解线性空间和线性变换,学生能够更加熟练地处理和分析大规模医学数据,特别是在进行图像识别、序列比对等任务时的数据预处理和特征工程。

②增强算法设计与优化能力。《高等代数Ⅱ》的知识使学生能够在算法设计中考虑到数据的高维性和复杂性,提高算法的效率和准确性,对于机器学习和人工智能在医学领域的应用尤为重要。

（3）促进高级思维能力的发展

①抽象思维能力的进一步提升。线性空间和欧氏空间的学习，要求学生能够在更高层次上进行抽象和概括。这对于培养学生的创新思维和解决复杂问题的能力非常有帮助。

②逻辑推理与数学论证。《高等代数Ⅱ》进一步加深了学生对数学严密逻辑的理解，这对于在医学研究和数据分析中进行有效的论证和证明非常重要。

（4）为专业实践和研究工作打基础

①支持医学研究和实践。掌握《高等代数Ⅱ》中的高级代数理论和方法，可以使学生在医学研究中进行更复杂的数据建模和分析，如使用二次型理论分析生物信息学数据，应用线性空间理论处理医学图像数据。

②培养创新和研究能力。通过系统地学习和深入探索高等代数的高级主题，学生能够在数据密集型医学、数字医学和智能医学等领域中进行创新性研究和实践，推动医学科技的发展。

总之，《高等代数Ⅱ》通过其对高级代数概念和方法的深入学习，不仅加深了医学数据学专业学生的数学基础，而且为他们在高级数据分析、模型建立、医学研究和专业实践中的成功奠定了坚实基础。

三、概率论与数理统计

《概率论与数理统计》课程在医学数据学专业的培养方案中占据核心地位，因为它既强调了必要的思维方式，也着重于实践能力的培养。该课程为学生提供了处理和分析数据密集型医学、数字医学和智能医学问题所需的理论基础和实用技能。建议学时数32学时，授予学分2学分。以下是课程内容与医学数据学培养目标之间的对应关系，展现了思维与能力并重的重要性：

1. 提升医学数据学的核心思维能力

（1）数据思维。通过随机事件的概率计算和随机变量分布的学习，学生能够更好地理解和解释医学数据背后的随机性和不确定性，为数据驱动的医学决策提供理论支撑。

（2）统计思维。参数估计和假设检验的学习，使学生掌握如何从样本数据推断总体特性，理解统计显著性和置信区间，对于评估医学研究结果和临床试验具有重要意义。

（3）计算思维。该课程使学生学会使用计算技术实现概率统计方法，加强在大数据环境下的数据分析和处理能力。

（4）因果思维。条件概率和贝叶斯公式的应用，培养学生分析和推断数据之间因果关系的能力，这在疾病预测、风险评估、临床试验等方面至关重要。

2. 加强实际能力培养

（1）数据分析能力。本课程训练学生使用概率论与数理统计的方法来分析实际医学数据，包括疾病发生率的计算、治疗效果的评估等，增强了在真实情境下应用统计分析的能力。

（2）问题解决能力。通过对统计量及其分布、多维随机变量及其分布等高级主题的学习，学生能够处理更复杂的医学统计问题，如多因素疾病风险分析、复杂数据集的关联性分析等。

（3）科研能力。统计推断的知识使学生能够设计和评估科学实验，包括确定样本量、选择适当的统计方法、解释研究结果，为从事医学研究提供了坚实的基础。

（4）决策支持能力。通过学习大数定律和中心极限定理等理论，学生能够更准确地理解样本数据对总体特性的估计，为基于数据的医疗决策提供理论依据和实践方法。

《概率论与数理统计》不仅为医学数据学专业学生提供了理论知识，更重要的是，通过这门课程的学习,学生能够将这些理论应用于解决实际问题,特别是在数据密集型的医学环境中,有效地支持了数据分析、研究设计、结果解释和决策制定等关键技术的掌握,为成为高级专门人才奠定了坚实的基础。

四、统计推断与计算

医学数据学专业致力于培养具备跨学科能力的高级专门人才,能够在数据密集型医学、数字医学和智能医学新兴领域中发挥重要作用。专业培养目标不仅涵盖了数据采集、处理、分析与应用的全链条能力,也强调了数据思维、计算思维、统计思维和因果思维的重要性。为实现这些培养目标,《统计推断与计算》课程显得尤为重要,该课程不仅深化了统计推断理论,如参数估计、假设检验、回归分析、方差分析等,还涵盖了统计计算的方法,包括随机模拟、数值优化、贝叶斯推断等现代统计学的关键技术。这些内容直接对应医学数据学专业培养目标中的数据分析和处理能力,特别是在大数据环境下的医学研究和应用中,对数据进行有效处理和深入分析的能力显得尤为重要。建议学时数88学时,授予学分5.5学分。其重要性体现在如下几个方面。

1. 培养医学数据学专业学生的综合思维能力

(1)数据思维。数据思维是医学数据学专业学生必须掌握的核心能力之一,它要求学生能够理解数据的内在价值和意义,并能通过数据解决实际问题。《统计推断与计算》课程,通过教授学生如何从数据中提取信息、如何对数据进行有效地整理和分析,以及如何基于数据作出合理的推断,以培养学生的数据思维。通过学习这门课程,学生将能够熟练地运用统计方法和计算工具,从而更好地理解数据背后的含义,提升解决问题的能力。

(2)统计思维。统计思维包含对数据生成过程的理解、数据变异性的认识以及数据分析过程中不确定性的量化和控制。《统计推断与计算》课程深入探讨了统计量的性质、抽样分布、参数估计、假设检验等统计推断的核心概念,强化了统计思维的培养。这些内容帮助学生构建处理不确定性和变异性数据的能力,同时训练学生在面对数据分析问题时,能够从统计学的角度进行思考和判断。

(3)计算思维。计算思维涉及利用计算机科学的原理、方法和工具来解决问题、设计系统和理解人类行为。在《统计推断与计算》课程中,通过教授随机模拟、数值优化、贝叶斯推断以及现代统计软件(如R、Python等)的应用,学生将学会如何使用计算方法来实现复杂的统计分析,从而培养计算思维。这种思维方式不仅使学生能够高效地处理和分析大规模数据集,也能够在面对复杂问题时,灵活选择和设计有效的解决策略。

(4)因果思维。因果思维是医学数据学专业学生理解和解析数据中因果关系能力关键。《统计推断与计算》课程通过介绍回归分析、方差分析等统计模型,使学生能够掌握识别和推断变量间因果关系的方法。此外,课程中对因果推断理论的探讨,如潜在结局框架、因果图等,进一步加深了学生的因果思维,使其在面对医学研究数据时,能够更加准确地识别因果关系,为医学研究和临床决策提供科学依据。

总之,《统计推断与计算》课程在培养医学数据学专业学生的数据思维、统计思维、计算思维和因果思维上均起到了关键作用。通过深入学习这门课程,学生不仅能够掌握先进的统计分析方法和计算技术,还能在数据分析过程中发展全面的思考方式,为成为医学数据领域的高级专业人才奠定坚实的基础。这些综合思维能力的培养,将使学生能够在未来的学习和工作中,有效地处理和分析医学数据,为医学研究和临床实践提供强有力的综合思维支持和强有力的科学依据。

2. 培养医学数据学专业学生的理论水平和实践能力

（1）建立深厚的统计理论基础。上述《概率论与数理统计》为学生提供了处理不确定性信息的数学模型和基础统计分析方法奠定了初步的统计理论基础，而《统计推断与计算》在此基础上，进一步加深学生对统计推断的理解，涵盖参数估计、假设检验、回归分析等高级统计方法，为学生解决更复杂的医学数据分析问题提供了必要的理论支持。

（2）强化统计计算与实践能力。随着医学数据的规模和复杂性的增加，传统的统计方法已难以满足实际需求。《统计推断与计算》课程通过介绍随机模拟、数值优化、贝叶斯推断等现代统计计算方法，不仅扩展了学生的统计分析工具箱，也极大地提升了他们的数据处理和分析能力，满足了医学数据学专业对高级专门人才的实践能力要求。

（3）跨学科能力的培养。医学数据学专业的核心在于跨学科，这要求学生能够将统计学理论应用于医学领域的具体问题。《统计推断与计算》课程通过引入丰富的生物医学数据分析案例，帮助学生理解和掌握统计方法在实际医学研究中的应用，培养学生的跨学科思维和能力，使其能够在复杂的医学数据环境中作出准确的推断和决策。

3. 对标医学数据学专业培养目标

医学数据学专业的培养目标强调在数据密集型医学领域的应用能力，这不仅包括数据的采集和处理，更重要的是对数据进行深入的分析和合理的解读。《统计推断与计算》课程正是连接基础统计理论与医学数据应用的桥梁，通过对高级统计方法和计算技术的学习，使学生能够在未来的学习和工作中更好地应对数据分析的挑战，实现专业培养目标。

总之，《统计推断与计算》是医学数据学专业中不可或缺的一门课程。它不仅为学生提供了必要的统计学理论知识和计算技能，还通过培养数据思维、统计思维、计算思维和因果思维，全面提升了学生的综合分析能力。这些能力的培养，对于学生未来在医学数据分析、医学研究以及临床决策的工作至关重要，也是医学数据学专业学生走向成功的关键。

第二节　医学数据学的计算机基础课程

在医学数据学专业的培养方案中，学习《高级程序设计语言（C语言）》和《数据结构与算法》等课程是至关重要的。这些课程不仅为学生提供了处理和分析医学数据所必需的计算工具和技术，而且深入培养了他们的计算思维和问题解决能力。通过学习C语言，学生能够掌握编程的基础，学会用计算机语言表达和解决问题，这对于后续开发用于数据处理和分析软件至关重要。《数据结构与算法》课程则进一步加强了学生对于数据的组织、存储和处理的理解，使他们能够设计出高效的算法来处理大规模医学数据集，支持医学研究和临床决策。这些课程的学习，直接支持医学数据学专业的核心培养目标，以培养学生具备数学、统计学、计算机/软件科学的基础理论和基本技能。特别是在"数据密集型医学、数字医学和智能医学"的新医科背景下，这些技能是学生进行数据"采集汇聚－整理优化－挖掘分析－转化应用"等关键技术操作不可或缺的。通过理论学习和实践操作有机结合，学生能够在真实的医学数据处理场景中应用所学知识，解决实际问题，为他们将来在医学数据科学领域的深入研究和专业实践打下坚实的基础。

一、高级程序设计语言（C语言）

《高级程序设计语言（C语言）》这门课程对于医学数据学专业学生而言，是建立强大编程基础、培养高效问题解决能力及进一步掌握数据处理技术的关键。该课程紧密结合医学数据学专业的培养目标,不仅注重计算思维、数据思维的培养,同时也侧重于实践能力的提升。建议学时数88学时,授予学分4.5学分。以下是《高级程序设计语言(C语言)》课程与医学数据学专业培养方案关系的阐述。

1. 基础知识与技能的培养

(1)编程基础。C语言作为一种应用广泛的高级程序设计语言,对学生掌握计算机程序设计的基本概念、数据类型、控制结构、函数等提供了坚实的基础。这为学生后续学习更复杂的数据结构、算法及其它编程语言打下了基础。

(2)算法逻辑思维。通过学习C语言,学生能够培养结构化和过程式编程的思维模式,这对于提高编程效率、解决实际问题具有重要意义。

2. 计算思维的培养

(1)问题分析与抽象建模。C语言课程通过理论与实践相结合的方式,使学生学会如何将现实问题抽象为计算机程序能够处理的模型,进一步强化了学生的计算思维。

(2)程序设计能力。学生将学会如何使用C语言进行程序设计、调试和优化,这不仅提升了他们使用计算机解决问题的能力,也加深了对计算机系统工作原理的理解。

3. 数据处理与分析能力的加强

(1)数据操作与管理。通过C语言的数组、指针、结构体等高级功能,学生可以有效地进行数据收集、处理和存储,为处理医学大数据奠定技术基础。

(2)算法开发与优化。C语言的高效性使其成为开发数据处理和分析算法的理想选择。掌握C语言,学生能够针对医学数据分析需求,设计并实现高效算法。

4. 跨学科应用能力的培养

(1)医学数据应用。通过学习C语言,学生能够在医学影像处理、生物信息学等跨学科领域进行编程和算法开发,直接支持医学研究和临床应用。

(2)工程思维与创新思维。本课程注重工程思维与创新思维的培养,通过具体案例分析和实践训练,鼓励学生探索C语言在医学数据科学领域的新应用,培养解决实际问题的创新能力。

总之,《高级程序设计语言(C语言)》课程为医学数据学专业学生提供了编程语言的基础知识、数据处理与分析技能以及跨学科应用能力培养,这些都是实现专业培养目标、掌握数据"采集汇聚—整理优化—挖掘分析—转化应用"关键技术和具备行业实践能力的基石。通过学习该课程,学生将为未来在数据密集型医学领域的深入研究和专业实践打下坚实的基础。

二、数据结构与算法

医学数据学专业旨在培养具备深厚的数据学理论基础、丰富的实践能力和跨学科知识的高级人才。专业的培养目标聚焦于数据密集型医学、数字医学和智能医学等新兴领域,强调数据思维、计算思维、统计思维和因果思维的重要性。在这一背景下,《数据结构与算法》课程作为计算机科学的基石,对于医学数据学专业学生具有不可替代的重要性。建议学时数96学时,授予学分5学分。以下是《数据结构与算法》课程与医学数据学专业培养方案关系的阐述。

1. 数据处理与管理基础

(1)掌握概念与理论。《数据结构与算法》通过介绍线性表、栈、队列、二叉树、图等基础数据结构,为学生提供了一套有效组织、存储和管理数据的方法。这些基础概念是理解更复杂数据模型(如医学影像数据、基因序列数据等)的前提。

(2)精通算法流程。通过学习排序、搜索等算法,学生能够对数据进行高效处理和分析。在数据密集型医学领域,如何快速准确地处理大规模数据集,直接影响到数据分析的效率和质量。

2. 培养数据分析与挖掘能力

(1)提升数据分析效率。掌握高效的数据结构和算法,可以显著提高数据处理、分析和挖掘的速度,特别是在处理大数据环境下的医学信息时,能够有效地缩短数据预处理和分析的时间。

(2)增强数据挖掘深度。对复杂数据结构(如图和树)和高级算法(如图遍历、最短路径、最小生成树算法)的理解,为医学数据的深入挖掘提供了可能,如疾病模式识别、患者分型等。

3. 提升跨学科综合思维和应用能力

(1)培养数据思维。数据思维是理解数据的内在价值和意义,并能通过数据解决实际问题的能力。在《数据结构与算法》课程中,学生学习到的不仅仅是数据的存储和操作技术,更重要的是通过算法解决实际问题的能力。例如,通过学习排序和搜索算法,学生可以理解如何高效地组织和检索数据,这不仅提高了处理大规模医学数据集的效率,也培养了学生发现数据背后潜在关联和模式的能力。此外,掌握复杂数据结构(如图和树),可使学生能够更深入地理解医学数据的内在结构,如患者健康记录的层次结构、基因数据的网络关系等,从而在数据分析和挖掘过程中做出更加准确的推断和决策。

(2)提升计算思维。计算思维涉及利用计算机科学的原理、方法和工具来解决问题、设计系统和理解人类行为。《数据结构与算法》课程通过教授如何使用合适的数据结构和算法来优化问题解决方案,强化了学生的计算思维。学生不仅学会了如何编写高效的程序来实现数据结构和算法,更重要的是学会了如何分析和比较不同算法的时间复杂度和空间复杂度,从而选择或设计出最合适的算法解决医学数据分析中的实际问题。这种能力对于处理大数据集特别是在医学研究和临床决策支持系统中的应用至关重要。

(3)支持统计思维和因果思维。良好的数据结构与算法基础能够支持复杂的统计分析和因果推断研究,为医学研究提供强大的数据处理能力,确保分析结果的准确性和可靠性。

总之,《数据结构与算法》课程是医学数据学专业学生的必修课程。它不仅构建了学生处理和分析医学大数据的基础框架,还为学生提供了一种逻辑思维和问题解决的方式。通过深入学习该课程,医学数据学专业学生能够在数据密集型医学领域发挥重要作用,具备高效处理、分析和应用医学数据的能力,从而实现医学数据学专业的培养目标,成为在新医科领域具有竞争力的高级专门人才。

第三节 医学数据学的生物医学基础课程

在医学数据学专业的教育体系中,学习《医学生物学》《人体结构与功能》《疾病学基础与药物干预》等课程,对于实现专业的培养目标具有根本性的重要意义。这些课程为学生提供了理解和分析医学数据所必需的医学基础知识,确保学生能够在数据密集型医学、数字医学和智能医学领域中,进行有效的数据采集、整理、分析和应用。《医学生物学》作为基础课程,向学生介绍生命科学的核心概念和原理,包括细胞生物学、遗传学、分子生物学等。这些知识为理解生物医学数据的生物学背景提供了基础,使学生能够从分子层面理解健康和疾病的生物学机制,为后续的数据分析提供了必要的生物学视角和理论支持。《人体结构与功能》深入讲解了人体各系统的结构和功能,包括循环系统、呼吸系统、消化系统等。通过学习这一课程,学生不仅能够掌握人体各器官系统的基本知识,还能理解这些系统如何相互作用以维持生命活动和健康状态。这一理解对于分析生理参数、临床指标等医学数据至关重要,使学生能够准确解读数据中的生理信息,并在此基础上进行更深入的健康状况评估和疾病预测。《疾病学基础与药物干预》课程则专注于疾病的病理机制、诊断标准及药物治疗原理,让学生全面了解常见疾病。这不仅增强了学生识别和分析与特定疾病相关的医学数据的能力,也为学生提供了评估药物治疗效果、进行药物研发数据分析的基础知识。

总之,通过这些医学基础课程的学习,医学数据学专业的学生能够建立起扎实的医学知识体系,这不仅使他们在处理医学数据时能够更准确地理解数据背后的医学含义,也为他们将来在跨学科团队中沟通和解决实际问题提供了坚实的基础。

一、医学生物学

在医学数据学领域,《医学生物学》是基础且关键的课程,因为它直接支持了跨学科学习和实践能力的培养。首先,生物学知识是理解医学数据源(如生物医学实验和临床试验)的基石,帮助学生深刻理解数据背后的生物医学现象。其次,该课程促进数据思维、计算思维、统计思维和因果思维的跨学科融合,使学生能够综合不同学科的知识解决复杂的医学数据问题。此外,通过介绍最新的生命科学进展,课程不仅拓宽了学生的知识视野,还增强了学生的实际问题解决能力和科学研究技能,包括数据收集、分析、解读及知识汇总。最后,《医学生物学》为理解和分析健康大数据提供了必要的生物学基础知识,尤其是在细胞生物学、分子生物学和跨组学大数据分析技术等方面。这门课程在培养学生的专业素养、跨学科思维、科研方法、实践能力及理解健康大数据的生物学基础上发挥着不可或缺的作用。建议学时数64学时,授予学分3学分。对标医学数据学专业的培养目标,《医学生物学》课程在医学数据学专业培养方案中的重要性体现在以下几个方面。

(1)构建数据科学的生物医学基础。《医学生物学》深入讲授生物医学的基本知识和最新进展,尤其是细胞生物学和分子生物学等知识,这对于理解和处理健康大数据至关重要。这一教学内容直接对应专业培养方案中提到的"了解生物学、基础医学、临床医学的基本知识"的要求,为学生在后续的数据收集、整理和分析工作中提供了坚实的生物医学理论支撑。

(2)促进跨学科思维形成。医学数据学专业强调数据思维、计算思维、统计思维和因果思维的培养,在这一框架下,《医学生物学》通过介绍生物学原理和医学数据的关系,帮助学生将生物医学知识与数据科学技能相结合,形成跨学科思维模式。这种跨学科融合思维是解决复杂医学数据问题所必需的。

(3)加强专业素养和实践能力。《医学生物学》不仅提供理论知识,还重视介绍最新科学研究成果,培养学生的研究兴趣和创新能力。这与医学数据学专业培养方案中强调的"具备研究设计和数据分析的基本技能"及"具有科学思维的创新精神"相呼应,为学生日后的专业实践和科研工作奠定基础。

(4)支持行业实践能力培养。通过学习《医学生物学》,学生能够掌握如何从生物医药数据中挖掘有价值的医学信息,这直接服务于医学数据学专业培养目标中的熟练掌握数据'采集汇聚－整理优化－挖掘分析－转化应用'系列关键技术且具备行业实践能力的要求。课程中的案例分析和实际应用练习,为学生未来在数据密集型医学、数字医学和智能医学领域的职业生涯,提供了实践经验和技能准备。

总之,《医学生物学》通过其教学内容和目标,与医学数据学专业培养方案的各项要求相吻合,为学生提供了理解和分析健康大数据所需的生物医学基础,促进了必要的跨学科思维模式的形成,加强了专业素养,并支持了实践能力的培养。

二、人体结构与功能

《人体结构与功能》是医学数据学专业的关键基础课,旨在为学生提供人体解剖、组织及生理学的深入理解,支持专业目标"培养能在数据密集型医学领域熟练应用数据技术的专门人才"。课程通过理论与实践相结合的方式,加深学生对人体器官系统结构和功能的认识,强化实验操作能力和临床疾病理解,为临床数据分析和疾病模式识别打下基础。同时,采用慕课、翻转课堂增强自主学习,鼓励科研兴趣和创新思维。这门课程确保学生在新医科领域中具备专业素养和实践能力,建议学时数80学时,授予学分5学分,其重要性体现在如下3个方面。

(1)基础医学知识的重要性。《人体结构与功能》为医学数据学专业铺设了扎实的基础医学框架,涵盖人体解剖学、组织学和生理学等领域。这一知识体系对于理解健康大数据至关重要,因为大数据的每一项指标都与人体的某个部分或功能紧密相关。掌握这些基础知识,学生能将医学数据与生物医学现象有效链接,为数据分析提供生物学依据。

(2)促进跨学科思维的形成。《人体结构与功能》课程强调解剖学、组织学和生理学知识在数据密集型医学领域的应用,推动了数据思维与生物医学思维的交叉融合。这种跨学科思维的培养,使学生能够在复杂的医学数据分析中应用多维度的知识,从而提升解决实际问题的能力。此外,课程还激励学生探索数据背后的医学原理,进一步增强了他们的计算思维和统计思维。

(3)培养专业实践能力。通过结合实践教学,《人体结构与功能》课程使学生在实验室环境中学习观察、分析人体标本和器官的技能,这对于后期的数据采集和分析工作至关重要。实验操作能力的提升,直接增强了学生的行业实践能力,使其能在未来的工作中更加自如地处理和解析医学数据。同时,课程通过引入最新的科研进展,培养学生的创新思维和科研兴趣,为医学数据学领域的研究与发展作出贡献。

总之,《人体结构与功能》不仅是医学数据学专业学生必备的基础医学课程,也是培养其成为能够跨学科工作、具备高级专门技能人才的关键。通过深入学习该课程,学生将为未来在数据密集型医学、数字医学和智能医学领域的学习和工作打下坚实的基础。

三、疾病学基础与药物干预

《疾病学基础与药物干预》课程对医学数据学专业学生的重要性不言而喻。它通过整合病理学、病理生理学和药理学的核心知识,为学生提供了深入理解疾病机制及药物干预方法的平台。这对于正确分析健康大数据、识别疾病模式进而开发新的治疗策略至关重要。课程内容覆盖从分子到系统级别的疾病变化,强调疾病的病因、发病机制以及干预靶点的理解,直接支撑了医学数据学专业的核心培养目标。学生通过学习,不仅能掌握疾病学的基础理论和知识,还能提高科学思维和医学素养,增强解决复杂医学问题的能力。此外,课程鼓励学生通过案例分析和问题解决训练,加深对医学研究前沿知识的了解,培养创新思维。这不仅为学生日后的专业学习和实践打下坚实基础,也为将来在数据密集型医学领域的职业生涯,特别是在数字医学和智能医学新兴领域内的工作,提供了重要支撑。因此,《疾病学基础与药物干预》是培养医学数据学专业学生不可缺少的一环,关键在于为未来的医学数据分析和应用奠定坚实的医学基础。建议学时数80学时,授予学分5学分。其重要性体现在如下3个方面。

1. 基础理论与专业素养

(1)理解疾病机理。《疾病学基础与药物干预》通过阐述疾病发生的病因、病理生理机制等,为学生提供了解析健康大数据中疾病模式的医学基础。这直接支撑了医学数据学专业的目标,即在数据科学的理论体系下,理解和应用健康大数据。

(2)融合跨学科知识。该课程的多学科交叉特性,涵盖病理学、病理生理学和药理学,为医学数据学专业学生提供了一个理想的跨学科知识融合平台。这种融合对于形成数据思维、计算思维等跨学科思维模式至关重要。

2. 技能培养与实践能力

(1)分析与解决问题的能力。课程设计要求学生掌握疾病学的基础理论和基本技能,强调通过案例分析提高科学思维和医学素养。这种教学方法培养学生使用数据科学工具分析疾病模式和药物干预效果的能力,直接提升了他们的专业实践能力。

(2)前沿动向与创新思维。引入医学研究的前沿动向,该课程不仅扩宽了学生的专业视野,也鼓励他们提出创新性问题和解决方案。这种培养模式与医学数据学专业培养目标相契合,即形成能够熟练掌握数据关键技术并具备行业实践能力的高级专门人才。

3. 培养医学数据学综合思维能力

(1)数据思维。通过学习疾病的病因、机制和治疗方法,学生能够理解健康数据背后的医学原理,提升他们利用数据解读和预测疾病发展趋势的能力。《疾病学基础与药物干预》课程通过具体疾病案例,训练学生识别数据模式,强化了他们的数据思维。

(2)计算思维。该课程促进学生使用计算工具和算法来分析疾病数据,包括模拟药物反应和病理过程等。通过构建疾病模型,学生学会如何应用计算方法解决复杂的生物医学问题,这是计算思维的核心。

(3)统计思维。统计思维在《疾病学基础与药物干预》中的应用,主要体现在疾病流行病学数据分析和药物效果评估上。学生通过该课程学习如何运用统计学原理和方法来设计研究、分析数据和解释结果,这对于在医学研究和数据分析中做出准确判断至关重要。

(4)因果思维。疾病学的学习让学生探索疾病的成因和结果之间的关系,培养他们的因果思维。理解疾病发展的因果链条和药物干预的效果,对于预测治疗结果和制订个性化治疗计划非常重要。学生通过掌握这些因果关系,能够更有效地分析和解释健康大数据。

总之,《疾病学基础与药物干预》课程是医学数据学专业不可缺少课程,它不仅提供了深入理解疾病机理的医学基础,而且通过跨学科知识融合,为学生的全面发展提供了坚实基础。该课程通过培养学生分析问题、解决问题的能力,加强了他们的专业实践能力和创新思维,为未来在数据密集型医学领域的工作奠定了坚实的基础。

本章总结

本章深入阐述了医学数据学专业的基础课程体系。首先,分析了《数学分析Ⅰ》《数学分析Ⅱ》《数学分析Ⅲ》《高等代数Ⅰ》《高等代数Ⅱ》《概率论与数理统计》和《统计推断与计算》等数学基础课程,对培养医学数据学专业学生形成数据思维、计算思维、统计思维和因果思维模式的重要意义,以及对学生提供处理和分析大数据所需的数学基础和专业实践能力的实践意义。其次,阐述了《高级程序设计语言(C语言)》和《数据结构与算法》等计算机课程对培养医学数据学专业学生形成计算思维和数据思维模式、具备数据操作基础、软件编程基础的现实意义。最后,阐述了《医学生物学》《人体结构与功能》和《疾病学基础与药物干预》等生物医学基础课程对于实现医学数据学专业培养目标的根本性意义,以及培养学生理解和分析医学数据所必需的医学基础知识,确保学生能够在数据密集型医学、数字医学和智能医学领域中,进行有效的数据采集、整理、分析和应用;旨在建立起扎实的医学知识体系,准确地理解数据背后的医学含义,为他们将来在跨学科团队中工作、沟通和解决实际问题提供坚实的生物医学基础。

第六章　医学数据学专业桥梁课程体系

　　医学数据学专业是面向"数据密集型医学、数字医学和智能医学"的新兴领域,致力于培养具备深厚的理论基础和实践能力的高级专门人才。这一目标的实现,离不开《临床疾病研究概述》《生物统计学》《流行病学》《医用多元统计学》《健康大数据编程基础》《健康大数据统计软件》《健康大数据SQL编程》和《医学数据学导论》等核心桥梁课程的系统学习。在沟通理论与实践的桥梁方面,《临床疾病研究概述》为学生提供了临床领域的基础知识,帮助学生理解医学数据的临床意义,为之后的数据分析和应用打下基础;《生物统计学》和《医用多元统计学》介绍了统计学在生物医学研究中的应用,让学生掌握如何利用统计方法解决医学研究问题,这是进行高质量医学研究的基石;《流行病学》则为学生提供了疾病分布和影响因素的科学研究方法,是理解和分析健康大数据中疾病模式的关键。在数据技能核心能力培养方面,《健康大数据编程基础》《健康大数据统计软件》和《健康大数据SQL编程》等课程,共同构成了医学数据科学家处理和分析大规模健康数据集的技术基础。这些课程教授学生如何有效地操控数据,从数据清洗到数据分析,都是实现数据转化为知识和决策支持的必经之路。在专业素养塑造方面,《医学数据学导论》作为专业的入门课程,向学生介绍了医学数据学的基本概念、理论框架、学科内涵、工作路径和应用领域,帮助学生建立起整个领域的宏观认识和兴趣,为后续深入学习奠定基础。总之,通过学习这些桥梁课程,学生不仅能够获得必要的理论知识,更能在实践中应用这些知识解决实际问题,形成数据思维、计算思维、统计思维和因果思维的综合能力。这种跨学科的知识和技能训练,确保了学生能够在数字医学和智能医学领域发挥关键作用,促进健康医疗数据的有效利用,最终提高健康医疗服务的质量和效率。

　　本章系统阐述医学数据学专业桥梁课程体系。

第一节　医学数据学桥梁课程体系概述

　　医学数据学专业,致力于培养能够在数据密集型医学领域内发挥核心作用的高级专门人才,通过跨学科的课程体系,从数学、计算机科学到医学数据分析的各个方面系统性地构建学生的知识框架和技能。在此过程中,桥梁课程体系扮演了至关重要的角色,它不仅连接了基础课程与专业课程,而且为学生从理论学习到实践应用的过渡提供了必要桥梁。通过《临床疾病研究概述》《生物统计学》《流行病学》等课程,学生能够将数学和计算机科学的基础知识应用于具体的医学数据分析中,为解决实际医疗问题奠定基础。同时,《健康大数据编程基础》和《医学数据学导论》等课程进一步增强了学生对医学数据学领域的深入理解,使其能够更好地掌握数据采集、整理、分析到应用的全过程。这些桥梁课程不仅强化了学生的理论知识和实践技能,也为其进入更高阶的专业课程学习和未来的职业生涯打下了坚实的基础。通过这一桥梁课题体系,医学数据学专业有望成功地培养了既具备扎实数学和计算机科学基础,又能够熟练应用专业知识于医学数据分析的复合型人才,满足了现代医学领域对高质量数据分析人才的迫切需求。

一、基础课程与桥梁课程间的逻辑关系

医学数据学专业的基础课程体系与桥梁课程体系之间的逻辑对应关系,体现了一种由基础到应用、由理论到实践的渐进式学习路径。基础课程体系为学生提供了强大的理论基础和技术工具,包括数学、计算机科学以及生物医学的核心知识。这为进一步的专业学习打下坚实的基础,这特别体现是在数据处理、统计分析、编程技能以及对生物医学问题的基本理解方面。然后,桥梁课程体系在此基础上进一步引导学生将这些基础知识应用于医学数据分析的具体场景中,实现知识的跨领域融合和应用。基础课程体系和桥梁课程体系,这两个体系之间存在明确的逻辑对应关系,确保学生能够从理论学习平稳过渡到实际应用。

(1)数学与统计基础对应统计应用。基础课程中的《数学分析》《概率论与数理统计》等课程为学生提供了解决实际问题所需的数学和统计知识。桥梁课程如《生物统计学》《医用多元统计学》则具体教授如何将这些知识应用于医学数据分析,体现了从理论到应用的直接对应。

(2)计算机科学基础对应数据处理技能。《高级程序设计语言(C语言)》和《数据结构与算法》等基础课程培养了学生的编程和算法解决能力。这些能力在桥梁课程如《健康大数据编程基础》和《健康大数据SQL编程》中具有重要应用价值,学生需要利用这些编程技能来处理和分析健康大数据,展现了编程基础与实际数据处理技能之间的逻辑联系。

(3)生物医学基础对应临床数据理解。基础课程中的《医学生物学》《人体结构与功能》为学生提供了医学基础知识。这些知识在桥梁课程《临床疾病研究概述》中发挥作用,帮助学生理解医学数据的背景,将医学知识与数据分析相结合,展示了从医学基础到临床数据分析的逻辑过渡。

医学数据学专业的基础课程体系与桥梁课程体系之间的逻辑对应关系,体现了教学设计的科学性和合理性。通过这种结构化的课程设置,学生能够在掌握数学、计算机科学以及生物医学的基础知识后,通过桥梁课程将这些知识应用于实际的医学数据处理和分析中。这不仅确保了学生能够全面理解和掌握医学数据学的核心内容,还为培养学生的实践能力和解决实际问题的能力,提供了坚实的基础。

二、桥梁课程与专业课程间的逻辑关系

医学数据学专业的桥梁课程体系和专业课程体系之间的关系是渐进式和互补的,目的在于确保学生能够将基础知识有效转化为解决实际医学问题的专业能力。桥梁课程体系,起着承上启下的作用,不仅巩固了基础课程提供的理论知识和技能,还为专业课程的高级知识做好铺垫。它们使学生了解如何将数学、计算机科学的方法应用于具体的医学数据分析中,为学生进一步深入学习专业课程中的大数据治理技术、高级数据分析技术以及健康大数据政策与法规等内容提供必要的基础和框架。专业课程体系则进一步强化学生的知识和技能,不仅要求学生掌握数据分析的高级技术,还要求他们理解数据分析在实际医疗健康领域应用中的伦理、法律和政策框架。这些专业课程依托桥梁课程体系所建立的基础,进一步拓宽了学生的视野,使他们能够在更复杂的实际情境中应用数据分析技术,解决更高层次的医学问题。桥梁课程与专业课程之间具有严格的逻辑对应关系:

1.桥梁课程到专业课程的知识铺垫

(1)增强数据处理能力。①桥梁课程。通过《健康大数据编程基础》和《健康大数据SQL编程》等课程,学生学会基础的数据处理和数据库查询技能。②专业课程。在《健康大数据治理技术》等课程中,这些基础技能被用来处理复杂的数据治理问题,展示了从基础数据操作到高级数据管理的逻辑延伸。

(2)深化统计分析技能。①桥梁课程。《生物统计学》和《医用多元统计学》课程让学生掌握分析医学数据的基础统计方法。②专业课程。在《大数据因果推断技术》等课程中,这些统计分析技能被进一步深化,应用于更复杂的数据分析场景,如因果关系的探索等。

2.培养实践能力

(1)临床数据分析的实践。①桥梁课程。《临床疾病研究概述》提供了临床医学的基本概念和数据需求。②专业课程。在《大数据临床试验技术》和《大数据真实世界研究技术》课程中,上述基本概念被用于设计和分析实际的临床试验,体现了从理论到实践的应用转化。

(2)整合跨学科知识。①桥梁课程。诸如《流行病学》等课程为学生提供了医学研究设计的基础理论知识。②专业课程。在《生物信息大数据技术》和《跨组学大数据分析技术》中,这些基础知识与数据科学技能相结合,用于解决生物信息学和跨组学研究中的实际问题。

3.发展高级技能

通过《医学数据学导论》等桥梁课程,使学生了解医学数据学的基本原理和应用领域,而通过《健康大数据人工智能技术》等专业课程将这些基础知识提升至应用层面,训练学生在医学数据分析中使用人工智能技术。

总之,桥梁课程与专业课程之间的逻辑对应关系,体现了医学数据学专业培养模式的核心——确保学生的知识和技能能够从基础到高级、从理论到实践的自然过渡。这种结构化的课程设计使学生能够在完成基础和桥梁课程后,顺利地进入更为复杂和专业化的学习阶段,最终形成具备行业实践能力的高级专门人才。

三、桥梁课程的意义

医学数据学专业的桥梁课程体系在教育过程中起着承上启下的关键作用,它确保学生能够将基础理论知识顺畅地转化为对实际医疗问题的专业分析与解决能力。通过整合和数学、计算机科学以及生物医学的基础知识,这些课程为学生深入理解并掌握高级数据分析技术、数据治理原则以及医学数据的法律伦理等提供了坚实的预备知识。它们不仅加强了学生的数据处理、统计分析及编程技能,也促进了对医学数据分析在真实世界应用中的深刻理解,包括如何在保证数据安全和遵守相关法规的前提下,有效地采集、整理和分析健康大数据。此外,桥梁课程还培养了学生的跨学科思维能力,使他们能够在面对复杂的健康问题时,综合运用不同领域的知识找到最佳解决方案。这样的教学设计不仅促进了学生从基础学科到专业实践的顺利过渡,也为他们未来在数据密集型医学领域的职业生涯奠定了坚实基础,满足了对高级专业人才的需求,确保了医学数据学专业能培养出既具备理论基础又能应对实践挑战的优秀人才。桥梁课程体系的承上启下意义,具体体现在如下几个方面:

1.桥梁课程的核心作用

(1)连接基础与应用。桥梁课程在医学数据学专业中扮演着至关重要的角色,它们确保学生能够将数学、计算机科学及生物医学的基础知识有效应用于实际医疗数据分析的情境中。这些课程为学生深入探索数据密集型医学、数字医学及智能医学提供了必要的预备知识。

（2）增强医学数据学思维。通过桥梁课程，学生的数据思维、计算思维、统计思维和因果思维得到显著提升，为他们在专业课程中学习更复杂的数据分析技术、数据治理和医学数据的法律伦理等内容奠定了坚实的基础。

2.教育过程中承上启下的作用

（1）承接基础理论。桥梁课程紧密承接基础课程体系中的数学、计算机及生物医学知识，使学生能够理解这些理论在医学数据学领域内的具体应用。这一过程不仅加深了学生对基础知识的掌握，也为进一步的专业学习打下了坚实的基础。

（2）启动专业实践。通过桥梁课程的学习，学生准备好进入更为高级的专业课程学习，包括高级数据分析、数据治理及伦理法规等领域。这些课程需要学生将桥梁课程中学到的数据处理、统计分析及编程技能应用于解决更为复杂的健康大数据问题。

总之，桥梁课程不仅促进了学生从基础理论到专业实践的平滑过渡，也为他们未来在数据密集型医学领域的职业生涯奠定了坚实的基础。这一教学策略确保了医学数据学专业能够培养出既具备坚实的理论知识基础，又能够在实际工作中应对挑战、解决问题的高质量专业人才。

第二节 医学数据学的方法论桥梁课程

在医学数据学专业中，方法论桥梁课程如《生物统计学》《流行病学》《医用多元统计学》以及《医学数据学导论》扮演着至关重要的角色，为实现该专业的培养目标提供了坚实的基础。这些课程共同构建了从基础理论到实际应用的桥梁，确保学生能够在数据思维、计算思维、统计思维和因果思维的基础上，熟练掌握健康大数据的采集、整理、分析到转化应用的全过程。《临床疾病研究概述》为学生提供了疾病临床基本知识；《流行病学》《生物统计学》和《医用多元统计学》课程通过教授学生如何运用流行病学设计和统计方法来处理和分析医学数据，培养了学生的统计思维和数据分析能力；《医学数据学导论》作为桥梁课程的一个重要课程，概述了医学数据学的核心概念和方法，为学生深入专业领域的学习奠定了基础。通过这门课程，学生能够全面了解医学数据科学的发展方向和应用前景，为其后续的专业学习和职业发展指明方向。总之，这些方法论桥梁课程不仅帮助学生巩固了数学、计算机科学和生物医学的基础知识，还通过引导学生理解和应用这些知识于医学数据分析中，为学生解决数据密集型医学、数字医学和智能医学中的实际问题提供了必要的工具和思维方式。这一教育模式确保了医学数据学专业能够培养出具备高级专门技能和行业实践能力的人才，满足未来医疗健康领域对高质量数据科学人才的需求。

一、临床疾病研究概述

《临床疾病研究概述》课程在医学数据学专业的培养中至关重要，它帮助学生掌握内科、外科、妇科、儿科等临床医学基本知识，为其处理健康大数据提供扎实的医学背景。该课程有助于学生理解数据的医学意义，促进医学与数据科学的融合，使其在分析临床数据时具备更强的理解能力。

《临床疾病研究基础》课程涵盖了内科、外科、妇科、儿科、口腔科、眼科、耳鼻喉科等多个临床医学领域的基本知识和研究方法，作为医学数据学专业的一门重要课程，其授课内容对学生掌握临床医学与数据科学的交叉知识体系起到了关键作用。

（1）在内科学领域，课程内容通常包括对常见内科疾病的介绍，如心血管疾病、呼吸系统疾病、消化系统疾病、内分泌与代谢性疾病等。授课内容不仅涵盖了这些疾病的病因、临床表现、诊断和治疗，还深入探讨了与这些疾病相关的流行病学数据特征。通过了解不同疾病的临床特点,学生能够掌握健康大数据的内在医学背景,进而在数据分析中识别出与疾病相关的重要变量。此外,内科学还强调数据中的病程预测和治疗反应建模,这为学生在未来的疾病预防和个性化治疗模型开发中提供了坚实的基础。

(2)在外科学领域,课程不仅涉及手术治疗的基本原理与技术,还包括术前术后的管理与评估。通过该课程,学生可以了解常见的外科手术类型,如普通外科、神经外科、骨科、心胸外科等,并学习到术中和术后的数据记录方法和指标分析。这种跨学科视角使学生在处理外科数据时,能够结合手术过程中的动态变化,更好地优化数据收集和分析模型。此外,外科疾病的数据特征通常与创伤、感染和术后并发症等相关,这些临床问题为医学数据学学生提供了丰富的研究课题和实践机会,能够帮助他们在数据分析时有的放矢地进行精准医疗的探索。

(3)在妇科学领域,授课内容主要涵盖女性生殖健康、妇科疾病的诊断和治疗等内容。比如,对于常见的妇科疾病,如子宫内膜异位症、多囊卵巢综合征、宫颈癌等,课程不仅讲解其病理生理学机制,还探讨了如何通过数据挖掘技术发现潜在的疾病风险因素和早期诊断的数字标记物。妇科疾病的数据分析往往涉及到多个生物学变量,学生通过课程可以学习如何处理复杂的、多维的临床数据,并将其转化为有用的临床信息。

(4)在儿科学领域,课程内容通常围绕儿童健康、常见儿童疾病如感染性疾病、呼吸系统疾病、消化系统疾病、免疫性疾病等展开。儿科数据的特点在于个体差异较大、生长发育迅速,临床数据变化快。课程内容教会学生如何从大量的儿童健康数据中提取有价值的信息,如何处理儿童疾病的动态数据及其特征,尤其是在长期随访中的数据分析和预测模型构建中具有重要意义。此外,儿科学中还会涉及到儿童疾病预防和公共健康的议题,这些问题对于医学数据学的学生在未来从事儿童健康大数据研究时具有指导作用。

(5)在口腔科领域,授课内容包括常见的牙科疾病如龋齿、牙周病、口腔癌等的研究。口腔数据具有其独特性,学生需要学习如何处理诸如牙齿影像、牙周健康指标等特定的数据类型,并将这些数据转化为可以应用于口腔健康管理的模型或工具。此外,口腔科疾病的数据分析还涉及影像学数据和生物标记物数据的整合与分析,这为学生提供了丰富的多模态数据处理经验,特别是在口腔医学与智能医疗设备结合的领域中有广阔的应用前景。

(6)在眼科学领域,课程内容则主要包括眼部常见疾病如白内障、青光眼、视网膜病变等的基础知识。这些疾病在医疗数据中占有很大比例,课程通过眼科学的数据特点引导学生认识到医疗影像数据在疾病诊断与管理中的重要性。通过学习眼科学数据,学生可以熟悉眼科影像的处理与分析方法,掌握如何将眼科影像与患者的临床数据、基因数据等进行整合分析,从而为眼科疾病的早期诊断和疗效评估提供有效的技术支持。

(7)在耳鼻喉科学领域,课程介绍耳鼻喉部常见疾病的基础知识,如中耳炎、鼻炎、喉癌等。这些疾病的诊疗数据为学生提供了不同类型的临床数据分析经验。特别是对于听力和嗅觉等功能性数据,学生可以学习如何设计数据收集方法,并掌握耳鼻喉疾病在医疗大数据中的关键特征。这些技能对于未来从事耳鼻喉健康相关大数据研究的学生有重要帮助。

(8)在肿瘤科领域,在肿瘤科学领域,课程涵盖肿瘤的病因、发病机制、诊断、分期、治疗和预后评估等方面的基本知识,涉及实体肿瘤如肺癌、乳腺癌及血液系统肿瘤如白血病等。由于肿瘤异质性和转移能力强,数据分析具有挑战性,学生需要掌握提取肿瘤生物标志物、影像和基因组数据的技能,并理解如何整合多模态数据用于肿瘤的早期诊断和个性化治疗决策。肿瘤治疗方式多样,课程通过生存分析、时间序列分析等方法,帮助学生优化治疗方案并评估疗效与生存质量,培养他们在肿瘤大数据分析中的应用能力。

(9)在检验科和病理科领域,课程内容涵盖了实验室检测和病理分析的基础理论和临床应用。检验科包括血液学、微生物学、生化学、免疫学等检测方法,学生需掌握如何从临床检验数据中提取关键信息,如血常规、尿常规、肝肾功能、病原微生物培养等,并结合这些数据进行疾病诊断和健康评估。课程帮助学生了解如何标准化处理检验数据,确保数据的准确性和可比性,这在个性化医疗和预防医学中尤为重要。病理科则专注于组织和细胞的病理变化分析,涵盖肿瘤、炎症、退行性疾病等常见病理学特征。学生通过学习病理数据,如组织切片、免疫组化、分子病理学分析,掌握如何从微观角度诊断疾病。病理数据不仅在疾病的确诊和分型中具有关键作用,还为个性化治疗和预后评估提供了依据。病理学结合现代数据分析技术,能够帮助学生识别与疾病进展和治疗效果相关的生物标志物,为医学数据学中的精准诊断和治疗提供有力支持。

(10)在影像科领域,课程内容涵盖了医学影像的基本原理与临床应用,帮助学生了解X光、CT、MRI、超声等成像技术。影像数据在疾病诊断、病程监控和治疗效果评估中具有重要作用。学生通过该课程能够了解如何从影像数据中提取关键的病理特征,如肿瘤大小、器官结构异常等,并结合临床数据进行综合分析。影像数据不仅提供了丰富的可视化信息,还可通过先进的图像处理算法和深度学习技术进行自动化分析和标记。影像数据的分析在医学数据学中尤为重要,尤其是在大规模数据集上进行病变的早期检测、筛查和预测模型的构建方面。影像科结合多模态数据,如临床和基因数据,为医学数据学的学生提供了全面的视角,推动精准医疗的发展。通过课程学习,学生能够理解如何整合影像数据进行个性化治疗的决策支持,并提升在医疗大数据环境中的数据处理和分析能力。

总之,《临床疾病研究基础》课程的重要授课内容不仅涵盖了多个临床医学领域的基础知识,还涉及这些领域中各类数据的收集、处理、分析与应用。学生通过系统地学习,可以将所学的医学知识与数据科学方法结合起来,从而具备处理不同类型、不同维度的健康医疗数据的能力。在未来的职业生涯中,这些知识和技能将使医学数据学专业的学生能够应对复杂的临床数据挑战,为健康大数据的分析与应用作出重要贡献。这门课程为医学数据学专业学生打下了坚实的临床医学基础,也为他们在数据驱动的医学研究与临床应用中提供了有力的支持。建议学时数80学时,授予学分5学分。

以下是《临床疾病研究概述》对标医学数据学专业培养目标的逻辑关系。

《临床疾病研究基础》课程在医学数据学专业的培养体系中起到关键作用,它帮助学生从多个维度深入理解临床医学知识,为培养数据思维、计算思维、统计思维、因果思维和实践能力提供了坚实基础。课程内容涵盖内科、外科、妇科、儿科等临床领域,强调学生掌握临床疾病的基本原理和处理方法,从而对标医学数据学专业的培养目标。

(1)培养数据思维。医学数据学专业的核心是培养学生具备强大的数据思维能力,能够从大量健康数据中提取出关键信息。《临床疾病研究基础》课程提供了大量真实的临床场景,如各类疾病的病因、诊断、治疗等,帮助学生理解这些疾病在数据中的具体表现。这种课程内容不仅使学生认识到医疗数据的重要性,还能让他们在面对海量数据时能够根据临床背景进行有效地识别和筛选。例如,学生在学习心血管疾病、肿瘤等复杂疾病时,通过分析疾病发展过程中的关键因素,逐步培养出从数据中提取出有用知识的能力。这种数据思维直接服务于健康大数据的分析和应用。

(2)塑造计算思维。医学数据学专业强调学生具备通过算法和计算方法解决复杂医学问题的能力。在《临床疾病研究基础》课程中,学生接触到的大量临床数据为计算思维的形成提供了应用背景。例如,复杂的手术流程、治疗方案的多样化、患者病程管理等,都涉及到动态、多维数据的处理。通过对这些临床知识的学习,有助于学生能够理解如何通过分解、归纳、模拟等计算思维方式,将临床问题转化为计算问题,并设计相应的解决方案。这种课程内容与专业培养目标中的"掌握计算机科学和数据学的基本理论和技术"紧密契合,为学生未来解决健康医疗中的复杂计算问题奠定了实践基础。

(3)养成统计思维。统计思维在医学数据分析中至关重要,特别是在应对临床研究和健康数据的各种不确定性时,《临床疾病研究基础》课程通过讲授疾病流行病学、诊断结果的评估、治疗方案的比较等内容,帮助学生理解如何将统计方法应用于医学问题的推理和分析。比如,学生学习到如何通过统计分析判断不同治疗方案的有效性,如何通过实验设计控制变量影响。这种统计思维的训练使学生能够在面对复杂的临床数据时,通过建立合适的统计模型,得出可靠的结论,并为精准医疗和个性化治疗提供数据支持。

(4)筑牢因果思维。因果推理是医学数据学专业的重要组成部分,因为健康大数据的一个核心任务就是将数据转化为科学证据。《临床疾病研究基础》课程中的内容,如不同疾病的发病机制、治疗效果评估等,帮助学生理解临床医学中的因果关系。例如,在学习某种治疗方案对特定疾病的效果时,学生能够理解如何通过控制混杂因素、设计随机对照试验等方法,确定疾病与治疗间的因果关系。这种因果思维为学生在数据分析中能够区分相关性与因果性奠定了基础,帮助他们在未来的研究中更好地应用因果推理方法进行数据驱动的医学决策。

(5)提示实践能力。医学数据学的培养目标之一是培养学生具备较强的实践能力,能够将理论应用于实际的医疗场景中。《临床疾病研究基础》课程通过多个临床领域的具体案例和实践内容,帮助学生积累医学背景知识,为未来在健康数据领域的实际操作打下基础。课程中涵盖的疾病诊断、治疗流程、手术操作等内容,使学生能够理解真实的临床过程,并将这种理解应用于大数据分析、算法优化和智能医疗系统设计中。通过学习这些临床知识,学生不仅具备了解决实际临床问题的能力,还能够在数据分析中结合医学经验提出合理的解决方案。

总之,《临床疾病研究基础》课程的内容紧密对标医学数据学专业的培养目标,从多个角度帮助学生建立起跨学科的知识体系。通过对临床医学各个学科的学习,学生不仅强化了数据思维、计算思维、统计思维和因果思维,还通过实践环节提升了解决实际问题的能力。这门课程为学生未来应对复杂的健康大数据分析、支持精准医疗和个性化健康管理提供了坚实的医学背景支持,帮助他们成长为具备全方位能力的高级专门人才。

二、流行病学

学习《流行病学》对于医学数据学专业的学生而言,是理解和掌握如何从群体角度研究疾病及其影响因素的基础,这直接对标了该专业的培养目标。《流行病学》课程不仅介绍了流行病学的基本概念、理论和研究方法,还通过疾病的人群观念和流行病学的逻辑思维方法,为学生提供了一种全新的视角来审视健康和疾病问题,这对于培养具备数据思维、计算思维、统计思维和因果思维的医学数据学专业学生至关重要。

该课程通过对疾病分布的描述、疾病与各种暴露因素之间关系的分析,以及对疾病预防和控制效果评价的方法学训练,使学生能够初步掌握如何运用流行病学方法解决临床和科研中的实际问题。特别是在大数据时代,对健康大数据的"采集汇聚－整理优化－挖掘分析－转化应用"能力的培养,离不开对流行病学研究设计、数据管理和统计分析方法的深入理解和应用。

学习《流行病学》课程,还能够帮助学生建立起正确的疾病预防和健康促进的观念,这对于未来从事数据密集型医学、数字医学和智能医学领域的工作具有重要意义。通过对流行病学研究中常见的偏倚及其控制方法的学习,学生能够更加科学地设计研究、分析数据,提高研究的质量和可靠性,为成为具备行业实践能力的高级专门人才打下坚实基础。

总之,《流行病学》课程为医学数据学专业学生提供了一个理解疾病分布规律、掌握疾病预防和控制知识的重要平台,使学生能够在医学数据分析的基础上,更全面、深入地理解和应用这些知识和技能,解决实际健康问题,直接贯通医学数据学专业的培养目标。建议学时数80学时,授予学分5学分。

以下是《流行病学》课程对标医学数据学专业培养目标的逻辑关系。

1. 衔接理论基础与实际应用

(1)建立理论基础。《流行病学》课程通过介绍疾病分布的基本概念和理论,为学生提供了疾病研究的科学方法和逻辑框架。

(2)准备实际应用。《流行病学》课程为医学数据学专业学生掌握如何将流行病学理论应用于实际疾病数据分析和健康大数据处理提供了必要的基础,直接响应专业培养目标中的"数据采集汇聚-整理优化-挖掘分析-转化应用"能力的要求。

2. 培养医学数据学思维模式

(1)数据思维。通过疾病分布和危险因素的研究,《流行病学》课程教育学生如何从大数据中识别模式、趋势和异常。这种教育直接促进了数据思维的形成,即能够理解和利用数据作为解决医学问题的工具。

(2)计算思维。虽然《流行病学》直接关注的是疾病模式而非编程或算法,但它通过要求学生掌握数据的收集、处理和分析方法,间接培养了计算思维。特别是在处理流行病学研究数据时,学生需要应用计算工具和软件,从而加强了他们的计算能力。

(3)统计思维。流行病学课程中大量运用统计学方法来分析疾病数据,从而直接培养学生的统计思维。学生学习如何运用统计学原理来设计研究方案、分析数据,并对结果进行合理解释,这对于理解数据背后的故事至关重要。

(4)因果思维。《流行病学》通过教授疾病的病因推断方法,使学生能够在观察到的关联中寻找潜在的因果关系。这种思维对于评估健康干预措施的有效性和制定公共卫生政策尤为重要。

3. 整合跨学科知识

(1)医学与数据科学的结合。《流行病学》作为一门医学数据学桥梁课,其内容和方法的学习,为医学数据学专业学生在跨学科领域如数字医学和智能医学的学习和研究提供了坚实的基础。

(2)健康大数据分析的应用。《流行病学》学习如何设计研究方案、收集和分析数据,直接支持了医学数据学专业对健康大数据分析和应用技能的培养要求。

4. 加强实践能力

(1)提升临床问题解决能力。通过对流行病学研究设计和结果分析的学习,学生能够更好地理解临床研究中的问题,并利用数据分析为临床决策提供支持。

(2)培养科研实践能力。学习流行病学不仅可以提高学生的科研素养,也为学生参与或独立开展医学研究项目提供了方法论支持。

总之,学习《流行病学》课程,对于医学数据学专业学生而言,是建立疾病研究理论基础、培养医学数据学思维、实现跨学科知识整合以及加强实践能力的关键。该课程直接对标医学数据学专业的培养目标,通过提供疾病研究的科学方法和逻辑思维训练,使学生能够在未来的学习和工作中有效地应用数据学理论和技术,处理和解析健康大数据,为数据密集型医学领域的发展作出贡献。

三、医学统计学

《医学统计学》课程作为医学数据学专业的核心桥梁课程,其内容深度贯彻了该专业培养目标的精神,致力于构建全面的医学统计学知识框架,并强调基础概念、研究手段和应用方法三要素。该课程通过讲授统计学的基本原理、研究设计、统计分析的基本思想和方法,使学生能够精准描述、系统运用统计设计、搜集资料、整理资料和分析资料的定量研究方法。这一过程不仅加深了学生对统计学理论的理解,更重要的是培养了学生的数据思维、计算思维、统计思维和因果思维。

在医学数据学专业的培养目标中,特别强调了面向"数据密集型医学、数字医学和智能医学"新医科,在数据学理论体系下,培养具备数学/统计学、计算机/软件科学、数据学专业的基础理论、基本知识、基本技能和基本专业素养的高级专门人才。《医学统计学》通过提供"厚基础,重案例"的授课方式,不仅确保了课程知识点的完备性与先进性,更通过案例分析和计算机软件的应用,强调了统计方法的实践应用,提升了学生解决实际医学问题的能力。

此外,课程内容还特别强调了统计方法所隐含的统计思想,以及各种统计方法的特点、应用条件及适用场合,这有助于学生在面对复杂的健康医疗数据时,能够选择合适的统计工具进行分析,从而提高研究的准确性和可靠性。同时,通过结合实际案例、运用计算机软件进行数据分析,课程还培养了学生的计算思维和数据处理能力,为学生将来在数据密集型医学领域的职业生涯奠定坚实基础。

总之,《医学统计学》课程内容与医学数据学专业培养目标之间存在紧密的逻辑对应关系。通过系统地学习和实践该课程,学生不仅能够建立起坚实的统计学基础,更能够在数据思维、计算思维、统计思维和因果思维等多维度上得到有效培养,为解决数据密集型医学、数字医学和智能医学中的实际问题提供了坚实的理论支撑和实践能力。建议学时数80学时,授予学分5学分。

以下是《医学统计学》课程对标医学数据学专业培养目标的逻辑关系。

1. 衔接理论基础与应用技能

(1)构建知识框架。《医学统计学》通过讲解统计学的基本原理和方法,为学生提供了医学数据分析的理论基础,直接支持了医学数据学专业对基础理论的教育需求。

(2)培养应用能力。课程强调了统计方法在数据分析中的应用,使学生能够将理论知识应用于解决实际问题,满足了专业培养目标中对"数据采集汇聚－整理优化－挖掘分析－转化应用"技能的要求。

2. 培育医学数据学思维模式

(1)数据思维和计算思维。《医学统计学》教授的数据搜集、整理和分析技能,培养学生从大量医疗数据中提取有用信息的能力,这是医学数据学专业培养数据思维的重要组成部分。

(2)统计思维与因果思维。①理解统计学原理。学习如何运用统计方法进行科学研究,使学生在面对医疗数据时能够采用恰当的统计分析方法,这有助于加深对统计学原理的理解和统计思维的培养。②探索因果关系。通过统计推断和因果推断的学习,学生能够掌握如何从数据中寻找潜在的因果关系,这对于医学研究尤为重要。

3. 提升跨学科能力

(1)跨学科学习环境。课程内容的交叉性和实用性,使学生能够理解统计学与其它学科的联系,提升跨学科学习和研究能力。

(2)解决实际问题。通过案例分析和实际操作练习,学生能够学习如何运用统计学知识解决医学和健康数据分析中的实际问题。

4. 培养实践能力

(1)科研与实践。《医学统计学》课程的学习使学生具备设计研究、收集和分析数据的能力,这不仅提高了学生的科研实践能力,也为将来在数据密集型医学领域的职业生涯提供了支撑。

(2)软件应用与数据处理。教学过程中注重运用统计软件进行数据分析的训练,培养学生的计算思维和数据处理技能,满足医学数据学专业对计算技能的要求。

总之,《医学统计学》课程与医学数据学专业的培养目标之间存在紧密的逻辑关系。该课程不仅为学生提供了医学数据分析所需的理论基础,还通过实际案例和操作练习,强化学生的数据思维、统计思维、因果思维,以及跨学科和实践能力,为未来在数据密集型医学领域的职业生涯奠定了坚实的基础。

四、医用多元统计学

医学数据学专业,面对的是一个高速发展且日益复杂的"数据密集型医学、数字医学和智能医学"领域。这一领域的快速发展,对专业人才提出了高度要求,不仅需要具备坚实的数学和计算机软件知识基础,更需要掌握如何在医学研究和实践中应用这些知识来解决实际问题。《医用多元统计学》课程,在这样的背景下显得尤为重要。

首先,多元统计分析作为一种强大的数据分析工具,能够处理同时涉及多个变量的复杂数据结构。在医学领域,这种能力尤为重要,因为生物医学数据往往包含多个变量,如患者的多项生理指标、疾病特征、治疗效果等。《医用多元统计学》课程通过系统地介绍多元正态分布、多重线性回归、主成分分析、因子分析、logistic回归、广义线性模型、生存分析、聚类分析、判别分析等多元统计方法,为学生提供了一套强有力的工具,用以理解和分析医学数据的复杂性和内在联系。

其次,该课程强调理论与实践的结合。通过丰富的实例讲解和案例分析,课程不仅让学生理解每种统计方法的原理和适用条件,而且教会学生如何将这些方法应用于实际的医学研究中,包括如何使用统计软件(如R,SAS)进行数据分析。这种理论与实践相结合的教学方式,既加深了学生对统计思维的理解,又培养了他们的应用能力。

第三,学习《医用多元统计学》有助于培养医学数据学专业学生的统计思维、计算思维、数据思维和因果思维。这些思维方式是医学数据学专业培养目标的核心组成部分。通过精心设计的习题和项目,学生能够在解决实际问题的过程中,锻炼和提升这些思维能力。

最后,随着健康大数据的兴起和医学研究方法的日益数字化、智能化,对医学数据分析的需求也在不断增加。学习《医用多元统计学》不仅能够使学生掌握当前医学数据分析的主流方法,还能为未来学习更高级的数据分析技术、人工智能在医学中的应用等打下坚实的基础。

总之,《医用多元统计学》课程对于医学数据学专业学生来说,是理解和应用多元统计方法解决医学研究中数据问题的关键。它不仅为学生提供了必要的理论知识和实践技能,还通过培养综合思维能力,为他们成为能够熟练应对"数据密集型医学、数字医学和智能医学"领域挑战的高级专门人才架起了桥梁。建议学时数64学时,授予学分2学分。

以下是《医用多元统计学》课程对标医学数据学专业培养目标的逻辑关系。

1. 筑基与深化数据思维

(1)培养目标。在医学数据学专业中,数据思维的培养旨在使学生能够理解和分析数据密集型医学领域的数据特性和价值。

(2)逻辑对应。《医用多元统计学》通过介绍多元正态分布、聚类分析等方法,使学生学会从复杂的医学数据中提取和分析信息,培养能够深入理解数据内涵和结构的数据思维。

2. 强化计算思维

(1)培养目标。培养学生利用计算机和软件工具处理、分析医学数据的能力。

(2)逻辑对应。课程中通过实践R等统计软件的应用,学生不仅学会使用这些工具进行数据处理和分析,还能通过编程实践强化计算思维,为处理更复杂的数据问题打下基础。

3. 形成统计思维

(1)培养目标。要求学生掌握统计学的基本理论和方法,能够合理利用统计方法解释医学数据,支持医学决策。

(2)逻辑对应。《医用多元统计学》通过教授多重线性回归、因子分析等统计方法,不仅让学生掌握这些工具,更重要的是通过案例分析等教学方式培养学生的统计思维,即如何使用统计方法来解读数据,并在医学研究中应用。

4. 培育因果思维

(1)培养目标。在医学数据学中,因果思维的培育旨在使学生能够理解和分析数据之间的因果关系,对医学研究和实践具有重要意义。

(2)逻辑对应。通过学习广义线性模型、生存分析等内容,学生不仅能够掌握分析数据间关系的技术手段,还能在实践中应用这些技术,识别和验证医学研究中的因果关系。

5. 掌握关键技术

(1)培养目标。要求学生能够熟练掌握数据"采集汇聚 — 整理优化 — 挖掘分析 — 转化应用"的全流程关键技术,形成完整的医学数据处理和分析能力。

(2)逻辑对应。《医用多元统计学》课程通过系统地介绍多元统计分析的理论和方法,以及如何使用统计软件进行实际数据分析,帮助学生掌握数据处理的各个阶段,实现数据的有效转化和应用。

6. 培养行业实践能力

(1)培养目标。培养学生具备将所学知识应用到实际医学数据分析中的能力,以及在实践中不断学习和解决新问题的能力。

(2)逻辑对应。课程中通过案例分析、项目实践等形式,让学生在真实或模拟的医学研究场景中应用多元统计分析的方法和技术,从而培养他们的行业实践能力。这种实践教学环节使学生能够面对实际医学数据问题时,能够独立思考、有效应用所学技术,为其日后在数据密集型医学领域的职业生涯打下坚实的基础。

通过上述各个方面的逻辑对应关系,可以看到《医用多元统计学》课程不仅在知识和技能层面为医学数据学专业学生的培养目标提供了强有力的支持,同时也在思维方式和实践能力的培养上发挥了关键作用。学习这门课程,对学生形成完整的医学数据学专业素养,以及未来在数据密集型医学领域的发展至关重要。通过理论学习与实践应用的紧密结合,学生能够充分理解和掌握数据采集、处理、分析到应用的全流程,架起通往高度专业能力和创新思维的医学数据科学家的桥梁。

五、医学数据学导论

《医学数据学导论》课程作为医学数据学专业的核心课程,具有显著的纲领性和桥梁性,对于实现专业培养目标具有双重意义。

作为纲领性课程,《医学数据学导论》课程全面讲授了医学数据学领域的基本原理、关键技术和应用领域,为学生提供了一个系统的知识框架。从数据科学的概述到健康大数据的治理、安全、隐私保护,再到生物统计学、流行病学、生物信息学、人工智能技术等的专门知识,课程内容覆盖了医学数据学专业的所有基本方面,确立了学科的纲领性地位。通过引导学生理解医学数据学政策法规原理,以及医学数据的数学、统计学基础,该课程不仅传授专业知识,更加强了学生的专业素养,为其日后的学术研究或职业生涯打下坚实的基础。

作为桥梁性课程,《医学数据学导论》通过涵盖医学数据学的计算机基础、统计学基础等内容,为学生搭建了一个学科之间的桥梁,促进了不同学科知识的整合和应用,迎合了医学数据学专业要求学生既要理解医学知识,还要掌握计算机科学、统计学等跨学科知识。同时,课程注重理论与实践的结合,从基本原理到技术应用,覆盖了医学数据学的理论与实践,使学生能够将理论知识应用于实际问题解决中。特别是通过健康大数据可视化技术、大数据生物统计学技术等应用导向的教学内容,增强了学生的实践能力和创新意识。更重要的是,课程对医学人工智能技术、大数据真实世界研究技术等前沿技术的概述,不仅让学生了解当前的核心技术,更为他们指明了未来学习和发展的方向,激发了学生对医学数据学深入研究的兴趣。

总之,《医学数据学导论》课程通过其纲领性的知识体系和桥梁性的跨学科教学,实现了医学数据学专业培养目标的双重意义,为学生成为能够熟练掌握数据"采集汇聚 — 整理优化 — 挖掘分析 — 转化应用"关键技术且具备行业实践能力的高级专门人才奠定了坚实的基础。建议学时数64学时,授予学分2学分。

以下是《医学数据学导论》课程,对医学数据学专业的纲领性作用。

1. 通过概述数据科学,引导建立学术医学数据学理念

(1)概念明晰与思维启蒙。为学生揭示数据科学的基础理念,打开他们对数据在医疗健康领域应用的认识之门,帮助他们建立起医学数据学专业的初步理解和认同。

(2)开阔跨学科视野。通过展示数据科学与医学、生物学、计算机科学等领域的交叉融合,鼓励学生树立跨学科的学习态度,为后续深入学习奠定宽广的知识基础。

2. 通过讲授医学数据学基本原理,使学生初步理解专业内涵

(1)构建专业知识框架。向学生介绍医学数据学的核心原理,使学生对专业的知识结构有一个清晰的认识。这一部分的学习有助于学生理解医学数据学的学科定义、内涵、工作路径及其在现代医学中的重要性。

(2)培养专业价值观。通过介绍医学数据学在解决实际问题中的作用,强化学生对于选择该专业的信心和热情,促进他们对专业的认同感。

3. 通过概述因果医学数据学原理,引导学生形成医学数据学的因果思维

(1)理解因果关系。引导学生如何在海量医学数据中寻找、分析和验证因果关系,这不仅是医学研究的核心,也是未来医学数据学专业学生面临的主要任务之一。理解因果关系对于提升学生解决复杂医学问题的能力具有重要意义。

(2)引入科学研究方法论。引导学生认识研究设计、数据分析和结果验证的重要性,为学生未来的学术研究或行业应用打下坚实的基础。

4.引导学生形成可计算性、可预测性和稳健性的验证医学数据学思维

(1)理论验证的重要性。通过介绍医学数据学中可计算性、可预测性和稳健性的验证原理,强调理论知识到实践应用中的验证过程,培养学生的批判性思维能力。这不仅是科学研究的必要步骤,也是确保医学研究结果可靠性和有效性的关键。

(2)提升实践能力。使学生理解在医学数据处理和分析过程中,如何设计实验和研究来验证假设和理论,增强他们将理论知识应用到解决实际问题的能力。

5.通过介绍医学数据学政策法规原理,引导学生理解数据伦理和法律

(1)伦理法规的基本知识。介绍医学数据学研究和实践中的伦理法规,使学生了解在处理健康医疗数据时必须遵循的伦理原则和法律要求,培养他们的职业道德观和法律意识。

(2)培养责任意识。强调在数据密集型医学领域工作的责任,包括保护患者隐私和数据安全,增强学生的社会责任感和职业责任感。

6.通过概述医学数据学的数学及概率论基础,引导夯实数理基础的决心

(1)理解数学理论。为学生提供医学数据学所需的数学和概率论基础知识,是理解复杂数据模型和算法的前提,直接支持了专业目标中对基础理论的要求。

(2)培养逻辑思维。通过学习数学和概率论的基本概念和方法,培养学生的逻辑思维和抽象思维能力,为处理更高级的数据分析问题打下基础。

7.通过学习统计学基础,引导学生形成统计思维及产生专业学习兴趣

(1)应用统计方法。简介医学数据分析中常用的统计原理和方法,引导学生能够在后续学习中深入学习统计学理论和方法,指导有效的数据分析。

(2)培养批判性分析能力。强调统计学知识在评估研究设计和结果解释中的作用,提升学生的数据敏感性和批判性分析能力。

8.通过概述流行病学基础,引导学生形成因果思维和公共卫生理念

(1)介绍流行病学原理。使学生了解疾病发生、传播和控制的流行病学基本概念和方法,为深入研究公共卫生和预防医学提供基础。

(2)引导设计与分析技能。通过流行病学研究设计概述,培养学生分析疾病发生规律和健康数据的能力,强化因果推断和病因推断的理念。

9.通过计算机基础,引导学生形成计算思维

(1)概述计算机技术基础知识。引导学生学习医学数据学所需的计算机基础,包括编程语言、数据库管理、软件工具的使用等,为学生后续的数据处理和分析技术学习打下基础。

(2)技术应用与实践。引导学生认知计算机技术在医学数据分析中的应用,增强他们学习计算机技术的兴趣。

10.通过介绍健康大数据资源及生态,引导学生理解数据资源

(1)认知大数据资源。向学生介绍健康大数据的概念、类型和资源,使他们对医学数据的来源和结构有基本的认识,为有效利用这些数据进行科学研究和临床决策奠定基础。

(2)了解数据生态系统。讲解健康大数据在健康医疗领域的生态系统,包括数据的收集、存储、管理和分享机制,强化学生对于医学数据学在整个健康医疗体系中作用的理解。

11. 通过概述健康大数据治理技术,引导学生掌握数据治理技术

(1)数据治理的原则与实践。简介健康大数据治理的原则、流程和技术,包括数据质量管理、数据安全与隐私保护等,使学生了解如何在确保数据安全和隐私的前提下进行有效的数据治理。

(2)治理技术的应用。通过案例分析和实践活动,引导学生学习如何运用具体的数据治理技术解决实际问题,为未来从事医学数据管理和分析工作打下坚实的基础。

12. 通过概述健康大数据安全治理技术,引导学生形成数据安全意识

(1)数据安全的重要性。强调数据在医学研究和临床应用中的敏感性,引导学生关注医学数据的安全治理技术,包括加密技术、访问控制和数据匿名化等,增强学生的数据安全意识。

(2)安全技术的实际应用。通过简要的实际操作和项目案例,让学生了解并掌握如何在医学数据学项目中实施数据安全策略,培养他们在未来工作中保护数据安全的意识和能力。

13. 通过简介健康大数据隐私计算技术,引导学生数据隐私保护意识

(1)理解隐私保护技术。简介健康大数据分析中的隐私保护技术和方法,让学生理解在处理医疗数据时如何有效保护个人隐私。这直接回应了医学数据学专业对学生理解数据处理伦理和法规的要求。

(2)培育安全意识。引导学生关注数据加密、匿名化技术等,增强学生的数据安全和隐私保护意识,为他们在数据密集型医学环境中的安全数据处理提供必要的思想准备。

14. 通过简介健康大数据区块链技术,引导学生探索数据安全的兴趣

(1)区块链技术的应用。简介区块链技术在健康大数据安全存储、共享中的应用,展现其在提升数据透明度、可追溯性和安全性方面的潜力。这有助于学生认识到在医学数据管理中探索和应用新技术的重要性。

(2)激发创新思维。区块链作为一种新兴技术,介绍其在医学数据领域的应用,可激发学生对技术创新和未来医疗信息技术发展趋势的思考,鼓励他们在未来的学习和工作中采取创新的方法解决问题。

15. 通过简介健康大数据可视化技术,引导学生学习数据表达和交流方法

(1)掌握可视化技能。引导学生如何使用健康大数据可视化技术将复杂数据转化为直观的图表和报告,这对于培养数据分析结果的表达和交流能力极为重要。直接支持专业目标中对数据"转化应用"能力的培养。

(2)培养分析思维。通过可视化技术的简介,引导学生清晰地理解和分析数据背后的模式和趋势,增强他们的分析思维和问题解决能力。

16. 通过简介大数据生物统计学技术,引导学生大数据统计思维

(1)引导大数据生物统计学原理。引导学生理解大数据环境下生物统计学的应用,如何利用统计方法分析医学研究大数据。

(2)研究设计与数据解读能力。引导学生学习如何在大数据环境下设计医学研究和解读统计结果,为未来学习医学研究或大数据分析做准备。

17. 通过简介生物信息大数据技术,引导学生衔接生物学与数据科学

(1)生物数据的深度挖掘。引导学生学习如何利用生物信息学方法处理和分析生物医学大数据,包括基因组数据、蛋白质组数据等,帮助学生理解生物数据背后的生命科学原理。

(2)培养跨学科能力。引导学生理解生物信息学在现代生物医学研究中的作用,培育学生将生物

学知识与数据分析技能相结合的兴趣,为从事生物医药数据分析的复杂任务做好准备。

18．通过简介跨组学大数据分析技术,引导学生了解精准医学需求

(1)整合多源数据。引导学生学习产生如何综合运用基因组学、转录组学、蛋白质组学等数据进行疾病机理研究的兴趣,培育精准医疗和个性化思维。

(2)精准医疗研究能力。引导学生提高理解和分析复杂生物医学数据的能力,为未来学习精准医学大数据分析方法做好准备。

19．概述医学人工智能前沿技术,引导学生创新思维

(1)人工智能技术的应用。介绍人工智能在医学诊断、治疗计划制定和患者管理中的应用,展示人工智能如何改善医疗服务和研究。

(2)创新思维和技术实践。鼓励学生探索人工智能在医学领域的新应用,培养创新思维和实践技能,为未来的医疗创新贡献力量。

20．通过简介健康大数据因果推断技术,引导学生建立大数据因果思维

(1)挖掘与验证因果关系。引导学生学习如何在大规模健康数据中应用统计学方法推断因果关系的兴趣,培育解决观察数据局限性问题的思维。

(2)强化科学研究方法。通过理解大数据因果推断技术,引导学生学习大数据循证医学理论方法的兴趣。

21．通过简介大数据临床试验技术,引导学生研究设计创新思维

(1)临床试验的数据化管理。简介如何利用大数据技术改进临床试验的设计、执行和分析过程,提升临床研究的效率和质量。

(2)临床决策支持。引导学生学习利用大数据技术提高临床试验数据管理和分析能力的兴趣,培育学生利用数据支持临床研究决策的思维。

22．通过简介大数据真实世界研究技术,引导学生的数据驱动研究思维

(1)真实世界数据的挖掘与应用。引导学生学习如何从电子健康记录、医疗保险数据库等真实世界数据中提取有用信息,用于临床研究和医疗决策。

(2)真实世界证据的生成。引导学生学习真实数据研究技术的兴趣,使学生对评估和生成真实世界证据产生浓厚兴趣。

23．通过简介数字医学与智慧健康技术,引导学生建立未来医学思维

(1)数字医学的理论与实践。简介数字医学的基本概念、技术和应用,如远程监测、健康信息平台等,展现数字技术在提升医疗服务质量和效率中的潜力。

(2)智慧健康的创新应用。鼓励学生探索和实践智慧健康技术在疾病预防、个性化医疗和公共卫生中的创新应用,培养创新未来医疗健康的先锋。

24．简介健康大数据常用数据库系统,激发学生学习数据管理技术的兴趣

(1)数据库技术的应用。向学生简介在医学数据管理中常用的数据库系统,包括关系型和非关系型数据库的选择、使用和优化,让学生了解如何有效存储和管理大规模健康数据。

(2)数据管理能力的认知。引导学生学习不同数据库系统的特点和应用场景,鼓励学生学习数据存储和查询的技能。

25．通过简介数据分析常用工具,激励学生学习大数据分析软件

(1)了解数据分析工具。简单讲解医学数据分析中常用的软件工具,如R语言、Python及其在数据

清洗、处理、分析和可视化中的应用,激励学生学习这些工具的兴趣。

(2)分析技能的实践应用。鼓励学生通过项目和案例学习,将理论知识与软件工具相结合,培养解决实际医学数据分析问题,提升实际操作能力和问题解决能力。

26.概要讲授医学科学大数据智能平台,培育数据共享与合作意识

(1)智能平台的功能与价值。简介医学科学大数据智能平台的构建原理、主要功能和应用价值,如数据集成、共享、分析和决策支持等,展示如何在平台基础上促进医学研究和临床实践的协同。

(2)合作与创新的平台。引导学生学习智能平台在促进跨学科合作、数据共享和医学知识发现中的作用,鼓励学生利用平台资源进行创新研究和合作学习,为医学数据学领域的未来发展贡献力量。

第三节 医学数据学的工具类桥梁课程

开设医学数据学工具类桥梁课程,如《健康大数据编程基础》、《健康大数据SQL编程》和《健康大数据统计软件》等,对于医学数据学专业的学生而言,不仅是直接对接专业培养方案目标的必要步骤,而且在学生的专业学习和未来职业发展中发挥着至关重要的作用。

学习数据库工具,如Apache Spark & Hadoop、Oracle、SQL Server和Greenplum等,使学生能够掌握在海量数据集上执行数据提取、转换和加载(ETL)操作的关键技术,为数据分析做好准备。这不仅提升了学生的数据管理能力,使他们学会如何高效地存储、管理和查询健康大数据,也促使他们将计算机科学、软件工程的知识应用于医学数据学领域,体现了跨学科学习的重要性。在此基础上,通过掌握科学计算软件工具,如R、Python、Matlab、TensorFlow和Jupyter Notebook等,学生的数据分析能力得到增强。这些工具具备强大的数据处理、分析和可视化功能,帮助学生深入理解数据背后的信息,促进了机器学习和深度学习的应用,推动智能医学的发展。同时,支持跨平台和多语言编程的工作,提升了学生的灵活性和适应性。

工具类桥梁课程的开设填补了理论学习和实际应用之间的鸿沟。通过实践操作,学生能够更加深刻地理解数据的价值,以及如何利用计算方法解析数据,与医学数据学专业培养方案中的核心目标相吻合。这些课程使学生掌握了健康大数据处理和分析的关键技术,为成为数据密集型医学领域的高级专门人才打下坚实基础。通过对工具和平台的深入学习和实践操作,学生将具备在真实健康医疗数据环境下工作的能力,满足未来医学数据学领域对专业人才的实际需求。这种实践能力的培养,直接对应培养方案中提出的具备行业实践能力的专门人才目标,为学生日后的职业生涯提供了宝贵的经验和优势。更重要的是,通过这些桥梁课程,学生不仅学会了如何使用各种工具和技术,而且能够理解这些技术在医学数据学领域内的应用价值和意义。这种深入的专业理解有助于增强学生对医学数据学专业的认同感,激发他们对未来工作的热情和信心。

总之,医学数据学工具类桥梁课程的开设是医学数据学专业培养方案的重要组成部分,它们不仅为学生提供了必要的技术技能,更重要的是帮助学生建立了坚实的专业基础,培养了跨学科的思维方式,增强了实践能力和专业认同,为学生在数据密集型医学、数字医学和智能医学新医科领域的成功职业生涯架起了桥梁。

一、健康大数据编程基础

在医学数据学专业的培养目标中,重点放在了为面向数据密集型医学领域的新兴学科,如数字医学和智能医学,培养具备综合技能的高级专门人才上。这包括了数据思维、计算思维、统计思维和因果

思维的培养,以及对健康大数据处理和分析的熟练掌握。在这一培养目标下,《数据结构与算法》和《高级程序设计语言(C语言)》等基础课程为学生提供了坚实的编程和算法理论基础,而《健康大数据编程基础》这门桥梁课程则在此基础上,进一步拓展了学生的知识面,强化了他们的实践技能,具有至关重要的纲领性意义。

首先,通过学习《数据结构与算法》和《高级程序设计语言(C语言)》,学生能够掌握编程的基础逻辑和结构,了解如何通过编程语言解决具体的问题,并对数据的存储、管理和操作有了初步的认识。这为学生后续深入学习健康大数据处理和分析提供了必要的技术基础。其次,医学数据学专业所面对的健康大数据通常具有庞大的数据量、复杂的数据结构和多样化的数据类型,这就要求学生不仅要掌握基础的编程技能,还需要了解专门针对大数据处理的技术和工具。《健康大数据编程基础》课程正是在此背景下开设的,旨在弥补基础编程课程与专业实践之间的差距,专注于教授如何使用Python、R语言等在数据科学中广泛应用的高级编程语言,以及如何运用Hadoop、Spark等大数据技术进行数据处理和分析。这不仅有助于学生掌握处理和分析大规模健康数据的具体技能,也促进了学生对于数据密集型医学领域的深入理解。此外,该课程还通过介绍数据清洗、数据转换、探索性数据分析等实践技能,以及通过实际案例的分析,帮助学生将理论知识应用于解决真实的健康数据问题中,如疾病预测、健康趋势分析等。这种从理论到实践的学习过程,不仅增强了学生的数据思维和计算思维能力,也为他们将来在数据密集型医学领域的职业生涯提供了宝贵的经验和能力。

因此,继续学习《健康大数据编程基础》这门桥梁课程,对于医学数据学专业的学生来说,是实现专业培养目标、深化专业知识和技能以及提升未来职业竞争力的重要一步。它不仅帮助学生建立健康大数据处理和分析的全面技能框架,更为他们在未来的医学数据学领域的研究和实践奠定了坚实的基础。建议学时数64学时,授予学分2学分。

以下是《健康大数据编程基础》课程对标医学数据学专业培养目标的逻辑关系。

1. 编程语言基础与专业素养形成

(1)培育数据与计算思维。教授Python和R语言,直接回应医学数据学专业培养方案中强调的数据思维和计算思维,为学生在数据密集型医学领域的学术研究或职业发展提供坚实基础。

(2)培养跨学科技能。这些编程语言的学习不仅增强了学生在数学/统计学和计算机/软件科学领域的知识和技能,还促进了他们在不同学科之间的知识融合,为医学数据学的跨学科特性打下基础。

2. 加强数据处理与分析能力

(1)训练数据思维与计算思维。课程通过Python和R等编程语言的教学,直接强化了医学数据学专业学生的数据思维和计算思维。课程中的数据处理、分析技能和实际案例分析让学生在解决健康数据问题的过程中,学会如何从数据中发现规律、预测趋势,以及如何使用计算方法高效处理和分析大规模数据集。这样的学习经历不仅提升了学生对数据价值的认识,也锻炼了他们利用编程解决问题的逻辑思维能力,与医学数据学专业的培养目标形成紧密的逻辑对应关系。

(2)深化统计思维与因果思维。通过数据清洗、转换和探索性数据分析等实践技能的教学,课程加强了学生的统计思维,使他们能够在实际医学数据中寻找模式、推断关系,为深入的因果关系分析奠定基础。

(3)提升实践技能。这一部分的学习使学生能够在真实世界的健康大数据项目中应用所学知识,直接提升他们的行业实践能力,满足专业培养目标中对于能够"熟练掌握数据'采集汇聚 — 整理优化 — 挖掘分析 — 转化应用'关键技术"的要求。

3. 掌握数据库与大数据技术

(1)完善数据科学理论体系。通过数据库基础和SQL编程的学习,以及Hadoop和Spark等大数据技术的介绍,学生的数据科学理论体系更为完整,这些知识和技能是处理健康大数据的核心,直接支撑了医学数据学专业的学术和职业目标。

(2)掌握数据"采集汇聚－整理优化－挖掘分析－转化应用"关键技术。大数据技术的学习使学生掌握从数据采集到分析再到应用的全流程技术,这不仅加深了他们对健康大数据处理和分析全过程的理解,也使他们具备了在数字医学和智能医学新医科领域内,进行高效数据处理和分析的能力。

4. 实践案例与工具应用

介绍实际应用案例和开发环境工具,使学生能够将所学理论知识和技能应用于解决现实问题,这一过程不仅锻炼了他们的实践操作能力,也增强了对医学数据学专业的认同感和归属感。

总之,《健康大数据编程基础》课程的设计与教学内容,与医学数据学专业的培养目标之间存在着紧密的逻辑对应关系。

二、健康大数据SQL编程

修完《健康大数据编程基础》后,继续深入学习《健康大数据SQL编程》是出于对医学数据学专业深层次技能需求的考虑。《健康大数据编程基础》为学生提供了处理和分析健康大数据所需的基本编程知识和技能,包括数据的基础处理、分析方法以及初步的数据可视化技能,为学生在数据科学领域的进一步学习和实践打下了坚实的基础。然而,随着学习的深入和专业需求的增加,对数据管理和操作的要求也随之提高,这就需要学生具备更专业、更深入的数据库编程能力。

SQL(Structured Query Language)是在关系数据库管理系统进行高效数据检索和管理的标准语言。《健康大数据SQL编程》课程能够使学生掌握如何使用SQL进行复杂的数据查询、数据更新、数据管理等操作,这对于处理大规模健康数据集至关重要。在医学数据学领域,学生经常需要从复杂的健康数据库中提取特定数据,进行深入分析和挖掘,以支持临床决策、疾病监测、流行病学研究等应用。深入学习SQL编程,不仅能够提高学生在这些方面的工作效率,还能帮助他们更好地理解数据结构,优化数据查询和处理流程,提升数据分析的准确性和效率。

随着大数据技术的发展,SQL在处理大规模、分布式数据库中的应用日益增多。掌握SQL编程,学生能够更好地利用现代大数据处理技术,如Hadoop和Spark中的SQL接口,进行大规模数据集的高效处理和分析。这种技能的提升,直接对接了医学数据学专业培养目标中对数据"采集汇聚－整理优化－挖掘分析－转化应用"全链条操作能力的要求,为学生日后在数据密集型医学领域的职业发展奠定了坚实的技术基础。

因此,继续深入学习《健康大数据SQL编程》是医学数据学专业学生技能提升的必然要求,对于培养高级专门人才、满足未来医学数据分析和应用的高层次需求具有重要意义。建议学时数64学时,授予学分2学分。

以下是《健康大数据SQL编程》课程对标医学数据学专业培养目标的逻辑关系:

1. 对接理论知识与技术技能

(1)数据库系统理论。课程通过对数据库的结构、安全性、完整性控制等理论的讲解,奠定了医学数据学专业学生处理大数据的理论基础,满足专业培养方案中对数据学理论体系的要求。

(2)SQL语言技能。深入的SQL语言学习,使学生能在实际数据库管理系统中进行复杂的数据操作,体现了专业培养方案中对计算思维和技术应用能力的要求。

2. 增强实践操作与应用能力

(1)数据库设计与实现。通过关系模型学习和数据库设计实践,学生能够独立设计合理、优化的数据库,直接支持了培养方案中对学生"采集汇聚－整理优化－挖掘分析"能力的提升需求。

(2)数据库编程与管理。课程通过数据库编程和管理的教学,让学生掌握如何在具体的数据库管理系统中开发和维护数据库应用,增强了学生的实践操作能力和行业实践能力。

3. 跨学科综合应用

将数据库技术与医学数据学领域的实际需求结合,训练学生利用数据库技术解决健康大数据的管理和分析问题,体现了专业培养方案对跨学科能力的要求。

4. 综合素质的培养

通过团队项目开发和数据库应用系统设计,学生不仅能够提升技术能力,还能够在实践中学会团队合作和项目管理,促进了医学数据学专业综合素质的全面发展。

总之,《健康大数据SQL编程》课程不仅在知识和技能层面与医学数据学专业培养目标紧密相关,而且在实践能力、跨学科应用能力以及综合素质的培养方面,都为专业学生的全面发展提供了有力的支撑。

三、健康大数据统计软件

学习《健康大数据统计软件》这门课程对于实现医学数据学专业的培养目标具有重要意义。首先,该课程通过深入讲解和实践应用包括R、Python、Matlab、TensorFlow以及Jupyter Notebook等多种统计软件和编程语言,直接契合了医学数据学专业对学生在数据思维、计算思维以及统计思维方面的培养需求。这些软件和语言是处理、分析和可视化健康大数据的关键工具,使学生能够在实际应用中灵活运用所学技能,解决数据密集型医学问题。再者,通过系统学习这些统计软件,学生能够掌握从数据预处理、分析到模型构建和评估的全流程操作,这不仅加深了对数据学理论体系的理解,也提升了学生在"整理优化－挖掘分析－转化应用"各环节的实操能力。特别是在智能医学领域,TensorFlow等深度学习工具的应用培训,为学生参与未来医学技术创新提供了技术支撑。更有意义的是,这门课程支撑了医学数据学专业培养方案中的跨学科能力培养目标。R和Python等语言在生物统计、流行病学研究中的广泛应用,使学生能够将计算机科学、软件工程的方法应用于医学研究,实现数据驱动的医学发现和创新。Jupyter Notebook等工具的使用,为学生提供了一个交互式学习平台,支持学生进行代码共享、结果讨论,促进了学生之间的协作和知识的共享,这对于培养具备行业实践能力的高级专门人才是非常必要的。

总之,学习《健康大数据统计软件》这门课程不仅使学生掌握了医学数据分析和处理的关键技术,还促进了学生跨学科能力、实践能力和协作能力的提升,为医学数据学专业学生的全面发展和未来职业生涯的成功架起了桥梁。建议学时数64学时,授予学分2学分。

以下是《健康大数据统计软件》课程对标医学数据学专业培养目标的逻辑关系。

1. 培养数据思维和计算思维

(1)数据处理和分析技能。面向理论与实践结合,通过R和Python的学习,学生掌握数据处理、分析和可视化的技能,直接响应了医学数据学专业强调的数据思维和计算思维的培养目标。这些技能使学生能够在实际医疗数据场景中应用统计方法,进行有效的数据挖掘和分析。

（2）复杂问题解决能力。聚焦深度学习与机器学习,通过 TensorFlow 等工具的学习,学生获得构建和应用深度学习模型的能力,为解决医学领域的复杂问题,提供了强大的计算工具,加深了学生对智能医学领域的理解和参与。

2. 强化统计思维和因果思维

（1）统计软件的运用。R语言作为统计分析的强大工具,其学习使学生能够在医学研究中应用复杂的统计模型,强化统计思维;同时,帮助学生从数据中识别模式,进行假设检验和因果推断。

（2）因果关系分析。面向因果医学数据学和验证医学数据学理论,通过统计软件进行的模型构建、评估和验证教学,培养学生识别和解释因果关系的能力,为医学数据学专业学生进行循证医学研究提供了必要的技术支持。

3. 培养跨学科应用能力

课程中强调的数据科学技术在医学领域的应用,如使用R、Python 和 TensorFlow 等工具,进行建模和可视化,教育学生如何将跨学科知识应用于医学数据的处理和分析,满足数据密集型医学、数字医学和智能医学领域的专业需求。

4. 促进实践技能与团队合作

（1）项目导向学习。通过 Jupyter Notebook 等工具支持的项目导向学习,学生在实际的数据分析项目中应用所学技能,增强解决实际问题的实践能力,为医学数据学专业培养目标中的行业实践能力提供支撑。

（2）团队合作与交流。在统计软件的应用学习中,团队项目和协作研究促进了学生之间的交流和合作,培养团队精神和沟通能力,为未来的跨学科团队工作打下基础。

总之,《健康大数据统计软件》课程在技能培养、跨学科应用、实践能力提升以及团队合作等多个方面,与医学数据学专业的培养目标形成了紧密的逻辑关系,为学生的全面发展架起了通往成功的桥梁。

本章总结

本章深入阐述了医学数据学专业的桥梁课程体系,论证了实现医学数据学培养目标,需要学生系统学习包括《临床疾病研究概述》《流行病学》《医学统计学》《医用多元统计学》等一系列核心桥梁课程。这些课程不仅为学生提供医学领域的基础知识和研究方法,还介绍了统计学在生物医学研究中的应用,培养学生运用统计方法解决医学问题的能力,是高质量医学研究的基石。同时,《健康大数据编程基础》《健康大数据统计软件》和《健康大数据SQL编程》等课程构成了处理和分析大规模健康数据集的技术基础,教授学生如何有效操控数据,涵盖了从数据清洗到数据分析的全过程,是数据转化为知识和决策支持的必经之路。《医学数据学导论》作为专业入门课程,向学生介绍了医学数据学的基本概念、理论框架、学科内涵及应用领域,帮助学生建立起整个领域的宏观认识和兴趣。通过这一跨学科的课程体系,医学数据学专业不仅强化了学生的理论知识和实践技能,还确保了学生能够在数字医学和智能医学领域发挥关键作用,促进健康医疗数据的有效利用,提高医疗服务质量和效率。总之,医学数据学的桥梁课程体系通过连接基础与专业课程,确保了学生从理论到实践的顺利过渡,成功培养出具备跨学科知识和技能的复合型人才,满足现代医学领域对高质量数据分析人才的迫切需求。

第七章　医学数据学专业核心课程体系

在医学数据学专业的教育中,紧密结合培养目标不仅涉及思维模式的塑造,更重视专业素养和实践能力的全面发展。通过一系列精心设计的核心课程,引导和训练学生达到高度综合的目标。在"数据采集融汇理论与技术"方面的有关课程中,教授如何从多源异构高噪稀疏的健康大数据源中采集和整合信息,这一能力是数据分析的基石;此阶段不仅锻炼了学生的数据思维,还为他们提供实践健康大数据资源分类、管理和优化的第一手经验,为深入的数据治理和分析奠定了坚实基础。接着,在"数据治理优化理论与技术"的有关课程中,学生通过学习进一步强化对数据质量和安全性重要性的认识,涵盖了数据模型标准的制定、健康大数据的治理框架及其安全计算等多个方面;这不仅提升了学生的技术能力,也增强了他们对医学数据管理重要性的理解,这对于培育他们成为能够独立解决复杂数据问题的高级专门人才至关重要。然后,在"健康大数据挖掘分析关键技术"的有关课程中,让学生深入了解并掌握从统计分析到人工智能等多方面的先进技术;这些技术的掌握,不仅加深了学生的统计思维、计算思维和因果思维,也为他们提供实际操作健康大数据分析的能力,使他们能够在复杂的数据环境中作出科学合理的决策。最后,通过在"健康大数据转化应用技术"的有关课程中,学生将理论知识和技术能力应用于具体的医学数据场景中,如大数据流行病学研究、大数据临床试验以及数字医学和智慧健康产品的开发等;这不仅体现了对因果思维的深入培养,也显著提升了学生的行业实践能力,为他们日后在数据密集型医学领域的职业生涯打下了坚实的基础。总之,这些核心专业课程的设置紧密围绕医学数据学专业的培养目标,通过对数据思维、计算思维、统计思维及因果思维的系统培养,以及在实践能力和专业素养方面的深度训练,确保了学生能够全面地掌握和应用医学数据学的关键技术和理论,成为该领域的高级专门人才。

本章系统阐述医学数据学的核心专业课程体系。

第一节　医学数据学专业的数据治理核心课程

在健康大数据"采集融汇－整理优化－挖掘分析－转化应用"生态系统的复杂流程中,涉及数据治理和数据应用2个层次。前者,主要涵盖数据"采集融汇和整理优化"2个环节,后者涵盖数据"挖掘分析和转化应用"2个各环节。其中,数据治理层次的专业核心课程包括《健康大数据政策与法规》《健康大数据治理技术》《健康大数据安全计算》等课程。医学数据学专业专注于为"数据密集型医学、数字医学和智能医学"新兴领域培育具备综合素养的专门人才,这些目标明确要求学生不仅要掌握数据学的理论体系,还要具备实际操作数据的能力,尤其是在数据治理这一关键环节。

在此背景下,《健康大数据政策与法规》这一课程旨在提升学生对于数据安全与隐私保护的认识,理解医学伦理规范和数据安全法规等关键政策与法规,确保在实际工作中能够合法合规地处理医学数据;这不仅是对学生法律意识和职业伦理的培养,也是实现医学数据学专业素养的重要组成部分。《健康大数据治理技术》课程聚焦于数据治理的理论与实践,包括数据模型标准的制定、数据治理框架和技术流程的构建以及数据安全计算的实现等。通过这一课程的学习,学生不仅能够掌握如何有效地管理和优化健康大数据,还能学会高效地治理数据,保障数据分析的准确性和可靠性,这对于培养学生的计算思维和统计思维至关重要。《健康大数据安全计算》课程通过介绍安全计算的构架、原理和技术,让学生理解并掌握如何在保证数据安全的同时进行高效计算。这不仅有助于学生建立起对数据安全重要性的深刻认识,还能够增强他们在实际工作中解决数据安全问题的能力,为他们未来在数据密集型医学领域的职业生涯打下坚实的基础。

总之,在医学数据学专业培养中,开设上述数据治理层次的核心课程,紧密对接了医学数据学专业的培养目标,通过深化学生对健康大数据政策与法规的理解、提升数据治理技术的应用能力以及增强数据安全计算的实践技能,不仅为学生打下了扎实的理论基础,更为他们在未来的医学数据处理和分析工作中提供了强大的支持,确保他们能够在数据密集型医学新兴领域中成为具有高度专业素养和实践能力的高级专门人才。

一、健康大数据政策与法规

开设《健康大数据政策与法规》课程,在医学数据学专业培养目标实现中扮演了核心角色。面向数据密集型医学、数字医学和智能医学的新医科,该课程不仅强调了数据思维、计算思维、统计思维和因果思维的重要性,而且深入探讨了在健康大数据领域中,法律、伦理和政策制定的复杂性和必要性。

在塑造全面的数据治理观念方面,遵守相关的法规和政策是至关重要的。《健康大数据政策与法规》课程通过对健康大数据的分类和特征的详细阐述,帮助学生理解在数据价值创造过程中可能出现的伦理和技术冲突,进而培养学生全面的数据治理观念。这不仅有利于学生在未来的工作中确保数据处理的合法性和伦理性,也是实现医学数据学专业培养目标的基础之一。

在解决数据伦理和数据技术冲突方面,该课程深入探讨了健康大数据价值创造过程中伦理问题与技术问题之间的冲突及其表现形式,重点论述了如何借助法律、伦理和制度经济学的工具和手段解决这些问题。这种学习方法论对于学生来说是非常重要的,因为它不仅提供了处理现实问题的理论框架,还强化了他们在面对数据处理和分析过程中可能遇到的道德和法律挑战时的决策能力。

在了解和应用现行政策法规方面,课程通过详细讲解中国现行的健康大数据政策和法规,帮助学生建立了对《网络安全法》《数据安全法》和《个人信息保护法》等法规的深入理解。这一部分内容的学习对于学生未来在医学数据处理、分析及应用过程中,确保其工作符合国家法律法规和政策要求至关重要,也是医学数据学专业人才培养中不可缺少的一环。

在强化专业素养与实践能力方面,《健康大数据政策与法规》课程的学习,不仅仅是对法律知识的传授,更是对学生专业素养和实践能力的全面强化。通过掌握健康大数据的政策法规原理和实践应用,学生能够在未来的工作中更好地处理健康大数据相关的法律、伦理及政策问题,为其在数据密集型医学领域的职业发展奠定坚实的基础。

总之,《健康大数据政策与法规》课程为医学数据学专业学生提供了理解和应用健康大数据法律、伦理和政策的重要视角,是实现专业培养目标不可缺少的重要环节。通过这一课程的学习,学生不仅能够深入理解健康大数据领域的复杂性,还能够在实际工作中应用相关的法律和伦理知识,解决数据处理过程中可能遇到的各种问题。这种综合能力的培养,让学生在未来能够不仅作为技术操作的执行者,还能作为法律和伦理问题的解决者,确保数据的使用既符合科学研究和临床应用的需求,又遵循法律法规和伦理标准。建议学时数32学时,授予学分2学分。

以下是《健康大数据政策与法规》课程对标医学数据学专业培养目标的逻辑关系:

1. 筑牢法律与伦理基础

(1)培养目标。培养学生具备数据思维、计算思维、统计思维和因果思维的基础上,形成稳固的医学数据学专业素养。

(2)课程贡献。《健康大数据政策与法规》通过讲解健康大数据的伦理、法律和资源确权三个方面,为学生提供了处理数据时必须遵循的法律与伦理知识,确保学生在数据分析与应用过程中能够遵守相关法律法规,强化专业伦理观念。

2. 提升解决复杂问题的能力

(1)培养目标。能够熟练掌握数据"采集汇聚－整理优化－挖掘分析－转化应用"关键技术且具备行业实践能力。

(2)课程贡献。通过分析健康大数据价值创造过程中的权利冲突和伦理问题,课程强化了学生利用法律、伦理和制度经济学工具解决数据应用中问题的能力,为实际操作中遇到的法律和伦理挑战提供理论基础和实践指南。

3. 加深对健康大数据政策法规的理解

(1)培养目标。培养具备数学/统计学、计算机/软件科学、数据学专业的基础理论、基本知识、基本技能。

(2)课程贡献。《健康大数据政策与法规》课程详细介绍了中国现行的健康大数据政策和法规,如《网络安全法》《数据安全法》和《个人信息保护法》等,使学生对国内外健康大数据政策法规有深刻理解,为其专业知识体系添加了重要的法律与政策维度。

4. 培养面向未来的适应能力

(1)培养目标。形成稳固的医学数据学专业素养,具备面向"数据密集型医学、数字医学和智能医学"新医科的能力。

(2)课程贡献。课程通过"为什么—是什么—怎么样—现行实践"的教学思路,不仅阐述了健康大数据政策和法规设计和执行的理论与实践,还使学生具备了面对未来健康大数据领域的政策变化和法律挑战的能力,确保他们能够在快速变化的环境中适应和发展。

总之,《健康大数据政策与法规》课程的教学内容和目标与医学数据学专业的培养目标紧密呼应,它不仅为学生提供了法律和伦理知识的基础,更是通过具体的案例和现实问题的分析,培养了学生的综合解决问题能力,为他们未来在数据密集型医学领域的成功奠定了坚实的基础。

二、健康大数据治理技术

《健康大数据治理技术》课程,通过深入讲解健康大数据资源生态、安全治理技术和数据治理技术的理论与实践,直接响应了医学数据学专业的培养目标。这一课程不仅筑牢了学生对健康大数据多维度理解的基础,还深化了对数据治理复杂性的认识,从而强化了学生的数据思维和计算思维和专业实践能力培养。

首先,课程内容对健康大数据的资源生态进行了全面概述,包括常规医疗大数据及其产生、更新和保存的过程,以及生物组学大数据和其它类型健康大数据的获取和格式。这一部分不仅帮助学生掌握数据的基本属性和分类,还为后续的数据处理和分析打下坚实基础,符合专业培养目标中对基础理论和基本知识的要求。

进而,通过对健康大数据安全治理技术的详细介绍,课程使学生了解了数据安全的重要性以及在数据安全治理中应用的技术和原理。这一部分内容直接涉及到数据"采集汇聚-整理优化"阶段的关键技术,强调了保护数据安全和隐私的重要性,这不仅是数据思维的体现,也是计算思维和统计思维在安全方面的应用,有助于培养学生成为具备行业实践能力的高级专门人才。

最后,健康大数据治理技术的学习使学生深入理解数据治理的生态系统工程和技术流程,包括数据标准体系和全栈式健康大数据治理工程的设计构架。这些知识不仅覆盖了数据治理的全过程,从业务镜像库到数据对接服务的各个技术环节,还涉及到如何通过技术链条优化数据治理流程,这对学生掌握数据"整理优化-挖掘分析-转化应用"的关键技术至关重要。

总之,《健康大数据治理技术》课程通过全面深入的内容覆盖,直接对标医学数据学专业的培养目标,旨在筑牢学生的数据治理基础,提升其对数据安全和治理技术的理解和应用能力,从而形成稳固的医学数据学专业素养,并最终培养出能够熟练应用数据关键技术,具备强大行业实践能力的高级专门人才。建议学时数80学时,授予学分4学分。

以下是《健康大数据治理技术》课程对标医学数据学专业培养目标的逻辑关系。

1. 健康大数据资源生态

(1)数据思维和计算思维的基础建设。通过深入讲解6类常规健康医疗大数据及生物组学大数据的产生背景、采集过程和结构特征,为学生提供了一个全面的数据资源图谱。这种全面性的知识结构帮助学生建立起数据思维和计算思维,使他们能够更好地理解数据的多样性和复杂性,为进一步的数据分析和应用奠定基础。

(2)统计思维和因果思维的培养。通过讲授健康大数据的7个维度的进化轴及其权衡原则,课程不仅增强了学生的统计思维,使其能够理解和处理来自不同源的大数据集,还促进了因果思维的培养,让学生在面对健康大数据时,能够考虑和分析数据背后的潜在因果关系。

(3)基础理论、基本知识与基本技能的综合培养。通过详细阐述健康大数据资源的多样性和生态系统的构架,课程直接对标医学数据学专业的培养目标,即培养具备数学/统计学、计算机/软件科学、数据学专业的基础理论、基本知识、基本技能。学生通过学习课程,能够获得跨学科的知识体系,掌握从数据采集、整理到分析、应用的关键技术,为成为数据密集型医学领域的高级专门人才打下坚实基础。

(4)专业素养与行业实践能力的增强。讲解健康大数据生态系统的概念、原理和构架,不仅增强了学生的专业素养,还为其行业实践能力的提升奠定了基础。学生通过对健康大数据资源生态的全面理解,能够在未来的工作中更有效地参与到数据治理、优化和应用中,特别是在处理健康大数据的安全、隐私保护等方面展现出专业能力。

总之,在《健康大数据治理技术》课程中,讲授健康大数据资源生态内容,紧密结合了医学数据学专业的培养目标,通过系统地介绍健康大数据的分类、产生背景、结构特征以及生态系统构架,为学生在数据思维、计算思维、统计思维和因果思维的基础上,提供了实实在在的支撑。这不仅为学生将来在数据密集型医学领域的职业生涯打下坚实的基础,也为医学数据学领域的未来发展贡献了力量。

2. 健康大数据安全治理技术

(1)强化专业基础理论与知识。医学数据学专业旨在培养具备数学、统计学、计算机科学及数据学的基础理论和基本知识。《健康大数据治理技术》课程中的数据安全治理技术内容,通过系统讲解健康大数据的安全形势和治理原理,直接补充了数据学专业的核心知识体系,特别是在数据安全和数据治理领域。这些课程内容不仅加深了学生对数据安全治理重要性的理解,还具体阐述了如何实现健康大数据的安全管理和保护,这对于学生掌握数据学理论体系下的安全治理技术至关重要。

(2)培养综合运用能力。医学数据学专业培养目标强调要熟练掌握数据采集、整理、分析到应用的关键技术,并具备实际操作能力。《健康大数据治理技术》课程中的数据安全治理内容,通过详细介绍安全治理的技术和方法,如资产识别、安全防护技术等,为学生提供了一套完整的数据安全管理工具和实践经验。学生通过学习这些技术,能够在实际工作中更好地保护健康大数据的安全,有效预防和应对数据泄露、滥用等风险,这直接强化了学生的数据治理能力,满足了培养目标中的实际操作需求。

(3)强化数据思维与计算思维。医学数据学专业培养目标旨在筑牢学生的数据思维和计算思维。《健康大数据治理技术》课程中的数据安全治理内容,通过讲解数据安全治理的原理和实践,如数据资产的识别、分类以及安全监测技术等,要求学生不仅理解数据本身,还需掌握如何通过计算手段保护数据。这一过程促进了学生数据思维和计算思维的深化,学生需要通过逻辑分析和技术手段解决数据安全中的实际问题,这对于数据密集型医学领域的专业人才尤为重要。

(4)促进跨学科综合素养的形成。医学数据学专业培养目标还涉及到形成稳固的医学数据学专业素养,跨学科能力是其重要组成部分。《健康大数据治理技术》课程中的数据安全治理内容,还结合了法律、伦理、技术和管理知识,要求学生具备跨领域的思考和解决问题的能力。通过学习如何在保障数据安全的前提下进行有效的数据治理,学生能够更好地理解和运用跨学科知识,提高在复杂健康大数据环境中工作的能力,满足医学数据学专业形成专业素养的培养目标。

总之,《健康大数据安全技术》课程中的数据安全治理技术的讲授,是实现医学数据学专业培养目标的关键一环。它不仅为学生提供了关于健康大数据安全治理的深入理解和实践技能,还强化了学生的数据思维和计算思维,培养了他们跨学科的综合素养和解决实际问题的能力。通过课程内容的学习,学生能够在数据密集型医学、数字医学和智能医学新兴领域中,更有效地应对数据安全挑战,保护数据资产,促进健康大数据的安全与可持续发展。

3. 健康大数据治理技术

(1)强化数据管理的理论基础。医学数据学专业致力于培养学生的数据管理和治理能力。《健康大数据治理技术》课程通过讲解数据治理的基本术语、概念、设计构架等,为学生提供了坚实的理论基础。这些知识帮助学生理解数据治理的重要性,以及如何构建有效的数据管理体系。

(2)提升技术实践能力。医学数据学专业培养目标强调学生需要熟练掌握数据"采集汇聚-整理优化-挖掘分析-转化应用"的关键技术。课程中详细介绍的数据库技术、数据安全共享技术、数据采集汇聚技术等,不仅覆盖了数据治理的各个环节,也为学生提供了丰富的技术实践机会。这些内容直接支持了学生在实际项目中应用所学知识的能力,特别是在保护和管理健康大数据方面。

(3)增强跨学科综合素养。医学数据学专业培养目标,要求培养具备跨学科综合素养的高级专门人才,能够在数据密集型医学、数字医学和智能医学领域内进行创新。课程通过讲授如数据治理优化技术、数据标准化对接技术等多元化内容,强调了医学、计算机科学、统计学和法律等多学科知识的融合应用。学生通过学习如何在健康大数据治理中应用这些跨学科技术，能够更好地解决复杂问题，提升自身的综合素养。

（4）推动实际操作能力与行业实践能力。医学数据学专业培养目标，要求培养学生具备将理论知识应用于实践的能力，特别是在行业内解决实际问题的能力。课程内容中的全栈式健康大数据治理工程设计构架及其技术流程，包括"业务镜像库、观察数据库、科学变量库、科学数据队列仓库、领域数据队列仓库、队列数据库、数据对接服务"共八个环节，为学生提供了从理论到实践的全面视角。学生通过学习这一技术流程及其工具SMART_MSDW，能够全面理解健康大数据治理工程的实施步骤和方法，增强了将所学知识应用于解决实际问题的能力。

总之，健康大数据治理技术的课程内容与医学数据学专业的培养目标紧密相连，课程不仅为学生提供了健康大数据治理的理论基础和技术知识，还强调了跨学科综合素养的培养和实际操作能力的提升。通过学习，学生能够在数据密集型医学领域内，有效地应用数据治理技术，解决实际问题，进而成为具备高级专门技能和行业实践能力的专业人才。

三、健康大数据隐私计算技术

《健康大数据隐私计算技术》课程，通过其全面的理论讲解和实践指导，对于医学数据学专业学生掌握隐私保护技术、提升综合实践能力以及培养跨学科思维具有重大意义，是实现专业培养目标不可缺少的部分。

首先，该课程深入讲述了隐私计算的发展脉络和核心算法，如秘密共享算法、同态加密算法、差分隐私算法等，这为学生提供了坚实的理论基础，帮助他们理解在保护数据隐私的同时，如何有效利用大规模健康医疗数据的技术原理。掌握这种理论知识，正符合医学数据学专业的目标，即在数据学理论体系下，培养学生的基础理论、基本知识和技能。

进而，课程讲述联邦学习、安全多方计算、机密计算等主流隐私计算技术，这些授课内容直接回应了医学数据学专业培养目标中关于熟练掌握数据采集汇聚、整理优化、挖掘分析到转化应用关键技术的要求。通过学习这些技术，学生能够在实践中有效解决健康大数据在流通和融合过程中的隐私保护问题，进而提升他们的行业实践能力。

然后，鉴于隐私计算技术的学习不仅要求学生具备扎实的计算思维和数据思维，还需要他们能够跨学科思考，将计算机科学、数学、统计学等知识应用于医学数据的处理和分析中。这种跨学科的学习方式有助于学生形成稳固的医学数据学专业素养，为面向数据密集型医学、数字医学和智能医学"新医科"的高级专门人才培养奠定基础。

随后，该课程还讲授常用的隐私计算平台资源，如PySyft、FATE、TFF等，这不仅为学生提供了实践操作的平台，也促进了学生对隐私计算技术在实际应用中的理解和创新能力的培养。通过对这些工具和框架的学习，学生能够更好地将理论知识应用于解决实际问题，进一步满足医学数据学专业的培养目标。

最后，通过深入讲解健康大数据区块链的基本概念、基础构架、关键技术和应用模型，如中心化与去中心化部署、数字货币、加密货币以及比特币等概念，学生能够理解区块链技术在健康大数据管理中的关键作用。详细的技术讲授如分布式系统技术、链式结构技术、时间戳技术、非对称加密算法和哈希函数加密算法等，不仅加强了学生的计算思维和技术实践能力，也培养了他们对于数据安全、数据一致性和数据不可篡改性的深刻理解。

总之,《健康大数据隐私计算技术》课程,直接回应了医学数据学专业培养目标中关于熟练掌握数据采集、整理、分析到应用关键技术的要求,同时也强调了学生在数据治理、数据安全和隐私保护方面的专业素养。通过对这些先进技术的学习,学生不仅能够在实际工作中有效解决健康大数据的隐私保护和数据治理问题,更能在数据密集型医学领域内进行创新和实践,满足未来医疗健康行业对于数据安全和隐私保护的高标准要求。建议学时数64学时,授予学分3学分。

以下是《健康大数据隐私计算技术》课程对标医学数据学专业培养目标的逻辑关系。

1. 健康大数据隐私计算技术

(1)强化数据思维和计算思维。面向数据思维与计算思维的深化,《健康大数据隐私计算技术》课程通过讲解隐私保护的核心技术和算法,直接促进学生在解决实际数据隐私问题时的思考和分析能力,加强数据和计算思维的综合运用。

(2)提升技术实践能力。掌握如同态加密、秘密共享等隐私计算技术,使学生能够在不泄露原始数据信息的前提下进行数据分析,这种技术实践的能力正是医学数据学专业所追求的熟练掌握数据处理到应用的关键技能。

(3)促进跨学科知识融合。面向形成跨学科综合素养,学习隐私计算技术不仅局限于计算机科学领域,还涉及数学、统计学和法律等多个学科,课程内容的多维度有助于学生建立起对数据隐私保护的全面认识,促进了医学数据学领域内跨学科综合素养的形成。

(4)加强数据治理能力。通过学习隐私计算中的联邦学习和安全多方计算等技术,学生能够掌握在保护数据隐私的同时,如何高效管理和利用分布式数据资源。这种能力的培养,直接对应了医学数据学专业对于数据"采集汇聚－整理优化－挖掘分析－转化应用"全流程管理能力的要求。

(5)增强实际操作能力。面向培养行业实践能力,课程通过讲解隐私计算平台资源和应用实例,如PySyft、FATE等,为学生提供了实际操作的平台,增强了将理论知识应用于解决实际问题的能力,满足了专业培养目标中对于实践能力的要求。

(6)激发创新能力。通过学习最前沿的健康大数据隐私计算技术,激发学生对未来技术发展趋势的思考和探索,鼓励他们在数据隐私保护领域进行创新,这直接贯彻了医学数据学专业培养高级专门人才、具备创新思维和行业实践能力的教育目标。

总之,通过学习健康大数据隐私计算技术,学生不仅能够获得关于数据隐私保护的深入理解和实际操作技能,还能在数据思维、计算思维、跨学科综合素养以及实际操作能力等方面得到显著提升。

2. 健康大数据区块链技术

(1)数据管理与治理能力。医学数据学专业旨在培养学生掌握数据管理与治理的能力,以应对数据密集型医学领域的挑战。通过讲解区块链技术的基本概念,如中心化与去中心化部署,以及私有链、公有链和联盟链等,学生能够理解区块链如何为健康大数据提供一个去中心化、透明且安全的数据管理和治理框架。这些知识直接增强了学生在健康数据管理方面的理论基础和应用能力,满足了专业培养目标的要求。

(2)数据安全与隐私保护能力。课程讲授区块链技术中关于数据安全的关键技术,包括非对称加密算法、哈希函数加密算法以及拜占庭容错技术等,这些授课内容直接对标医学数据学专业培养目标中关于加强数据安全和隐私保护能力的要求。通过学习这些技术,学生将能够在实际工作中有效应用区块链技术保护健康数据的安全和患者的隐私,从而在数字医学和智能医学新兴领域发挥重要作用。

(3)跨学科技术应用能力。课程强调了区块链技术的跨学科特性,融合了计算机科学、密码学、法律等多个学科的知识。这种跨学科的学习模式恰恰符合医学数据学专业的培养目标——形成稳固的医学数据学专业素养,具备跨学科工作的能力。学生通过本课程不仅能够掌握区块链技术,还能理解其在健康大数据应用中的潜力和挑战,为未来的职业生涯提供了宽广的视野和强大的技术支持。

(4)创新思维与实践能力。课程通过讲授比特币模型、以太坊模型、超级账本模型等常用区块链模型的构架、原理方法和应用案例,激发学生的创新思维和实践能力。这种从理论到实践的教学模式,使学生能够将所学知识应用于解决实际问题,如利用区块链技术进行药品追溯、患者数据共享等,这直接响应了医学数据学专业的培养目标,即培养能够熟练掌握关键技术且具备行业实践能力的高级专门人才。

总之,健康大数据区块链技术的授课内容,不仅为医学数据学专业学生提供了坚实的数据管理、安全保护和跨学科技术应用的理论基础,而且通过具体技术的学习和实例分析,进一步强化了学生的创新思维和实践能力。

第二节　医学数据学专业的数据挖掘分析核心课程

在健康大数据"采集融汇-整理优化-挖掘分析-转化应用"的生态系统复杂流程中,数据挖掘分析是最为重要的环节。在这一关键环节中,设置了《大数据生物统计学技术》《大数据流行病学技术》《生物信息大数据技术》《健康大数据人工智能技术》《大数据因果推断技术》等核心专业课程。这些课程构成了医学数据学专业知识体系的核心,不仅涵盖了理论知识,也覆盖了实践技能,旨在为数据密集型医学、数字医学和智能医学等"新医科"领域培养具备全面能力的专门人才。《大数据生物统计学技术》通过教授大规模同时推断、大规模变量筛选和回归、分布式统计推断等内容,为学生提供了处理大规模生物医学数据所需的统计工具和方法,使他们能够在生物医学研究中进行有效的假设检验和参数估计。这些技能对于发现疾病模式、评估治疗效果和公共健康研究至关重要。《大数据流行病学技术》课程则着重于大规模数据集的应用,包括大型队列设计、数字流行病学、生态流行病学、系统流行病学和生命历程流行病学等领域,使学生能够理解和分析疾病的分布、决定因素和公共健康策略,进而为疾病预防和控制提供数据支持。通过《生物信息大数据技术》课程,学生将学习到如何处理和分析基因组、转录组等大规模生物信息数据,掌握跨组学分析、单细胞分析技术等前沿科学技术。这些知识和技能对于理解复杂的生物过程、疾病机理以及新药物的开发至关重要。《健康大数据人工智能技术》课程让学生深入了解人工智能在医学领域的应用,包括基本原理、算法开发以及大模型的医学应用,为学生提供了工具和方法,以利用AI技术改善医疗诊断、治疗计划和患者管理。最后,《大数据因果推断技术》课程深入探讨因果推断的理论和方法,特别是在高维数据背景下的应用,让学生能够从复杂的医学数据中识别因果关系,为科学研究和临床决策提供坚实的基础。总之,这些核心专业课程为医学数据学专业的学生提供了坚实的基础知识和技能,使他们能够在未来的职业生涯中,有效地应对数据密集型医学领域的挑战,进行疾病预防、诊断、治疗以及健康管理等工作,从而在新兴的医学领域中发挥关键作用。

一、大数据生物统计学技术

在医学数据学专业的培养方案中,学习《大数据生物统计学技术》这门课程至关重要,因为它直接关系到未来专业人才能否有效应对数据密集型医学、数字医学和智能医学这些"新医科"领域的挑战。《大数据生物统计学技术》涵盖的内容,如大规模同时推断、大规模回归、分布式统计推断等,是理解和分析医学大数据不可缺少的技术和知识。特别是在处理海量医学数据时，传统的生物统计学方法往往因数据规模而受限，而这门课程提供的技术则能够突破这些限制，使得数据分析更加精确和高效。

首先，大规模同时推断技术，包括对多重假设检验的控制（如控制假发现率FDR和家族错误率FWER等），对于识别疾病相关基因、分析高通量数据非常关键。例如，在基因组研究中，研究人员常常需要对成千上万的基因同时进行假设检验，识别与特定疾病相关的基因。在这种情况下，如果不能有效控制多重比较带来的错误发现问题，就可能产生大量的假阳性发现，影响研究结果的可靠性。

其次，大规模回归和变量筛选技术，特别是在生物信息学和计算生物学领域，对于理解基因表达数据、蛋白质组学数据以及其它类型的生物大数据非常重要。通过运用大规模回归分析，研究人员可以探索基因、蛋白质与疾病表型之间的关联，为疾病的预防、诊断和治疗提供科学依据。

最后，分布式统计推断方法可以在多个计算节点上并行处理和分析数据，这对于处理医学领域中常见的大规模数据集尤其关键。这不仅大大加快了数据分析的速度，也可以处理原本因数据规模过大而难以分析的数据集，进而推动了数据密集型医学研究的发展。

因此，《大数据生物统计学技术》这门课程为医学数据学专业的学生提供了一套强大的工具和方法，使他们能够有效地处理和分析大规模医学数据，为未来的医学研究和临床应用作出贡献。这不仅符合数据密集型医学、数字医学和智能医学"新医科"培养方案的目标，也是培养具有高级专门技术和实践能力专业人才的必要条件。建议学时数64学时，授予学分3学分。

以下是《大数据生物统计学技术》课程对标医学数据学专业培养目标的逻辑关系。

（1）融合基础理论与实际应用。①大规模假设检验与参数估计。针对生物信息学、遗传学研究中常见的对大量生物标记进行同时假设检验的需求，这部分内容提供了必要的统计工具和方法论支持，直接回应了医学数据学专业对能够处理、分析和解释大规模数据集的高级专门人才的需求。②大规模回归。在处理大数据环境下的复杂生物医学数据时，如何建立模型、估计参数并解释变量之间的关系是关键问题。大规模回归不仅支持对大规模数据集的高效处理，也为学生提供了一种理解和解析数据间复杂关系的强大工具，这与培养方案中强调的数据分析能力紧密相关。③分布式统计推断。随着云计算和分布式计算技术的发展，分布式统计推断在处理分布式存储的大数据方面显得尤为重要。这与医学数据学专业强调的计算思维和技术实践能力高度契合，使学生能够在未来的工作中有效应对数据处理的技术挑战。

（2）培养大数据统计推断思维。①大规模假设检验与参数估计。通过教授大规模假设检验与参数估计，学生将学会如何在面对成千上万的假设时进行科学推断，这要求他们不仅要理解数据背后的统计原理，还要学会如何在实际问题中应用这些原理。这种训练促使学生形成了以数据为中心的思考方式，能够理解和解释复杂数据背后的统计含义。②大规模回归。大规模回归的教学使学生能够在大数据背景下建立和理解复杂的统计模型，进一步培养了他们的模型思维。学生通过这一过程，不仅学会如何选择合适的模型来分析数据，还能够评估模型的有效性和适用性，从而在面对不同的医学数据分析问题时，能够运用统计模型进行科学决策。

（3）大数据分析能力培养。①分布式统计推断。分布式统计推断的教学重点在于培养学生利用现代计算技术处理和分析分布式存储的大数据集的能力。通过这一部分的学习，学生将掌握在云计算和分布式计算环境下进行数据分析的方法和技巧，从而能够有效应对数据密集型医学研究中的技术挑战。②数据处理能力。在教学过程中，通过大量实践和案例分析，学生将学习如何进行大数据的采集、清洗、整合和分析，这些技能直接提升了他们的数据处理能力。在医学数据学领域，能够高效处理和分析大数据是一项基本且关键的能力,直接影响到研究结果的准确性和可靠性。

总之,《大数据生物统计学技术》课程通过其内容设计与教学方法,不仅培养了学生的统计思维,也提升了他们的大数据分析能力。这与医学数据学专业的培养方案中强调的数据思维、计算思维以及实践能力的培养目标高度吻合,展现了课程设置与专业培养目标之间的深刻逻辑对应关系。

二、大数据流行病学技术

在医学数据学专业的培养方案中,针对数据密集型医学、数字医学和智能医学"新医科"的需要,开设《大数据流行病学技术》这门课程显得尤为重要。这门课程不仅紧扣专业培养的核心目标,更是对学生进行全面发展培养的关键一环。通过集中学习大规模队列/超大规模队列设计分析、系统流行病学设计与分析、数字流行病学设计与分析、生命历程流行病学设计与分析、生态流行病学设计与分析、计算流行病学设计与分析等多个方面的先进知识和技术,学生将得到全方位的技能提升,为未来在医学数据学领域的深入工作奠定坚实基础。

学习超大规模队列(Mega-Cohort)设计与分析对医学数据学专业学生至关重要,紧贴培养方案核心目标,关键在于理解处理复杂医研问题。这方面的研究为揭示疾病复杂病因提供新视角,尤其在遗传-环境交互作用领域。随着基因组计划完成和基因功能认识深化,科学界认识到疾病多由基因与环境交互作用引起,故此研究类型可提供探索交互作用的大样本量。技术层面,该学习加强学生数据处理全技能,包括机器学习和人工智能。同时,参与此研究让学生获得实践经验,理解数据科学在医学研究中的应用,培养其成为具备深厚专业知识、高度人文关怀与强烈社会责任感的数据科学家。

系统流行病学(Systems Epidemiology),作为医学数据学领域的新兴分支,通过高通量组学技术(如基因组学、表观组学等)与传统流行病学方法的融合,打破了传统流行病学"黑盒子"研究模式的局限,使研究者能在分子层面深入理解疾病的发生、发展和转归过程。该领域强调高通量数据在揭示疾病复杂致病网络和通路中的应用,推动生物信息学数据库的使用,构建暴露因子与疾病终点间的交互网络模型,为疾病研究提供新的视角和工具。对医学数据学学生而言,系统流行病学不仅拓宽了他们对疾病机理的理解,还提升了他们的数据分析能力,为他们的未来职业生涯奠定坚实基础。

医学数据学专业学生学习数字流行病学(Digital Epidemiology),关键在于采用数字技术和大数据分析揭示健康和疾病模式,对公共卫生领域带来变革。实时监测疾病传播,通过社交媒体等大数据实现,对于迅速应对公共健康危机至关重要。同时,数字流行病学支持个性化健康管理,通过分析数字健康记录等数据,为个体提供定制化的预防和干预措施。数字流行病学也为公共卫生决策提供科学依据,通过大数据分析提高决策质量和效率。因此,医学数据学学生学习数字流行病学,不仅能深化对疾病机制的理解,还能提升处理复杂公共卫生问题的创新能力,为其未来的职业生涯奠定基础。

生命历程流行病学(Life-course Epidemiology)在医学数据学专业中的学习至关重要,它强调了从胚胎期到老年期跨生命周期的健康研究,揭示早期生命阶段的暴露因素如何影响后期健康。这一领域的知识不仅加深了学生对疾病发展多阶段模式的理解,还提升了他们处理复杂数据集的能力,这特别体现在设计、实施和分析长期随访研究方面。此外,生命历程流行病学培养学生全面的公共卫生视角,强调早期干预对预防疾病的重要性。通过这一学科的学习,学生能够在疾病预防、公共卫生策略制定等方面作出贡献,为未来的医学研究和公共卫生实践奠定坚实基础。

医学数据学专业学生学习生态流行病学(Eco-epidemiology),对适应大数据和人工智能时代的公共卫生挑战至关重要。该学科通过结合"现实世界"与"虚拟世界"中的健康决定因素,采用新理论模型和数字技术(如系统动力学、网络分析等),提供了解析健康与疾病复杂关系的新视角。这种方法不仅拓展了传统生态流行病学的研究范围,还促进了其数字化转型,为学生掌握未来公共卫生研究、疾病预防与健康促进提供了理论和实践的基础。通过这一学科的学习,学生能够深刻理解健康决定因素的交互作用,培养跨学科合作和创新解决问题的能力,为面对复杂公共卫生问题提供坚实的支撑。

医学数据学专业学习计算流行病学(Computational Epidemiology)对于应对疾病防控挑战至关重要。利用计算模型和大数据技术,该领域为疾病监测、预测及控制提供支持,帮助学生掌握疾病传播模拟、分析大规模健康数据的能力。计算流行病学的应用范围广泛,包括优化疫苗分配、预测疾病暴发等,以应对全球化带来的公共卫生挑战。此外,它促进系统流行病学发展,强调了系统性思维在公共卫生决策中的重要性。学习计算流行病学能够提升学生的分析能力,为他们在公共卫生领域的未来工作奠定坚实基础。

总之,在医学数据学专业的培养方案中,《大数据流行病学技术》与医学数据学专业面向数据密集型医学、数字医学和智能医学"新医科"的培养目标完全一致。建议学时数64学时,授予学分3学分。

以下是其与培养方案的逻辑对应关系。

(1)数据思维和计算思维。通过实践大数据流行病学的核心技术,学生将学会如何采集、整理、优化和挖掘健康相关的大数据,这些技能是在数据密集型医学领域进行有效工作的基础。

(2)统计思维和因果思维。课程内容将加强学生运用统计学方法来分析数据和推断疾病因果关系的能力,这对于制定有效的疾病预防和控制策略至关重要。

(3)跨学科知识和技能。大数据流行病学技术课程涵盖的内容跨越了数学/统计学、计算机科学/软件科学和数据学等多个学科,能够帮助学生形成稳固的医学数据学专业素养,为处理复杂的健康问题提供全新的视角。

(4)实践能力和社会责任。通过学习如何应用大数据和计算方法来解决公共健康问题,学生不仅能够提高他们的行业实践能力,还能增强他们对于利用科学知识解决社会问题的责任感。

总之,《大数据流行病学技术》课程通过培养学生在理论知识和实践技能上的全面发展,紧密契合了医学数据学专业的培养方案,为学生未来在医学研究、公共卫生决策和健康数据科学等领域的职业发展打下坚实的基础。

三、生物信息大数据技术

在医学数据学专业的培养方案中,将《生物信息大数据技术》纳入课程体系,与专业的教育目标紧密相连。这门课程填补了理论知识与实践应用之间的空白,特别是在面向数据密集型医学、数字医学和智能医学"新医科"的背景下,更显重要。医学数据学的培养方案强调在数据思维、计算思维、统计思维和因果思维的基础上,培养学生全面发展,具备跨学科的知识体系和技能。生物信息大数据技术正是这一培养目标的体现,它要求学生不仅要掌握生物信息学的基础理论和方法,还要能够处理、分析和解释大规模生物医学数据。随着"组学"技术的迅速发展,生物医学研究产生了海量的数据,如基因组学、转录组学、蛋白组学等。这些数据的有效分析和应用,对于揭示疾病机理、发现新的治疗靶点、推进精准医疗等具有重要意义。生物信息大数据技术的教学,使学生能够熟练运用各种生物信息学工具和算法,处理这些大数据,从而为未来的科研和临床实践提供支持。

更重要的是,在医学数据学专业培养方案中引入《生物信息大数据技术》课程,不仅与医学数据学专业培养的核心目标(在数据密集型医学、数字医学和智能医学新领域中,通过健康大数据的深入分析和应用,培养具有数据思维、计算思维、统计思维和因果思维的高级专门人才)高度契合,而且对学生掌握未来医学研究和实践中越来越重要的系统生物信息学技术具有重要意义。《生物信息大数据技术》,通过整合不同层次的生物医学信息,采用自底向上与自顶向下的方法,为理解复杂的生物系统和疾病机制提供了新的视角。这一跨学科的方法论不仅能够加强学生的在生物信息学基础理论和实践技能,也有助于他们理解和应用系统生物学的整合分析框架。《生物信息大数据技术》在药物发现和重定位、疾病生物标记物的发现以及个性化医疗方案的制定中扮演着核心角色。通过学习《生物信息大数据技术》课程,学生将掌握如何运用网络分析、模拟和预测等技术,处理和分析大规模的生物医学数据,这对于未来从事精准医疗领域等工作是极为重要的。

随着医学研究越来越依赖于大数据和计算方法,从大数据角度深入理解和分析生物信息,已成为医学数据学领域的关键能力之一。《生物信息大数据技术》课程能够使学生熟悉最新的生物信息学数据库和工具,学会如何将这些资源应用于疾病研究和药物开发中,从而在数据密集型医学领域中发挥重要作用。该课程不仅是对医学数据学专业学生进行系统、全面培养的关键,也是培养他们成为能够应对未来医学挑战、具有国际视野和创新能力的高级专门人才的重要途径。建议学时数64学时,授予学分3学分。

在医学数据学专业的培养方案中,开设《生物信息大数据技术》课程的重要性在于其与培养方案目标之间的逻辑对应关系。这一对应关系体现在以下几个方面。

(1)数据密集型医学对专业技能的需求。医学数据学专业旨在应对数据密集型医学、数字医学和智能医学领域的挑战,这要求学生掌握处理、分析和解释大规模生物医学数据的能力。《生物信息大数据技术》课程正好提供了这方面的核心技能培训,使学生能够熟练应用生物信息学工具和算法,处理和分析"组学"技术产生的海量数据。

(2)跨学科知识和技能的融合。培养方案强调在数据思维、计算思维、统计思维和因果思维的基础上进行全面发展。《生物信息大数据技术》课程涵盖的内容,如网络分析、模拟和预测等技术,正是跨学科融合的体现,既包含了数据科学的理论,也涉及到了生物信息学的应用,促进学生在多学科交叉领域的全面发展。

(3)针对未来医学研究和实践的准备。随着精准医疗和个性化治疗的发展,对生物医学大数据的分析需求日益增长。《生物信息大数据技术》课程不仅帮助学生理解复杂的生物系统和疾病机制,而且通过实际操作训练学生如何应用这些知识来发现新的药物靶点和治疗方法,直接支持了专业培养方案中对创新能力和实践能力的要求。

(4)促进国际视野和创新能力的发展。通过学习最新的生物信息学数据库和工具,学生能够与国际医学研究接轨,拓宽国际视野。同时,课程中面临的实际问题和挑战会激发学生的创新思维,为解决未来医学和公共卫生领域的复杂问题提供新的思路。

总之,《生物信息大数据技术》课程的开设与医学数据学专业的培养方案之间存在紧密的逻辑对应关系,不仅满足了专业技能和知识的需求,也为学生的未来职业生涯和科学研究奠定了坚实的基础。

四、健康大数据人工智能技术

在医学数据学专业中开设《健康大数据人工智能技术》课程对学生掌握未来医疗领域核心技术具有深远的重要性。这门课程紧密贴合了医学数据学专业培养方案的核心目标,即在数据思维、计算思维、统计思维和因果思维的基础上,全面发展学生的能力,使其能够在数据密集型医学、数字医学和智能医学新领域中发挥关键作用。通过深入学习医学人工智能原理、机器学习方法、因果学习技术以及医学人工智能的具体应用,学生将能够系统地掌握如何利用人工智能技术处理和分析健康大数据,从而在实际健康医疗问题中提出创新解决方案。

此课程不仅涵盖了医学大数据处理的基础知识,如多模态数据的处理和模型训练技术,还深入探讨了分类、聚类及预测模型等机器学习技术,以及生成模型、深度神经网络和注意力机制等深度学习技术。这使得学生能够在理解数据背后的复杂生物医学机制的同时,也能够精准地预测疾病发展趋势和响应治疗方法。

更为重要的是,通过引入靶向学习、主动因果学习、动态干预策略和深度因果学习等先进的因果学习技术,课程使学生能够在复杂的医疗健康问题中寻找因果关系,这对于设计有效的疾病预防、治疗方案和健康政策具有重要的指导意义。同时,医学人工智能在医学文本结构化、循证医学知识图谱构建及智能预测决策等方面的应用教学案例,进一步加深了学生对医学人工智能在现代医学研究和实践中作用的理解。

通过《健康大数据人工智能技术》课程的学习,医学数据学专业的学生不仅能够获得处理健康大数据的关键技术,还能在医学研究和实践中采用创新的人工智能方法,为疾病预防、诊断和治疗提供科学、有效的数据支持。这门课程的开设为学生将来在快速发展的医学领域中发挥重要作用提供了坚实的基础,体现了医学数据学专业培养方案的前瞻性和实用性。建议学时数64学时,授予学分3学分。

开设《健康大数据人工智能技术》课程在医学数据学专业培养方案中具有重要意义,其内容与培养方案的逻辑对应关系体现在以下几个方面。

(1)数据密集型医学的需求。随着医学领域数据量的爆炸性增长,对数据处理和分析的需求也随之增加。《健康大数据人工智能技术》课程通过教授医学大数据平台、多模态数据处理、有监督和无监督学习等内容,直接响应了数据密集型医学对处理、分析复杂数据能力的需求,符合医学数据学专业的培养目标。

(2)跨学科能力的培养。医学数据学专业旨在培养学生的数据思维、计算思维、统计思维和因果思维。《健康大数据人工智能技术》课程覆盖了从医学人工智能原理到机器学习、深度学习技术、因果学习技术等多个方面,帮助学生建立起跨学科的知识体系和技能,强化了学生的综合思维能力。

(3)实践能力的提升。该课程不仅涉及理论知识,还包括医学文本结构化、计算表型、循证医学知识图谱构建、智能预测与决策支持等应用实践,以及医学科学大数据仓库构建、疾病在线预测预警及决策系统开发等案例教学。这些内容有助于学生将理论知识应用于解决实际问题,提升行业实践能力。

(4)智能医学的发展趋势。医学数据学专业面向未来医学的发展,包括数字医学和智能医学。《健康大数据人工智能技术》课程的开设,尤其是在深度学习技术、因果学习技术的教学,紧跟智能医学的发展趋势,为学生掌握未来医学领域的前沿技术和方法奠定了基础。

总之,《健康大数据人工智能技术》课程的开设不仅与医学数据学专业的培养方案在逻辑上高度一致,还为学生在未来的医学研究和实践中应对复杂问题、发挥关键作用,提供了坚实的知识和技能基础。

五、健康大数据因果推断技术

在医学数据学专业的培养方案中,开设《健康大数据因果推断技术》这门课程具有划时代的意义。这一专业致力于培养适应数据密集型医学、数字医学和智能医学新兴领域需求的高级专门人才。在这样的背景下,《健康大数据因果推断技术》课程不仅是专业知识体系中的一部分,更是连接理论与实践,培养学生深厚医学数据学专业素养的核心专业课程。

首先,这门课程从大数据因果推断的基本原理出发,涵盖了反事实潜在结局模型、因果图模型以及偏倚等概念,为学生建立起健全的因果推断理论基础。这些原理是理解复杂医学数据关系的关键,能够帮助学生在数据密集的医疗实践中准确识别和解释因果关系。

其次,通过非模型化因果推断和模型化因果推断两大部分的教学,课程深入探讨了从随机对照试验到观察性研究、从混杂偏倚控制到工具变量法等多种因果推断方法。这些内容不仅涵盖了因果推断的广泛技术和方法,也体现了在实际医学研究中应用这些方法的复杂性和多样性。学生通过学习这些方法,可以提高他们处理实际医学问题时的灵活性和创新性。

更进一步,《健康大数据因果推断技术》课程将重点放在健康大数据的应用上,包括因果生物标记筛选、队列设计因果生存分析、纵向设计因果时序分析等先进主题。这些内容不仅展示了因果推断在处理大规模健康数据时的强大能力,也为学生提供了探索未来医学研究新方向的视角。

总之,通过系统地学习这门课程,学生将掌握利用大数据进行因果推断的关键技术,培养出在医学数据科学领域解决问题的能力,为他们将来在数据密集型医学、数字医学和智能医学等领域的工作和研究奠定坚实的基础。这不仅对学生的个人职业发展至关重要,也对推动整个医学领域的进步和创新具有深远影响。建议学时数64学时,授予学分3学分。

以下是《健康大数据因果推断技术》的课程内容与医学数据学专业培养方案的逻辑对应关系。

(1)数据思维与因果推断原理。医学数据学专业培养方案旨在筑牢数据思维基础,而《健康大数据因果推断技术》课程通过讲授大数据因果推断原理(如反事实潜在结局模型、因果图模型、偏倚等),为学生提供了理解复杂数据关系并从中抽象出因果关系的能力。这种能力是数据思维的高级形式,直接服务于专业的核心培养目标。

(2)计算思维与非模型化/模型化因果推断。课程内容覆盖非模型化因果推断方法(随机对照试验、观察性研究等)及模型化因果推断(因果推断统计模型、逆概率加权等),这不仅要求学生掌握统计学的知识,还需要运用计算机科学的方法来处理和分析数据。这种跨学科的知识和技能融合正是计算思维的体现,与医学数据学专业强调的计算思维培养紧密相连。

(3)统计思维与因果统计推断。课程深入讲解了因果统计推断的方法,包括效应修饰估计、交互作用分析、P值校准与置信区间校准等内容,这些都是统计思维在医学数据分析中的具体应用。通过学习这些内容,学生能够在数据分析中运用统计学原理进行严谨的推断,这直接响应了专业培养方案中对统计思维培养的要求。

(4)因果思维与健康大数据因果推断。课程的高级部分专注于健康大数据因果推断的应用,如因果生物标记筛选、队列设计因果生存分析等,这些内容要求学生不仅要理解因果关系,还要能够在大数据环境下进行因果推断。这种能力的培养是医学数据学专业在因果思维方面培养目标的体现,要求学生能够在实际医学研究中运用因果思维解决问题。

总之,《健康大数据因果推断技术》课程通过其全面且深入的课程设置,不仅让学生掌握了大数据因果推断的理论和方法,还通过实践应用的教学环节,强化了学生的数据思维、计算思维、统计思维和因果思维。这种综合能力的培养完全符合医学数据学专业的培养方案,旨在培养能够熟练掌握数据处理与分析技术,并在医学领域进行创新性研究的高级专门人才。

第三节 医学数据学专业的转化应用核心课程

在健康大数据"采集融汇－整理优化－挖掘分析－转化应用"的生态系统复杂流程中,转化应用是最终目的。在这一关键环节中,开设《大数据真实世界研究技术》《大数据临床试验技术》《健康大数据转化实证案例》等转化应用类课程,紧扣现代医学领域对数据科学技能的需求,反映了对于未来医疗健康行业专业人才的全方位培养需求。这些课程的重要意义,在于它们不仅提供了医学数据学的基础理论和技术,更深入到了如何将这些知识和技能应用于真实世界问题的解决,以及实际健康医疗行业的创新和发展中。

通过学习《大数据真实世界研究技术》课程,学生能够理解和掌握在复杂、多变的真实世界环境中,如何应用大数据技术进行有效的医学研究。课程内容如大数据循证医学原理、真实世界证据(RWE)的基本原理和偏倚控制方法等,为学生提供了坚实的理论基础,并通过案例研究和项目实训,加强了理论知识与实际应用的结合。《大数据临床试验技术》课程着重于如何利用大数据技术优化临床试验设计,提升数据收集、处理和分析的效率和准确性。这不仅提高了学生的数据处理技能,更重要的是,培养了学生使用数据驱动决策的能力,这对于未来的医疗决策和政策制定具有重要意义。《健康大数据转化实证案例》课程通过一系列实证案例,如智慧医疗、慢病管理和疫情防控等,让学生在学习数据治理、分析和转化过程中,理解数据科学在健康医疗领域的广泛应用。这种跨学科的综合应用能力对于培养能够在医疗健康领域解决复杂问题的高级专门人才至关重要。

这些课程的设置,紧密结合医学数据学专业的培养目标,旨在通过实践教学和项目实训,加深学生对健康医疗大数据应用的理解,提升其在真实世界问题解决中的实践能力和创新研发能力。通过与国家健康医疗大数据中心(北方)等机构的合作,学生有机会参与到前沿的健康医疗数据科学研究和应用项目中,为未来的职业生涯和健康医疗领域的发展作出贡献。

总之,开设这些转化应用类课程,不仅为医学数据学专业学生提供了系统深入的学习机会,更重要的是,通过强化理论与实践的结合、培养数据驱动的决策能力、加强跨学科综合应用能力和增强行业实践与创新研发能力,为学生成为未来健康医疗行业的领军人才奠定了坚实的基础。

一、大数据真实世界研究技术

在医学数据学专业的培养方案中,开设《大数据真实世界研究技术》课程是一个战略性决策,它紧密结合了该领域对于深化数据驱动医疗决策和研究的核心需求。这门课程不仅仅是关于数据的收集和分析,更是关于如何在现实世界的复杂环境中应用这些数据,以推动医学进步和创新。

课程内容从大数据循证医学原理入手,包括反事实潜在结局和循证医学证据金字塔等,为学生提供了一个坚实的理论基础,帮助他们理解大数据在循证医学中的作用和重要性。这种理论基础是必要的,因为它为学生解读和生成高质量证据打下了基础,这些证据是医疗决策和政策制定的关键。通过教授大数据真实世界研究原理,如大数据RWE(真实世界证据)基本原理和偏倚控制方法,课程强调了在真实世界进行研究的复杂性和挑战性。学生学习如何设计研究来减少偏倚和误差,从而提高研究结果的可靠性和有效性。这是至关重要的,因为在医学数据学领域,能够生成可信的真实世界证据是将研究成果转化为临床实践的关键。课程深入探讨了真实世界研究大数据平台的使用,包括RWE通用数据模型和RWS(真实世界研究)大数据工具等,使学生能够掌握使用高级技术工具进行数据分析和研究的技能。这种技能的培养对于应对医学领域日益增长的数据密集型研究需求至关重要。

在《大数据真实世界研究技术》课程中,模拟目标试验(Targeted Trial Emulation, TTE)框架下的设计、数据分析及证据评估部分是理解和应用真实世界数据(Real-World Data, RWD)进行有效医学研究的关键组成部分。这种方法学的核心在于使用观察性数据来模拟随机对照试验(Randomized Controlled Trials, RCTs),从而评估干预措施的效果。模拟目标试验的设计阶段首先需要精确定义试验的目标和研究问题,这通常涉及到特定的干预措施和预期的结果。接下来,研究者需通过选择适当的研究队列、设定入选和排除标准以及确定干预措施和结果变量等,来模拟一个理想的随机对照试验设计。在这一过程中,对于如何在现实世界数据集中识别和定义这些元素是有挑战的,但也是保证研究质量的关键。设计阶段还包括了如何处理时间偏倚(如永恒时间偏倚和现使用者偏倚),以及如何通过结构化因果图介导的方法(如新使用者队列设计)控制混杂因素,这些都是确保研究结果可靠性的重要步骤。在数据分析阶段,模拟目标试验方法侧重于使用统计模型来估计干预措施的因果效应。这通常涉及到倾向得分匹配、工具变量分析、双重差分法等方法,这些方法可以帮助研究者处理观察性数据中的选择偏倚和混杂变量。此外,个性化因果效应估计技术,如反事实潜在结局预测和靶向因果学习,也在数据分析中扮演重要角色,它们允许研究者评估在不同子群体中的干预效果差异。证据评估是模拟目标试验框架中的最后一步,目的是评估研究结果的有效性和可信度。这包括了对数据质量的评估,如RWD数据质量影响因素的识别和控制,以及临床有效性和软件工具有效性的评估。证据的强度评估通常依靠方法有效性诊断,如阴性对照与阳性对照法、P值校准和置信区间校准等,这些方法有助于识别和校正研究中可能存在的剩余偏倚。通过模拟目标试验框架下的设计、数据分析和证据评估,研究者可以从现实世界数据中提取出高质量、可靠的证据,为医疗决策提供强有力的支持。这种方法不仅弥补了传统随机对照试验在可行性和成本上的限制,也为医学数据学专业的学生提供了一种创新的研究方法论,使他们能够在未来的职业生涯中有效地利用大数据推动医疗科学的进步。

最后,通过案例研究和比较效果研究,学生有机会将理论知识应用于实际问题,如肿瘤精准诊疗和社区慢病干预等。这种实践经验是学生学习的一个关键组成部分,使他们能够理解如何将大数据技术和方法应用于改善人们的健康和福祉。

总之,《大数据真实世界研究技术》课程通过其全面的课程内容,不仅培养了学生的技术技能和理论知识,更重要的是,它促进了学生的创新思维和问题解决能力,为他们将来在医学数据学领域的职业生涯打下了坚实的基础。建议学时数64学时,授予学分3学分。

以下是《大数据真实世界研究技术》的课程内容与医学数据学专业培养方案的逻辑对应关系。

(1)数据思维与医学数据分析。本课程涵盖了从真实世界数据到真实世界证据再到应用和产业化全过程的数据思维模式。通过学习大数据循证医学原理、大数据真实世界研究原理等内容,学生将学会如何收集、处理、分析并解释大规模健康数据。该部分直接对应于医学数据学专业培养方案中强调的筑牢数据思维的目标。通过掌握如何在真实世界的医疗场景中应用大数据技术,学生能够更好地理解数据背后的医学意义,从而提升其分析和解决复杂问题的能力。

(2)计算思维与数据处理技能。课程通过真实世界研究大数据平台、特征描述和数据质量评估等模块,培养学生使用高级数据处理工具和技术。这与医学数据学专业培养方案中计算思维的要求紧密相连。掌握这些技能使学生能够有效处理和优化大规模数据集,为数据分析和挖掘打下坚实基础。

(3)统计思维与证据评估。通过教授群体平均效应估计、个性化效应估计和证据评估等内容,课程强调了统计方法在分析数据和评估医疗干预效果中的重要性。此部分对标医学数据学专业培养方案中的统计思维培养,旨在让学生理解并应用统计学原理来解释研究结果,评估证据质量,支持科学决策。

（4）因果思维与临床决策。课程内容包括模拟目标试验、因果效应估计等,教育学生如何在数据分析中确定因果关系,以及如何将这些发现转化为实际的临床应用。这与医学数据学专业强调的因果思维培养密切相关。通过掌握因果推断技术,学生能够更准确地评估治疗效果,为基于证据的医疗提供坚实的数据支持。

（5）行业实践能力。通过真实世界研究案例分析,如肿瘤精准诊疗和社区慢病干预等,课程旨在增强学生的行业实践能力,培养他们将理论知识应用于实际问题的能力。这直接对应了医学数据学专业培养方案中提到的具备行业实践能力的要求。学生通过参与实际项目和案例研究,能够更好地理解数据在改善健康医疗领域中的应用,为其未来的职业生涯奠定坚实的基础。

总之,《大数据真实世界研究技术》课程的内容设计与医学数据学专业的培养方案之间存在着紧密的逻辑对应关系,旨在为学生提供一个全面的学习体验,以应对未来医学领域面临的挑战。

二、大数据临床试验技术

开设《大数据临床试验技术》课程在医学数据学专业中的重要性,体现在其深刻契合了面向数据密集型医学、数字医学和智能医学"新医科"的综合培养目标。该课程通过教授涵盖随机化、对照、盲法设计、样本量计算、伦理原则等临床试验设计原理,以及意向性分析、配对分析、子组分析、多变量分析和安全性分析等分析方法,深入探讨了大数据在优化临床试验设计、执行、分析和解读过程中的应用及其带来的新挑战和机遇。

在医学数据学专业的培养方案中,学生不仅需要掌握数学/统计学、计算机科学/软件科学和数据学的基础理论与基本技能,更重要的是形成稳固的专业素养,能够在真实世界的医疗健康场景中熟练运用"采集汇聚－整理优化－挖掘分析－转化应用"系列关键技术。《大数据临床试验技术》课程正是围绕这一目标而设计,它通过引入大数据分析技术如机器学习和人工智能,预测特定干预措施在不同患者群体中的效果及个性化效应,促使学生在传统的临床试验框架内发展出新的思维模式。

此外,该课程强调利用电子健康记录（EHRs）、患者注册数据库等多样化数据源进行患者筛选和招募,提高了临床试验的效率和效果,同时培养学生在数据隐私和安全、数据质量和处理等方面的问题解决能力。通过学习实时数据监控、数据整合等内容,学生能够更好地理解在数据密集型医疗环境中进行临床研究的复杂性,为未来的医疗数据处理和分析工作奠定坚实基础。

学习《大数据临床试验技术》课程还有助于学生理解从RCT试验样本到目标人群的因果证据迁移问题,提升他们评估临床试验结果在不同人群中适用性和外推性的能力。这种能力对于实现个性化医疗、提升患者治疗效果和安全性具有重要意义。

总之,学习《大数据临床试验技术》课程的内容使医学数据学专业的学生能够在数据思维、计算思维、统计思维和因果思维等多维度上得到深化和提升,不仅符合了"新医科"对高级专门人才的培养要求,还为学生解决现实健康医疗问题、推动医学科学进步和创新提供了坚实的理论和技术基础。建议学时数64学时,授予学分3学分。

以下是《大数据临床试验技术》的课程内容与医学数据学专业培养方案的逻辑对应关系。

（1）深化统计思维。课程内容涵盖了意向性分析、配对分析、子组分析和多变量分析等临床试验分析方法,强调了统计思维在临床研究中的核心作用。在大数据背景下,学生将学习如何应用先进的统计方法和工具,处理大规模临床试验数据,提高研究结果的准确性和可靠性,这对于培养具有高级专门技能的医学数据学人才至关重要。

（2）践行因果思维。探讨大数据环境下临床试验的新挑战和机遇，特别是在因果证据迁移、外部有效性和泛化能力方面，课程强化了因果思维的应用。通过研究从RCT试验样本到目标人群的因果证据迁移，学生将学会如何评估临床试验结果在不同人群中的适用性和外推性，这对于在真实世界环境中做出有效的医疗决策和政策制定至关重要。

（3）培养行业实践能力。《大数据临床试验技术》课程不仅提供了理论知识，还侧重于实践能力的培养。通过案例研究、数据集分析和模拟项目，学生有机会将课堂所学应用于实际临床试验设计和分析中，为将来的行业实践打下坚实的基础。

（4）解决现实问题的能力。面对大数据带来的新挑战，如数据隐私和安全、数据质量和处理问题，课程通过跨学科学习，培养学生解决复杂问题的能力。这不仅增强了学生的技术能力，还培养了他们的伦理意识和社会责任感，为成为新时代的医学数据学领军人才奠定了基础。

综上所述，《大数据临床试验技术》课程是医学数据学专业培养方案中的核心组成部分，它不仅与该专业的教育目标紧密相连，还为学生提供了必要的知识和技能，以适应快速发展的数据密集型医疗领域需求。

三、健康大数据转化实证案例

开设《健康大数据转化实证案例》课程对于医学数据学专业学生的培养具有重要意义。这门课程紧密贴合了数据密集型医学、数字医学和智能医学"新医科"的发展趋势，旨在通过实践教学，培养学生的数据治理、应用、转化及安全管理的综合能力，从而满足现代健康医疗行业对医学数据学专业人才的高标准要求。

首先，课程内容围绕医院电子病历（EMR）、个人健康记录（PHR）、区域公共卫生记录（EHR）和医学科学数据的治理实践，直接对接医学数据学专业的数据思维培养目标。通过具体案例分析和项目实训，学生将学习如何有效管理和优化这些关键数据资源，提升数据质量和可用性，为后续的数据分析和应用奠定坚实基础。

其次，通过大数据临床试验案例、真实世界研究案例、流行病学研究案例、精准医学研究案例及疾病预测与决策支持案例的学习，课程强调了计算思维和统计思维的应用。学生将掌握如何运用先进的数据分析方法和工具，从海量健康数据中提取有价值的信息，支持临床决策和公共卫生管理，推动医疗服务的个性化和精准化。

再次，数据转化案例的学习，如智慧医疗、主动健康、慢病管理、疫情防控和健康保险系统的构建和应用，体现了课程对因果思维和行业实践能力培养的重视。学生将了解如何将数据分析结果转化为实际的医疗健康解决方案，实现数据的商业价值和社会效益的最大化。

最后，数据安全管理案例的学习，如数据安全架构、跨域安全共享和网络安全等保认证，使学生深刻认识到在处理和应用健康大数据时，保护数据安全和隐私的重要性。这不仅是对学生专业素养的重要补充，也是培养其具有社会责任感和伦理意识的必要环节。

总之，《健康大数据转化实证案例》课程通过一系列精心设计的案例和实训项目，全面提升了医学数据学专业学生在数据治理、分析、应用和安全管理等方面的能力，不仅满足了医学数据学专业的培养方案要求，更为学生未来在健康医疗领域的职业发展奠定了坚实的基础。建议学时数64学时，授予学分3学分。

以下是《健康大数据转化实证案例》的课程内容与医学数据学专业培养方案的逻辑对应关系。

(1)数据思维的培养。通过讲授医院电子病历(EMR)大数据治理、健康管理个人健康记录(PHR)大数据治理、区域公共卫生(EHR)大数据治理、医学科学大数据治理等案例,直接响应医学数据学专业培养方案中对数据思维的要求。通过处理和管理来自不同健康医疗数据源的案例学习,学生能深刻理解数据治理的重要性和复杂性,从而在筑牢数据思维的基础上进一步发展专业能力。

(2)计算思维与技术应用。通过训练大数据临床试验案例(BRCT)、大数据真实世界研究案例(BRWS)、大数据流行病学研究案例、大数据精准医学研究案例、疾病预测与决策支持案例等应用案例,展示了如何利用计算技术和算法处理大数据,从而进行有效的临床试验和医学研究。这与医学数据学专业对计算思维和技术应用能力的培养目标密切相关。通过实际案例的学习和分析,学生将学会如何应用计算技术解决实际问题,这不仅增强了他们的技术应用能力,也培养了他们的创新思维。

(3)统计思维的深化。通过数据应用案例的学习,尤其是在大数据环境下的临床试验和流行病学研究等方面,学生将接触到复杂数据集的统计分析方法。这与医学数据学专业强调的统计思维培养紧密相关。统计方法的应用是解释大数据结果、进行精确决策的关键。通过实际案例分析,学生将深化他们的统计知识,学习如何在复杂的数据中应用统计方法来支持科学研究和临床决策。

(4)行业实践能力。智慧医疗决策支持系统、主动健康一脑多端系统、慢病智慧管理系统、疫情应急管理智慧系统、健康保险精准与管理系统等实际应用场景案例,体现了医学数据学在医疗实践中的应用,尤其是如何将数据分析结果转化为可操作的健康医疗解决方案。这与医学数据学专业的培养方案中关于培养具有行业实践能力的专门人才的目标相契合。通过学习这些实证案例,学生不仅能够理解数据背后的逻辑关系,还能学会如何将这些理解应用于实际的健康医疗场景中,从而形成产学研转化的专业素养。

(5)数据安全与伦理意识。通过讲解和见习一湖三台数据安全架构、四位一体健康大数据跨域安全共享、数据网络安全三级等保认证等内容,使学生了解在收集、存储、处理和共享健康大数据过程中必须遵循的安全和伦理原则。这不仅增强了学生的数据安全意识,也培养了他们在进行医学数据分析和应用时考虑伦理和社会责任的能力。

综上所述,《健康大数据转化实证案例》课程通过一系列实证案例和深入的实践学习,为医学数据学专业学生提供了一个全面的学习平台,不仅有助于他们掌握数据科学在健康医疗领域的应用,也促进了他们在数据治理、技术应用、统计分析、因果推理、数据安全和伦理等方面的专业能力的全面发展。

本章总结

医学数据学的专业核心课程体系,旨在全面培养未来健康医疗领域的高级专门人才,应对数据密集型医学、数字医学和智能医学的新挑战。这一课程体系围绕健康大数据的生态系统复杂流程——"采集融汇-整理优化-挖掘分析-转化应用",精心设计了一系列专业核心课程,覆盖数据治理、数据应用的各个层面。在数据治理层面,如《健康大数据政策与法规》《健康大数据治理技术》《健康大数据安全计算》等课程,聚焦于数据采集、整理和治理的关键环节。这些课程不仅增强学生对数据安全与隐私保护的认识,还涵盖了数据治理的理论与实践,包括数据模型标准制定、数据治理框架构建及数据安全计算实现。通过这一系列课程的学习,学生将掌握如何合法合规地处理医学数据,优化数据管理和保障数据分析的准确性和可靠性,为未来在数据密集型医学领域的职业生涯打下坚实基础。在数据挖掘分析层面,核心课程包括《大数据生物统计学技术》《大数据流行病学技术》《生物信息大数据技术》

《健康大数据人工智能技术》《大数据因果推断技术》等。这些课程旨在培养学生处理和分析大规模生物医学数据的能力,涉及大数据生物统计学、流行病学、生物信息学、人工智能和因果推断等领域的前沿知识和技术。通过学习,学生能够在生物医学研究中进行有效的假设检验和参数估计,理解和分析疾病的分布和决定因素,进而为疾病预防、诊断、治疗及健康管理提供数据支持。转化应用是医学数据学专业课程体系的最终目的,通过开设《大数据真实世界研究技术》《大数据临床试验技术》《健康大数据转化实证案例》等课程,强化了理论与实践的结合。这些课程使学生能够理解和掌握如何在复杂的真实世界环境中应用大数据技术进行有效的医学研究,优化临床试验设计和执行,将数据分析结果转化为医疗健康解决方案。总之,医学数据学的专业核心课程体系通过提供一系列涵盖数据治理、数据挖掘分析和转化应用的核心课程,不仅为学生打下了扎实的理论基础,更为他们在未来的健康医疗领域的职业生涯中提供了强大的支持,确保他们能够在数据密集型医学新兴领域中成为具有高度专业素养和实践能力的高级专门人才。

第八章 医学数据学专业实践教学

在医学数据学专业教学中,实践教学环节,包括见习、毕业实习和毕业设计等,是学生专业成长的关键阶段。它不仅延续了课堂学习,还深化了学生的专业能力和职业素养。这些环节为学生提供了在真实世界中应用和验证其理论知识的机会,对于实现教育目标和学生的职业发展至关重要。其中,见习阶段提供了一个早期实践的机会,让学生能够直接接触到他们未来可能工作的环境。在这一阶段,学生可以实际操作数据,参与到真实的医学研究项目中,这不仅有助于他们将课堂上学到的理论知识转化为实际操作技能,还能提前适应未来的工作环境。例如,通过处理真实的医学数据,学生能够更好地理解数据采集、整理和分析的实际应用,这种经历也促进了他们对专业知识的深入理解和兴趣的增加。随后,进入毕业实习阶段,学生将面临更加复杂和挑战性的任务。此时,他们需要运用自己在学习过程中积累的知识和技能独立解决问题。实习不仅提供了一个检验学生专业能力的平台,还是其独立工作能力和团队合作能力培养的重要环境。通过在医疗机构、科研单位或数据公司中的实际工作,学生能够更好地理解并适应行业的要求和工作节奏,这对于他们毕业后的就业和职业发展极为重要。最后,毕业设计标志着学生在医学数据学领域学术训练的高潮。这一阶段要求学生不仅要展现他们的理论知识和技术技能,更要体现出创新思维和解决问题的能力。通过独立完成一个涉及数据采集、分析和应用的研究项目,学生可以展示他们对医学数据学的深入理解和应用能力。这不仅增强了学生的学术能力,也提高了他们解决实际问题的能力,为将来的职业生涯或进一步的学术研究打下坚实基础。总之,医学数据学专业的实践教学环节是确保学生能将理论知识成功转化为实践能力的关键。通过见习、毕业实习和毕业设计的系统训练,学生不仅能够掌握必要的专业技能,还能培养出解决复杂问题的能力、职业素养以及对社会有贡献的责任感,从而成为未来健康医疗大数据领域的业界精英和领导者。

第一节 医学数据学专业实践教学体系

医学数据学专业技术具有明显的工程化特征,在实践教学中需要遵循成果导向、以学生为中心、持续改进三个基本原则。其中,成果导向教育(Outcome based education, OBE)作为一种先进的教育理念,已成为西方发达国家教育改革的主流理念,我国也是OBE《华盛顿协议》的成员国。OBE理念注重教育成效评价,在明确成果产出的基础上,强调人才培养目标是否明确和达成;它遵循因材施教原则,灵活设计教学方案和实施方式,并进行科学评价。

基于成果导向教育(OBE)理念,医学数据学专业的实践教学体系构建强调明确的教育成果和以学生为中心的培养目标,紧密结合医学数据学专业的核心能力培养需求。这种教育模式关注于学生的输出成果,即毕业后的职业能力,以及学生在学习过程中的主动参与和个性化自主学习能力。在构建医学数据学的实践教学体系时,需要整合校内外、课内外的资源,形成一个包含实验室工作、实际项目、企业实践和创新实践等多维度的实践环境。具体来说,医学数据学专业的实践教学体系,强调从基础课程的实验室工作开始,逐步过渡到更复杂的真实世界项目,最终达到独立或协作完成创新性研究。这样的教学体系鼓励学生将课堂上学到的理论知识应用于解决实际问题,并在此过程中发展数据"采集汇聚-整理优化-挖掘分析-转化应用"的全技术流程技能。

教学体系需要由一支由专业教师和行业专家组成的"双师型"教师队伍来支撑,他们将为学生提供指导,保证教学内容与行业实践紧密结合。课程体系的设计将根据大数据在健康医疗领域的应用需求来构建,确保学生能够掌握从数据采集、处理到模型建立和分析的全过程。更重要的是,实践教学体系中要积极开展以项目为驱动的实践创新活动,例如通过实战集训、专题讲座和学科竞赛等方式,培养学生的实践能力和科学素养。这些活动不仅锻炼了学生的专业技能,还促进了学生团队合作和解决问题的能力。此外,评价体系也是实践教学中的一个重要组成部分,它采用多元化的评价机制,不仅基于传统的考试和课程报告,也包括对学生在项目、竞赛和企业实践中表现的评估。这种评价体系的设计旨在确保学生能够达到预定的学习成果,同时也为教学体系的持续改进提供了反馈。

总之,医学数据学专业的实践教学体系旨在培养出既有深厚的理论基础,又具备丰富实践经验和创新能力的高级专门人才,使他们能够在数据密集型医学、数字医学和智能医学等领域发挥关键作用,成为该领域内的业务骨干和业界精英。

一、基于OBE的医学数据学专业实践教学目标

基于OBE理念,结合医学数据学专业的培养目标,医学数据学专业实践教学目标如下。

(1)强化数据思维和技术技能的培养。实践教学应设计为加强学生的数据思维、计算思维、统计思维以及因果分析的能力。实践课程需要包括数据的采集、汇聚、整理、优化、挖掘、分析及转化应用等全流程的操作,以确保学生能够熟练掌握这些关键技术。

(2)以产出为导向的教学模式。依据OBE(成果导向教育)的理念,实践教学应明确学生需要达成的具体技能和知识水平。通过实际操作、案例分析和问题解决,使学生能够将理论知识应用于实际工作中,从而提高他们解决复杂工程问题的能力。

(3)企业与课堂的紧密结合。实践教学体系应加强与行业的合作,通过校企合作模式,将企业实际需求融入课程设计中,不仅限于校内实践,也包括在企业中的实习和实际操作,让学生对未来的工作环境和需求有直接的了解和体验。

(4)多元化的实践教学形式。包括校内外、课内外的教学活动,如实验实训平台操作、参与科研项目和数据竞赛等。这些都是培养学生实践能力和创新思维的重要途径。

(5)持续的评估和反馈机制。建立一个多元的实践教学质量评价体系,不仅评估学生的技术技能和知识掌握程度,还包括团队合作能力、创新能力和社会责任感等方面的综合素质。

通过上述实践教学目标的设定和实施,可以确保医学数据学专业的学生能够全面发展,具备强大的专业能力和良好的社会适应性,符合数字医学和智能医学领域的行业需求。这样的教育模式有助于学生在毕业后迅速成长为业界的骨干和精英。

二、基于OBE理念的医学数据学专业实践教学体系

医学数据学专业实践教学,以学生为中心,以"实践教师队伍＋实践课程体系＋实践创新活动＋实践教学评价"为主线,根据医学数据学专业培养目标和培养方案,结合产业界、学术界对健康大数据人才的实践创新能力需求,开展基于OBE理念的"行业需求、课内外实践、学校－企业/学校－医院合作"实践教学体系。在实践教学体系中,课内实践主要包括校内课程实践和企业/医院实践;课外实践主要包括学科竞赛和创新活动。课内实践中校内课程实践主要依托国家健康医疗大数据研究院平台,扩展课程内容中的不同领域案例和实践操作,培养学生解决复杂数据工程问题能力。课内实践支撑课外实践成果的达成。

1. 实践教学师资队伍建设

在构建医学数据学专业的"双师型"师资队伍时,必须紧密结合专业的培养目标,确保教师团队的建设和专业要求相符合,进而提高校内课程实践的质量。以下是几个核心策略,以深度融合医学数据学专业的培养目标:

(1)专业化和定制化的师资培训。定期组织专业实践课程和健康大数据的热点研究内容培训,确保教师能够掌握和传授数据思维、计算思维、统计思维、因果思维及其方法。这些培训应针对当前数据密集型医学、数字医学和智能医学的需求,帮助教师在教学中有效地结合这些概念,培养学生的专业理论和技能。

(2)产教融合与实践能力提升。积极与健康医疗大数据行业的企业建立合作,通过产、学、研合作协同育人项目,为师资队伍提供实际案例和行业经验,增强教师的实际操作能力和案例教学的深度。这不仅有助于教师的专业成长,而且为学生提供更丰富、实践性更强的学习材料。

(3)引进行业领军人物和学术研究合作。聘请数据科学、健康信息技术等领域的顶尖专家和知名院校教授,共同研究和开发新的课程内容。这些专家可以引导本专业教师和学生进行高水平的科研活动,提高他们处理复杂医学数据问题的能力。

(4)强调人文科学素养与社会责任。在师资培训中加入医学伦理、数据隐私保护等内容,确保教师能在教学中有效地传授这些知识,帮助学生形成正确的职业道德观念和社会责任感。

(5)持续的效果评估与反馈机制。建立一个包含教师表现和学生满意度的评估体系,定期回顾教学内容和方法,确保它们与医学数据学的培养目标保持一致。通过这种反馈,可以不断优化教学策略,确保教育质量。

通过这些策略的实施,医学数据学专业能够培养出具备深厚的数据学理论基础和实践能力,同时具备人文科学素养和社会责任感的高级专门人才,为未来在健康医疗大数据领域的发展奠定坚实基础。

2. 实践课程体系建立

以健康大数据行业需求为导向,结合本校医学数据学学科优势,聚焦"实践＋创新"。既要求掌握健康大数据分析方法及技术的基础理论知识,又要求掌握健康大数据领域知识,坚持理论与实际相结合,推进产、学、研合作和产教融合,以健康大数据实训平台为依托,以"平台＋课程＋实验＋实践"为主线,设计医学数据学专业实践课程体系。以下是一份详细的课程设置方案,包括了必要的实训平台和多种形式的实践课程设计。

（1）实践教学课程框架

①实践教学基础模块

（a）医学数据学实践基础。涵盖数据采集、数据清洗、数据存储和数据安全等基本技能，为后续课程打下坚实的基础。

（b）数据操作和运算技能培养课程。通过 Oracle、SQLserver、Apache Spark & Hadoop 等数据库软件和 Jupyter Notebook、Python、R、TensorFlow 等大数据分析软件课程的实验教学，强调在数据分析中的应用，包括机器学习基础和统计推断。

（c）核心技术模块。使用实际的健康数据集进行案例学习，教授学生如何进行高级数据处理和分析。在真实或模拟的健康数据环境中，学习上述大数据软件的应用。

（d）实验教学模块。在《健康大数据治理技术》《健康大数据人工智能技术》《健康大数据政策与法规》《大数据生物统计技术》《生物信息大数据技术》《大数据因果推断技术》《大数据真实世界研究技术》《大数据流行病学技术》《大数据临床试验技术》等核心课程的实验教学环节中，要采用案例教学教授针对具体应用，实践这些核心课程中的实证分析。

（e）实践与创新模块。利用医学数据学创新实验室，在指导老师的帮助下，开展个人或小组的创新项目，教会学生解决实际问题的能力。

（f）产学研合作项目。依托医学数据学教学实践基地，与医院、企业合作伙伴联合开发项目，通过学生毕业实习，让学生参与真实的业务场景，解决实际问题。

②实践教学资源和设施

（a）健康大数据实训平台。建立一个包含真实世界数据的平台，供学生实践和研究使用。

（b）数据实验室。建立干、湿结合的医学数据学教学实验室，干实验室配备最新的计算资源和软件工具，供学生进行数据分析实验和研究；湿实验室配备基本的分子生物学实验设备，供学生进行数据结果的生物机制功能验证。

（c）实习基地。遴选医院、企业和大数据中心，作为医学数据学专业的实践教学基地，承接学生毕业实习和见习。

（d）合作网络。与医疗机构、研究中心和企业建立合作关系，提供实习和项目合作机会。

③评估与反馈

（1）持续评估。通过项目报告、实验结果和实践表现持续评估学生的进步。

（2）行业反馈。定期邀请行业专家参与课程评估和提供反馈，确保课程内容与行业需求保持一致。

④毕业要求

（a）毕业设计项目。要求学生完成一个与健康大数据相关的综合设计项目，展示他们的综合能力。

（b）专业实习。在健康医疗大数据处理或分析领域进行至少6个月的实习。

这个实践教学课程体系方案，旨在通过实际操作和创新项目来培养学生的专业能力，同时强调理论学习与实践应用的结合，以满足健康大数据行业的需求。

3. 实践创新活动

为进一步将核心课程、实践环节与科研训练和医院、企业项目实践相融合，培养学生实践能力及科学素养，医学数学专业实行本科生导师和医院/企业导师共同参与，以成果为导向，采用项目驱动、专题讲座、学科竞赛等，实现入学即实战的培养模式，从而调动学生的主动性，增强团队协作能力和实践创新性。具体实施过程如下：

(1)行业认知(一年级)。新生入学后开展行业讲座,包括医学数据学行业领军企业/医院,健康大数据行业业务在各领域的应用等;开展健康大数据分析学术报告、数据获取方式培训,让学生初步感知行业领域中需要具备的技能。

(2)初级项目实训(二年级)。除专业基本理论知识学习外,熟悉在实际项目中理论与技术的应用,进行健康大数据分析实战集训,参与国家健康医疗大数据研究院项目进行实践。

(3)中阶项目实训(三年级)。熟悉掌握各种健康大数据治理技术、健康大数据人工智能技术、大数据生物统计技术、生物信息大数据技术、大数据因果推断技术、大数据真实世界研究技术、大数据流行病学技术、大数据临床试验技术、健康大数据政策与法规等,进行数据分析实战集训,参加各领域实战课程,培养学生的独立工作能力。

(4)高阶项目实训(四年级)。到相关医院和企业实习,顶岗实践促进就业,全面提高学生的实践创新能力。

(5)技能大赛。为了达到以赛促学,以赛促教的目的,利用大数据竞赛平台和大数据实验中心,举办健康大数据技能大赛。由高年级学生和低年级学生一起组队参加,通过前期的培训以及比赛,提高学生团队协作能力、理论知识应用能力、自主解决问题能力及软件实际操作能力。

(6)实践项目。在加强本科生通识教育的基础上,鼓励并指导学生参加全国大数据软件和信息技术人才大赛、大学生创新创业训练国家级项目、大学生数学建模等,培养学生分析问题、解决问题的综合能力。

4. 实践教学质量评价体系

为确保医学数据学专业教学与培养目标的一致性,并有效培养学生的实际操作能力与创新思维,必须构建一个全面且多元的实践教学质量评价体系。该体系将重点关注学生在各个阶段的表现,以确保他们能够达到医学数据学领域所需的高标准。以下是详细的评价体系设计:

(1)构建多元评价机制

①过程性评价

(a)教研与科研项目参与。评估学生在项目中的积极性、研究能力及创新思维。通过项目报告、研究成果、发表的论文和专利等成果来衡量学生的表现。

(b)学科竞赛表现。通过学生在国内外竞赛中的获奖情况来评价其专业知识的深度与应用能力。重视团队协作和问题解决能力的展示。

(c)专业实践课程。结合课程设计、案例分析及实际操作,评估学生的学习能力、知识应用能力和团队合作。课程结束后,通过课程报告和PPT展示来进行成果展示和评价。

②达标评价

(a)医院/企业实践。在企业或医疗机构的实习过程中,根据实际工作表现进行评价,包括专业技能、工作态度、创新能力、团队协作和社会适应能力等。使用企业导师的反馈和实习报告作为主要评价工具。

(b)毕业设计。通过毕业设计项目的创新性、实用性、科学性和最终成果的展示来评估学生的综合能力。

(2)综合评价指标

①知识掌握与应用。评价学生对医学数据学领域知识的掌握程度及其在实际问题中的应用能力。

②创新能力。通过参与研究项目、竞赛和特定课题的表现来衡量学生的创新思维和解决问题的

能力。

③社会与职业技能。包括沟通能力、团队合作、职业道德和社会适应能力,这些是学生在未来职场中不可或缺的素质。

(3)反馈与优化机制

①定期反馈会议。学生、教师和行业专家定期进行交流,反馈教学内容和实践活动的效果,及时调整教学策略和内容。

②持续改进计划。根据行业需求和技术发展,不断更新课程内容和教学方法,以保证教学质量与时俱进。

(4)结果应用

①职业跟踪。跟踪毕业生的职业发展,评估教育成果与行业需求的匹配度,用以改进课程设计和教学方法。

②学术贡献。通过学生在学术界的表现,如发表的论文和参与的学术会议,来评估教育质量和研究方向的有效性。

通过上述评价体系的实施,医学数据学专业可以更好地培养符合未来健康医疗大数据领域需求的高级专门人才,确保学生能够在数据密集型医学、数字医学和智能医学领域中发挥重要作用。这种以成果为导向的评价机制不仅有助于学生能力的全面提升,也促进了教学质量的持续改进。

第二节　医学数据学专业实习大纲制定

医学数据学专业实习目的旨在通过实际操作强化学生的理论知识,提升其数据采集、治理、分析和应用等关键实践技能,同时增强社会适应力。实习内容详细规定了学生应完成的活动和任务,如编写代码、参与项目和撰写报告。实习安排包括具体的学分、学时、开始和结束日期以及主要的实习地点,通常是合作医疗机构或研究中心。实习考核分为过程性考核和实习后评价,明确了提交成果的要求和评分标准,确保评价的公正性和透明性。此外,实习大纲还包括了纪律要求、安全事故处理办法,并提供了必要的考核表格,为实习单位和校内老师的评价提供依据,整体设计旨在为学生在健康医疗大数据领域的职业发展奠定坚实基础。

一、实习目的

撰写医学数据学专业实习大纲的实习目的时,应全面体现医学数据学专业培养方案的核心目标,并精确对应于实习活动中所期望达成的学习成果。这涉及到深化学生的理论知识、增强实际操作技能以及提升其社会适应力和职业责任感。以下是如何撰写医学数据学专业实习大纲的实习目的:

1. 知识目标

实习大纲应强调通过实际工作经验巩固和提高学生的基础理论知识。这不仅包括医学数据学领域的专业理论,如数据分析、生物统计学,还应包括对常见病和多发病的诊断与治疗方法的实际应用。通过实习,学生应能够将课堂上学到的理论知识应用于解决现实世界的健康问题。

在制定医学数据学专业实习大纲时,知识目标的详细阐述对于学生的职业发展和技能应用至关重要。这些目标应紧密结合专业的培养目标,确保学生通过实习能够将理论知识转化为实际能力,为将来在数据密集型医学、数字医学和智能医学领域的职业生涯做好准备。以下是实习目标的详细描述:

(1)数据处理与分析技能。实习应使学生能够在真实的医疗环境中应用数据分析和生物统计的方法,如使用统计软件进行疾病分析、处理临床试验数据等。这包括学习如何处理大数据集,以及如何使用这些数据进行预测和趋势分析。鉴于医学数据学的未来方向,学生应学习如何利用机器学习算法来识别健康数据中的模式,进行大数据转化应用。

(2)跨学科技能的整合。强调数据采集、整理优化、挖掘分析到转化应用的整个流程,让学生通过实习深入理解这一流程的每个环节如何在实际中实施,以及它们对提高医疗服务质量的实际影响。

(3)社会责任感与职业素养。实习也应强调培养学生的社会责任感和职业道德,特别是在处理敏感的健康数据时,学生应学习如何遵守相关的法律和伦理标准。

通过上述实习目标的实现,学生不仅能够巩固和提升他们的理论知识,还能够获得必要的实践技能,最终成为具备高级专门技能并能在健康医疗大数据领域内担任业务骨干和业界精英的专业人才。

2. 能力目标

实习大纲需明确指出,实习旨在培养学生的全栈式实践能力。从数据的采集、整合到分析和应用的每个步骤。学生应在实习中通过参与实际项目,学习如何处理和分析大规模健康数据集,使用先进的数据分析工具,并开发用于实际问题的解决方案。实习的最终目标是使学生能够独立进行数据分析,并具备使用这些技术解决复杂医疗问题的能力。在医学数据学专业中,实习的能力目标具有核心重要性,旨在确保学生不仅掌握理论知识,而且能够将这些知识应用于实际的医疗数据环境中,从而有效地解决实际问题。以下是医学数据学专业实习的主要能力目标的详细阐述:

(1)数据处理与分析能力。①数据采集与整理。学生需要能够在实习中学习和实践如何从多样化的医疗数据源(如电子健康记录、医疗影像、基因组数据等)中高效地采集数据。这包括对数据进行清洗、标准化和预处理,以便进行进一步的分析。②数据挖掘与分析。实习生应掌握使用各种统计和机器学习方法来识别数据中的模式、趋势和异常。这要求学生能够应用并调整复杂的算法模型,如回归分析、分类、聚类及网络分析等,以解决具体的健康相关问题。

(2)技术应用能力。①软件和工具的应用。实习生应熟练使用主流的数据分析工具和编程语言,如 Python、R、SQL 以及专业的生物统计软件,这对于高效执行数据分析任务至关重要。②数据可视化和解释。能力目标还包括将分析结果以视觉化的形式呈现,使非技术背景的医疗专业人员能够理解数据分析的结论,并据此做出信息化的医疗决策。

(3)项目管理与协作能力。①交叉团队合作。实习生需在实习中发展与各类专业人员(如医生、护士、行政人员及其他数据科学家)的协作能力,学会在团队环境中有效沟通,并贡献自己的专业技能。②项目管理。培养学生规划、执行和监督数据相关项目的能力,包括时间管理、资源协调和风险评估等。

(4)伦理和法律责任感。在处理敏感的健康数据时,实习生必须深刻理解并遵守数据保护法规和伦理标准,如 GDPR 或 HIPAA 等,确保数据安全和病人的隐私不被侵犯。

(5)持续学习与创新能力。①适应新技术。鉴于医学数据学领域的快速发展,实习生应具备快速学习和适应新工具、新技术的能力,以保持专业竞争力。②创新思维。鼓励实习生不仅要解决问题,还要在实习中提出创新的解决方案,推动医学数据学领域的发展。

通过实现这些实习能力目标,医学数据学专业的学生将能够发展成为具有高度专业技能和责任感的行业专家,能够在未来的职业生涯中承担重要角色,并推动健康大数据领域的创新和发展。

3.素质目标

实习大纲应强调实习的目的,不仅是提升技术和知识,还包括培养职业素养和社会责任感。实习生应了解和掌握健康医疗大数据行业的工作方针、政策、法规,以及数据管理和资产化流程。实习应帮助学生形成对健康数据隐私和安全的深刻理解,以及如何在遵守法律和道德标准的前提下进行数据处理和分析。在医学数据学专业的实习中,素质目标扮演着至关重要的角色,它们不仅强调专业知识和技能的应用,还涉及到培养学生的职业素养和社会责任感。这些目标确保学生能够在遵循伦理标准的同时,有效地发挥他们的技能来改善公共健康和医疗服务。素质目标如下:

(1)人文科学素养与社会责任。①人文关怀与伦理意识。实习应培养学生对患者的同情心以及对个人健康数据敏感性的理解。重视数据的隐私保护和伦理使用是医学数据处理的基础,学生必须学会在数据分析和应用过程中尊重患者的权利和隐私。②社会责任感。鼓励实习生积极参与到可以改善社会健康福祉的项目中去,比如参与公共健康数据分析,提出改善公共健康策略的建议。实习生应该意识到他们的工作对于推动社会公益有着重要影响。

(2)职业素养与法规遵守。①职业道德和法规遵守。实习生需要深入了解涉及健康数据的法律法规,以及它们如何影响数据处理和信息共享的实践。②数据管理和资产化流程。培养学生在实习中学会如何管理和优化数据资产,这包括学习数据的标准化处理、存储、保护和转换过程,确保数据的完整性和可用性。

(3)问题解决与创新思维。①创新和批判性思维。鼓励学生在实习中不仅仅是执行任务,更是要提出创新的解决方案。学生应该学会如何批判性地分析现有的数据处理和分析方法,并探索改进的可能性。②跨学科协作能力。医学数据学是一个高度跨学科的领域,实习生应在实习中与其他医疗专业人员如医生、护士、政策制定者等协作,这有助于他们全面了解不同角色对数据的需求和应用,提高团队合作能力。

通过这些素质目标的实现,医学数据学专业的实习不仅能够增强学生的专业能力,更重要的是形成对社会有深远影响的全面人才。这些目标的达成将使学生在未来的职业生涯中,不仅作为技术专家,还能作为有责任感的社会成员,积极影响健康医疗大数据领域的发展。

总之,撰写医学数据学专业实习大纲的实习目的时,必须确保这些目标与专业培养方案相一致,能够实际反映出实习对学生专业成长的贡献,同时也应促进学生在技术、职业和道德各方面的全面发展。这样的实习大纲不仅为学生提供了清晰的职业路径指引,也为教育机构提供了衡量和评估实习效果的标准。

二、实习安排

撰写医学数据学专业实习大纲的实习安排计划,是确保实现实习活动与教育目标的关键。这部分不仅要明确实习的内容和任务编排,还要确保每个环节都能为学生提供必要的学习机会,以达到预定教育目的,步骤及建议如下。

1.确定实习学分和学时

在医学数据学专业中,确定实习的学分和学时是确保实习与专业培养目标一致性的关键环节。实习是学生将理论知识转化为实际操作能力的重要阶段。因此,精心规划学分和学时是至关重要的。这需要考虑学生所需掌握的技能范围、专业深度和实践经验,以满足未来在数据密集型医学领域的职业需求。这需要与学校的学术政策保持一致,确保满足学生的学术进度和毕业要求。以下是深入阐述如何确定实习学分和学时的几个关键步骤：

（1）根据培养目标设置学分和学时。医学数据学专业致力于培养能够在数据密集型医学领域中发挥关键作用的专业人才。实习设计需要反映出对学生进行全面发展的需求，包括培养技术能力、职业素养和社会责任感。例如，学分的设置（如10学分）应充分反映出实习在整个教育过程中的重要性和密集程度，而总学时（如10周）应足够覆盖所有关键技术的学习与实践，包括数据采集、分析、治理和转化应用。

（2）遵守学校的学术政策。确定学分和学时，必须符合所在教育机构的规定，以确保学生的学习计划不会因为实习而受到干扰。这包括与学校的学术日历、学分要求和毕业标准相一致。此外，实习学分和学时的设置，需要获得相关教学委员会批准，确保它们在认证和质量保障方面符合标准。

（3）实习内容与学时匹配。实习内容的设计需要与分配的学时紧密对应。例如，如果实习包含了健康医疗大数据采集融汇、治理优化、挖掘分析、转化应用等多个模块，每个模块的分配时间应根据其学习难度和技能要求进行调整。这样的分配应有助于学生全面掌握所需技能，而不会因时间不足而影响学习效果。

（4）实际职场的要求。实习安排还应考虑实际职场的需求，确保学生在实习期间能够获得与未来职业道路相关的实践经验。与行业合作伙伴协商确定的实习安排，能够确保学生实习经历与行业需求紧密相连，提高实习的实用性和效果。

（5）动态调整与反馈。实习安排应是动态的，根据学生的反馈和实习单位的评价进行调整。这包括在实习过程中适时调整学分和学时，以反映实习任务的实际复杂度和学生的学习进度。

通过这些步骤，医学数据学专业的实习大纲，将更加精确地反映出专业培养目标的要求，帮助学生在实习期间获得必要的知识和技能，为成为健康医疗大数据领域内的业务骨干和业界精英奠定坚实基础。

2. 安排实习的具体阶段

根据实习目标和所需技能，将实习分为几个阶段，每个阶段专注于不同的技能和知识领域。

（1）健康医疗大数据采集融汇（2周）。在这个阶段，学生学习如何采集和整合来自不同来源的健康数据。

（2）健康医疗大数据治理优化（3周）。专注于数据治理的最佳实践和优化技术。

（3）健康医疗大数据挖掘分析（3周）。应用统计和机器学习等方法进行数据分析。

（4）健康医疗大数据转化应用（1周）。将分析结果转化为可实施的医疗解决方案。

（5）健康医疗大数据政策与法律（1周）。了解涉及数据的法律框架和政策环境。

3. 明确实习时间

具体说明实习的开始和结束日期（如6月初至8月中旬），确保学生和实习机构都能在合适的时间进行安排。

4. 确定实习地点

实习地点应选择能够提供丰富实践机会的机构，如国家健康医疗大数据中心、相关协作中心、教学实践基地等。选择这些地点是为了确保学生能在实践中接触到行业前沿技术和最佳实践。

5. 补充指导和支持措施

确保学生在实习期间有足够的支持，包括指导老师的辅导、定期的进度评估会议，以及必要的学术和技术资源。

6. 实习评估和反馈

明确评估实习的方法,包括过程性评估和最终评估,确保学生的实习成果符合预期学习目标。

总之,通过上述详细且周全的实习安排,医学数据学专业的学生能够在实习中得到充分的实践机会,不仅提高了专业技能,也增强了职业素养和社会责任感,为未来的职业生涯做好准备。

三、实习内容

在设计医学数据学专业实习大纲中,首要目标是使学生理解实际操作深化对计算机编程、数据库和数据结构,并全面掌握从数据采集、治理、分析到应用的关键技能。学生将参与构建和维护健康医疗大数据的 ETL 操作和标准资源库,同时学习数据治理的标准模型如 SCDM 和 OMOP,并熟练运用隐私计算技术。其次,实习内容还包括对大数据的统计挖掘分析,以及健康医疗数据的转化应用,通过参观头部企业和医疗单位,了解数据在特定领域的应用。最后,强调学习健康医疗大数据的政策与法律知识,增强数据伦理意识和安全管理能力。这一系列实习活动旨在培养学生的数据思维和实际问题解决能力,为将来成为健康医疗大数据领域的业务骨干和业界精英奠定基础。

1. 健康医疗大数据采集融汇

首先,实习要强调健康医疗大数据的采集和融合,旨在使学生通过实际操作加深对计算机编程、数据库和数据结构的理解,并熟练掌握 ETL 技术及其应用于健康数据的流程。通过与实习单位的技术人员合作,学生将参与数据资源的 ETL 操作,构建和维护镜像数据库及标准资源库,并撰写相关的质量控制报告。

(1)实习目的与学术深化

在医学数据学专业的实习大纲中,"健康医疗大数据采集融汇"部分的目的,在于加深学生对计算机编程、数据库、数据结构等基础知识和技能的理解与应用。这一模块不仅使学生能够将课堂理论与实际操作相结合,而且通过具体的数据处理活动,帮助他们更好地理解健康大数据的来源和处理流程。学生将学习如何操作和管理全栈式医学科学大数据操作平台(SMART_MSDW),包括镜像数据库和标准资源库的构建与维护,确保数据的准确性和可用性。

(2)技能掌握与实战训练

实习的核心是使学生熟练掌握健康大数据采集和融汇技术,特别是 ETL(提取、转换、加载)技术的应用。学生将通过实际操作,掌握如何从不同的数据源提取数据,将其转换为统一格式,并加载到数据库中。这一过程不仅涉及技术操作,也包括对数据质量的严格控制,确保所处理的数据能够用于进一步分析和决策支持。

(3)实习流程与实践环境

①熟悉平台与设施。学生首先需要了解实习单位所使用的健康医疗大数据平台的基本架构,包括软件和硬件设施。这一阶段是为了让学生对整个数据处理环境有一个全面的认识,为后续的具体操作打下基础。

②数据处理实战。实习生将参与到 ETL 操作中,这包括对指定的数据资源进行采集、转换和加载。这一步骤是实习中的核心步骤,要求学生将理论知识应用于解决实际问题,通过实践掌握数据融汇的技术和流程。

③参与技术交流与项目。结合实际情况,学生将参与实习单位的内部技术讨论会,这不仅有助于理解行业的当前技术发展动态,也可能让学生参与到正在进行的项目中,进行更深层次的实践和学习。

④理论与安全教育。实习期间,学生还将参加关于数据资源管理和大数据安全的讲座,这些讲座将帮助他们了解和掌握健康医疗大数据在安全性和法规遵从方面的要求。

⑤培养综合能力。通过以上流程,学生不仅能够在技术层面获得实战经验,还将通过撰写数据采集和融合的质量控制报告,来提升自己的分析和写作能力。这一阶段的训练是全面的,不仅涵盖技术技能,也包括了项目管理、数据伦理和法规遵守等多方面的能力,全面提升学生作为未来健康医疗大数据专家的职业素养。

2. 健康医疗大数据治理优化

实习内容涉及健康医疗大数据治理优化,包括数据标准的掌握和数据库构建的技术流程。学生将学习 SCDM、CDA、OMOP、CDISC 等数据模型标准,掌握观察数据库的构建技术和质量控制方法,以及隐私计算技术的应用场景。在医学数据学专业的实习大纲中安排"健康医疗大数据治理优化"非常重要,原因多方面:

(1)标准化的必要性

医学数据的标准化是确保数据质量和可靠性的关键。通过熟练掌握各种数据模型标准如 SCDM、CDA、OMOP、CDISC 等,实习生能学习到如何将原始数据转化为统一格式,提高数据的互操作性和复用性。这种标准化处理对于后续的数据分析、共享以及决策支持尤为关键,这特别表现在跨机构或跨国界的医疗研究中。

①提高数据互操作性。在多机构合作的研究项目中,不同来源的数据往往具有不同的格式和结构,这给数据整合和分析带来了极大挑战。通过实施如 SCDM(Standard Clinical Data Model)、CDA(Clinical Document Architecture)、OMOP(Observational Medical Outcomes Partnership)和 CDISC(Clinical Data Interchange Standards Consortium)等数据标准,实习生能够学习如何将各种异构的医疗数据转换为统一的格式。这种转换使得来自不同系统和平台的数据能够无缝集成,支持更广泛的数据分析和研究工作,增加了研究的广度和深度。

②增强数据复用性。数据标准化不仅便于当前的数据处理,也为未来的研究提供了便利。标准化后的数据可以被存储在公共数据库中,供研究人员访问和使用,从而避免重复数据收集的劳动和成本,并加速科学发现。此外,数据的标准化也有助于保持数据质量的一致性和可验证性,这对于复制研究和长期科学研究尤其重要。

③支持数据分析和决策。标准化的数据架构改善了数据质量和准确性,为高级数据分析方法如机器学习和人工智能提供了坚实基础。这些技术需要大量的高质量数据来训练算法,以发现模式、预测结果或支持临床和公共卫生决策。在标准化的数据环境中,数据的一致性和完整性可以显著提高这些分析的有效性和准确性。

④跨机构合作研究。目前,跨机构的合作日益增多,这需要数据在不同系统和机构之间传输。数据标准化提供了一种机制,使得数据可以在不同的法律和技术环境中传输和使用,同时确保符合各地的隐私和安全标准。例如,OMOP 模型设计了来支持跨机构观察性研究,使研究团队能够在全球范围内比较和分析健康结果。

总之,通过在医学数据学实习大纲中强调数据标准化的学习和应用,实习生不仅能够掌握处理和转化医学数据的关键技术,还能深刻理解这些技术在促进医疗研究、提高临床实践效率和支持全球卫生合作中的重要性。

(2)质量控制的重要性

在数据治理中,质量控制是保证数据准确性和有效性的基础。通过在实习过程构建观察数据库和科学变量库,学生不仅能够学习到构建这些数据库的技术流程,还能深入理解如何实施有效的质量控制措施。这些技能将帮助他们在未来的职业生涯中维护和提升数据操作的完整性和可信度。

①确保数据准确性和可靠性。质量控制的主要目标是保证数据的准确性和可靠性。在医学领域,错误的数据可能导致错误的诊断、治疗方案和研究结论;因此,高质量的数据是临床决策和医学研究的基石。通过质量控制措施,如数据验证、清洗和一致性检查,实习生学习如何识别和纠正数据中的异常、错误和不一致性,这些技能对于他们将来确保数据质量至关重要。

②优化数据完整性。数据完整性涉及确保数据在其整个生命周期内的完整性和不可变性。实习生通过参与构建和维护实际的数据库,了解如何实施和维护适当的数据访问和修改控制,确保数据不存在未授权修改或破坏。此外,通过实践活动,他们将学习如何使用备份和恢复策略来保护数据免受损失。

③提高数据有效性。数据的有效性关乎数据是否适合其预定用途。在实习中,通过实际操作,学生将学习如何通过适当的数据收集、处理和分析方法来确保数据符合预定的质量标准和研究需求。例如,通过建立和维护科学变量库,实习生可以确保数据集中数据的一致性和标准化,这对于后续的分析和解释至关重要。

④支持跨学科合作。在医学研究和临床实践中,经常需要跨专业团队间的合作。实习生通过学习和实施数据质量控制措施,将能够确保数据质量满足学科的各种需求,这有助于提升团队合作的效率和成果的可靠性。质量控制技能使得数据更易于被不同背景的研究人员理解和使用,从而促进知识交流和创新。

总之,通过参与观察数据库、科学变量库、科学数据仓库、领域数据库和队列数据库的建设,实习生不仅学习到构建这些数据库的技术流程,更重要的是,他们学到如何在整个数据处理和分析过程中实施有效的质量控制措施。这些经验和技能是他们在未来医学和研究职业生涯中维护和提升数据完整性和可信度的基础,对促进他们成为领域内高效和负责任的专业人士至关重要。

(3)隐私保护的紧迫性

随着数据隐私法规的增多和严格,了解和实施健康大数据的隐私保护措施变得尤为重要。实习生通过学习健康大数据隐私计算场景及其技术,如差分隐私或数据脱敏技术,能够更好地在遵守法律法规的同时,使用敏感数据进行研究和分析。随着医学数据量的迅速增长和数据隐私法规的不断加强,保护个人健康信息的隐私,已成为医学数据处理中的一个紧迫需求。在医学数据学专业的实习大纲中,强调实习生了解并掌握健康大数据隐私保护技术是出于如下多方面考虑:

①法律和伦理要求。全球范围内的数据保护法律,如欧盟的通用数据保护条例(GDPR)和美国的健康保险流通与责任法案(HIPAA),以及我国《中华人民共和国网络安全法》《中华人民共和国数据安全法》和《中华人民共和国个人信息保护法》三部法规的颁布,对个人数据的处理提出了严格的规定。这些法律要求数据处理者必须采取适当的安全措施来保护个人信息不被滥用或非法访问。因此,医学数据学实习生通过学习和应用差分隐私、数据脱敏和数据加密等隐私保护技术,不仅是训练技术,更是体现法律和伦理责任。

②增强公众信任度。在医疗卫生领域,患者和公众对于他们的个人信息如何被使用持有极高的关注度。有效的隐私保护措施能够增强公众对医疗机构和研究组织的信任,促进更多的人参与到研究中来。实习生在实际应用中学习如何处理敏感数据,能够帮助他们在未来的职业生涯中提升患者和公众

的信任度,从而支持更广泛的研究和更好的医疗服务。

③促进跨域合作。在全球化的医学研究和实践中,数据经常需要跨域共享。不同国家和地区对数据隐私的要求可能各不相同,了解国际间的隐私保护标准并能够实施有效地隐私保护措施,是实习生在未来可能参与的国际合作项目中必备的能力。培养这种能力,能够让他们在处理国际数据时更加自如,确保合规并减少法律风险。

④支持先进的数据处理技术。随着人工智能和机器学习技术在医疗领域的应用增加,对数据的需求也随之增加。这些技术依赖于大量的数据来训练算法和模型。实习生通过学习如何在保护隐私的同时进行数据分析,可以支持这些先进技术的开发和应用,同时确保数据使用的合规性。

总之,隐私保护的紧迫性不仅源于法律法规要求,也是建立公众信任、促进国际合作和支持先进技术发展的关键。通过医学数据学专业实习,学生不仅可以学习到如何使用先进的保护隐私技术,还能深刻理解在现代医疗数据管理中保护隐私的重要性和复杂性。这些知识和技能将为他们在未来的医疗和研究领域的职业生涯奠定坚实的基础。

(4)实际应用与理论教育的桥梁

将数据治理优化的内容纳入实习大纲,能够使学生将课堂上学到的理论知识应用于实际问题中,如通过实际操作来构建和优化数据仓库。这种实践经验是理论学习所无法替代的,它帮助学生更好地理解和掌握数据处理的全流程。这种实习经历的重要性和益处体现在如下几个方面:

①整合理论与实践。在医学数据学领域,理论知识虽然是基础,但真正的技能掌握往往需要在实际环境中通过操作和实践来深化。例如,理论上学习构建数据模型和整合数据是基础,但在实际工作中如何应对数据缺失、错误和不一致性,以及如何选择最适合特定需求的数据处理技术,这些技能只能通过实际操作来获得。实习使学生能够将抽象的理论应用到具体的数据治理项目中,体验从数据采集、清洗、整合到分析的全流程,增强理论知识的应用能力。

②培养解决问题的能力。将学生置于真实的工作环境中,面对实际的数据治理问题,能够培养他们解决问题能力。在实习过程中,学生必须学会如何设定优先级,处理突发情况,以及如何在有限的时间和资源下作出最有效决策。这些是课堂环境中难以完全模拟的经验,对学生将来在任何数据密集型工作中的表现都是极其宝贵的。

③提升跨学科能力。数据治理涉及多个学科的知识,包括计算机科学、统计学、法律(特别是与数据保护相关的法律)以及特定领域的专业知识。通过在实习中与多领域的专家合作,学生可以学习如何将这些看似独立的知识整合应用,以解决跨学科问题。这种经验将大大提升他们的适应性和创新能力。

④对接行业标准。通过实习,学生可以直接接触到业界在数据治理和优化方面的最新技术和标准。这不仅可以让他们了解当前行业的最佳实践,还可以帮助他们在未来的职业生涯中保持竞争力,因为他们已经熟悉并能够操作符合行业标准的工具和框架。

⑤推动职业发展。实习经历通常被视为学生职业生涯的跳板。通过在实习中展示他们的能力和专业知识,学生不仅可以加深理解理论知识,还可以建立专业网络,增加未来就业机会。实习中获得的实践经验和问题解决技能是求职时的重要资产。

总之,将数据治理优化纳入实习大纲,通过实际应用来加强理论教育,不仅能够帮助学生更全面地理解和掌握数据处理技术,还能为他们未来在数据驱动的职业发展奠定坚实基础。

(5)为未来职业做准备

在医疗行业中,数据治理是一个不断发展的新领域,对专业人才的需求也在不断增加。通过实习中的专业训练,学生可以为未来在此领域的职业生涯做好准备,无论是在管理临床数据、设计医疗信息系统还是在咨询健康信息技术等方面,都很普遍。数据治理的重要性日益增强,随着技术的进步和行业规范的发展,对于能够高效处理和管理医疗数据的专业人才需求也在不断增长。实习不仅提供了实际操作的机会,还是为未来职业生涯做准备的重要步骤。以下是几个关键点,说明通过实习中的专业训练,学生如何为未来职业做好准备。

①技能的实际应用和熟练掌握。实习让学生有机会将在课堂上学到的理论知识应用于真实的工作环境中。这包括使用先进的数据管理工具、执行复杂数据分析和处理技术以及学习如何在遵循行业规范和法律要求的同时维护数据的安全性和保密性。通过这些实际操作,学生能够熟练掌握关键技能,为未来的工作奠定坚实基础。

②深入理解行业标准和法规。医疗数据管理受到严格的法律和伦理标准约束。实习经历使学生能够直接接触到这些标准和法规的实际应用,深入了解它们对数据处理的具体影响。这种理解对于任何希望进入医疗数据管理领域的专业人士都是必不可少的。

③了解行业趋势和技术发展。通过实习,学生可以获得行业前沿的知识和技术,了解当前和未来的行业趋势。例如,学习如何利用人工智能和机器学习来优化数据处理和分析流程。掌握这种知识和技术,可以使他们在职业生涯中保持竞争力,同时为未来应对技术变革做好准备。

④构建职业网络。实习还提供了构建专业网络的机会,学生可以与行业内的专业人士和同行建立联系。这些联系不仅可以为未来的职业发展提供宝贵的资源和指导,还可以在求职时提供必要的推荐和支持。

⑤明确专业方向和职业规划。通过实习中的各种工作体验,学生可以更清晰地了解自己的职业兴趣和职业规划。无论是偏向于临床数据管理,医疗信息系统设计,还是希望进入健康信息技术咨询领域,实习经历都能帮助他们确认自己的职业方向,并为未来的专业发展制定具体计划。

总之,通过实习,学生不仅能够得到专业技能的训练,还可以深入了解医疗数据治理,从而为进入这一不断发展的行业做好全面准备。这样的经历无疑是他们职业路径中一个不可或缺的部分。

3. 健康医疗大数据挖掘分析

在医学数据学专业的培养方案中,"健康医疗大数据挖掘分析"是至关重要的,因为这一内容不仅满足了医学向数据密集型和数字化转型的需求,也强调了数据思维、计算思维和统计思维的综合运用。通过实际的数据挖掘和分析训练,学生不仅能运用课堂理论知识解决实际问题,如疾病预测和治疗效果评估,还能学习如何在符合伦理和法规的前提下进行高效数据分析。此外,这一训练过程也是培养未来行业领导者不可或缺的一环,使学生毕业后能成为健康医疗大数据领域内的业务骨干和精英,推动该领域的创新和发展。

(1)数据密集型医学的需求

随着医学领域向数据密集型医学转型,对能够处理、分析和解释大量健康数据的专业人才需求日益增长。学生需要基于科学数据仓库和专病队列完成统计挖掘分析,掌握队列设计、关联分析、跨组学整合分析等技术,并应用这些技术进行预测、预警和因果推断分析。实际上,医学决策和研究正在逐步依赖于数据挖掘和分析技术来改进病人护理和治疗方法。因此,在实习中安排大数据挖掘分析内容,可以确保学生具备将数据转化为实际医疗应用知识的能力。

①数据密集型医学转型。医学领域正在经历一个从传统依赖直观和经验治疗向数据密集型和数

字医学的转型。这种转型体现在从临床决策支持系统到个性化医疗的各个方面,这越来越多地依赖于大数据分析来驱动决策过程。在这种背景下,医学数据分析的重要性不断增加,它要求医疗专业人员不仅要理解医学知识,还需要掌握如何通过数据分析来优化病人护理和治疗效果。

②日益增长的专业人才需求。数据驱动的医学实践需要专门的知识和技能,以处理、分析和解释健康数据。随着电子健康记录的普及和医学成像技术的进步,生成的数据量急剧增加,而专业人才的需求也随之增长。医学数据科学家是许多医疗机构和研究中心的重要角色,他们负责从复杂的数据集中提取有用的洞察,支持疾病预测模型的建立和临床路径的优化等。

③数据挖掘与医疗应用。实际的数据挖掘和分析不仅仅是理论模型的应用,更是将这些模型转化为可以直接影响治疗病人和健康管理的实用工具。例如,通过分析患者历史数据和实时数据,数据挖掘技术可以帮助医生预测患者的健康趋势,实现早期诊断和个性化治疗。此外,大数据分析还能够帮助医疗机构优化资源配置,改进服务质量,降低运营成本。

④结合教育与实习。将数据挖掘和分析纳入医学数据学专业的实习大纲,是为了确保学生可以将课堂上的理论知识与真实世界的应用相结合。通过实习项目,学生不仅能够在实际的医疗环境中应用数据科学方法,还能学习如何在遵守医疗伦理和数据隐私法规的前提下,处理敏感的医疗数据。这种实践经验是极其宝贵的,它为学生将来在医疗行业中应用数据科学提供了坚实的基础。

总之,随着医学领域的数据化转型,对于能够熟练运用数据挖掘和分析技术的专业人才的需求不断增长。在医学数据学专业的实习大纲中安排"健康医疗大数据挖掘分析"内容,对于培养未来医疗数据科学家,以及提高医疗行业的决策质量和病人护理效率,都具有至关重要的作用。

(2)综合培养多元思维

医学数据学专业的培养目标不仅是技术性的,也强调数据思维、计算思维、统计思维和因果思维的综合运用。通过对大数据挖掘和分析的深入学习,学生能够理解数据如何支持因果推断、预测建模和决策分析等高级任务,这些都是现代医学非常重要的方面。

医学数据学专业的教育目标在于培养具备综合技能的专家。这些专家不仅掌握技术工具,更能运用多元思维方法解决复杂的医学问题。在这个过程中,学习大数据挖掘和分析,不仅关乎提升技术能力,更重要的是促进数据思维、计算思维、统计思维和因果思维的融合和发展。这些思维方式的结合对于现代医学特别重要,它们使得从数据中提取知识、进行有效的因果推断、预测建模以及复杂的决策分析成为可能。以下几点展示了这种综合思维的重要性。

①数据思维的关键角色。数据思维涉及从数据中提炼出可操作的信息和见解的能力。在医学领域,这意味着能够理解和解释数据如何在病例管理、疾病预防以及治疗效果评估中提供支持。培养数据思维,使得学生能够有效地从海量健康数据中识别出关键信息,为临床决策提供科学依据。

②计算思维的实用性。计算思维涉及使用计算机科学的原理如算法思想和模型构建来解决问题。在医学数据学中,计算思维的应用包括开发算法来处理和分析大型数据集,如使用机器学习模型来预测疾病风险或优化治疗方案。通过训练大数据挖掘和分析,学生能够掌握如何利用这些高级技术来处理复杂的医疗数据问题。

③统计思维的精确应用。统计思维使学生能够理解和应用统计方法来分析数据,并从中得出科学的结论。在医学研究和实践中,这包括使用统计技术来确定数据模式的可靠性、进行假设测试以及因果推断。这是建立有效医学实践证据基础的关键,特别是评估新的治疗方法或药物疗效。

④因果思维的可解释性。在医学数据学专业培养中,加入因果思维的重要性不容忽视,其关键是

在支持学生在数据、计算和统计思维的基础上，深入理解和分析因果关系。这种能力不仅增强了数据解释能力，使学生能区分相关性与因果关系，还改进了预测模型的有效性，确保模型在实际医疗环境中的适用性和准确性。此外，因果思维支持学生在临床决策和公共卫生政策制定中评估不同干预措施的潜在效果，扩展研究方法并探索验证复杂医疗假设。通过这样的训练，医学数据学专业的学生能够在实习和未来的职业生涯中，更有效地应用数据科学技术，推动医学创新和改进患者体验。

⑤决策分析的综合应用：在医学数据学中，决策分析是一个重要的领域，它结合了数据分析、计算模型和统计结果来支持复杂的医疗决策过程。通过深入学习大数据挖掘和分析，学生不仅学会如何收集和处理数据，更重要的是，他们学会如何将这些数据转化为实际的策略和决策。

总之，通过在实习中融入大数据挖掘和分析，医学数据学专业的学生能够发展成为运用综合思维来解决问题的专家。这不仅增强了他们的竞争力，也为他们将来在快速发展的医疗卫生行业中扮演关键角色奠定了坚实基础。

(3)培养实战能力

医学数据学专业的实习不仅是理论学习的延伸，更是实践技能的重要测试。通过实际操作数据集，进行挖掘和分析，学生可以应用课堂上学到的理论知识解决具体问题，如通过数据队列设计和分析来预测疾病风险或评估治疗效果。这种实际经验对于培养能够独立处理复杂数据问题的专业人才是不可或缺的。在医学数据学专业的实习中，培养实战能力是一个关键环节，它不仅将理论知识转化为实际操作技能，还培养学生解决现实世界的复杂问题。以下几个方面详细说明了实战能力培养的重要性和实施方法。

①应用理论知识。实习提供了一个平台，使学生能将课堂上学到的理论知识应用于真实世界的数据集。通过实际处理数据，学生能够更深入地理解数据结构、数据清洗、数据整合等概念，并实际操作这些过程。例如，学生可以通过设计数据队列来模拟真实世界研究，这样不仅帮助他们理解理论知识的实际应用，还让他们学习如何有效地处理和分析数据以支持医疗决策。

②解决具体问题。实习项目通常是围绕解决特定的医学问题而设计的，如疾病风险预测、治疗效果评估或健康结果改进。这要求学生不仅要掌握数据分析技术，还要能够将这些技术应用于解决具体问题。通过这种方式，学生可以获得宝贵的经验，了解如何在具体情境中提出问题、形成假设、进行分析并解释结果。

③增强独立处理能力。实习的一个重要目的是培养学生独立处理复杂数据问题的能力。这包括从数据的初步收集、预处理，到复杂的统计分析和机器学习模型的应用。通过在实习中面对来自真实数据的挑战，学生能够发展独立思考和问题解决的技能，这对于他们未来在数据密集型医学行业中的职业发展至关重要。

④验证与改进专业技能。实习还提供了一个评估和提升学生专业技能的机会。通过与实习导师和行业专家的交互，学生可以获得对自己工作的直接反馈，识别自身技能的强项和改进点。这种反馈循环对于学生精炼技能、改进方法和增强自信非常有帮助。

总之，通过在实习中进行数据挖掘和分析，医学数据学专业的学生不仅能够将他们的理论知识实际运用到解决真实世界问题中，还能在实践中磨练自己的专业技能和独立工作能力，为未来的职业生涯做好全面准备。这种经验是他们从课堂到职场过渡的重要一步，为他们未来在医疗数据科学领域的成功奠定坚实基础。

(4)培养未来行业领导者

医学数据学专业的培养目标是让学生在毕业后能够成为行业领军者。通过掌握数据挖掘分析等关键技术,使学生能够在未来的工作中推动健康医疗大数据的创新应用,不仅在技术层面上有所贡献,还能在策略和政策制定上发挥作用。培养未来的行业领军者是医学数据学专业的核心目标之一。以下几个方面阐述了如何通过实习和教育程序实现这一目标。

①掌握关键技术。医学数据学专业的学生通过深入学习数据挖掘和分析等关键技术,能够掌握将大数据转化 úu 为有用医学见解的能力。这些技术包括复杂的统计方法、机器学习算法和数据处理技术,都是推动现代医学创新不可或缺的工具。掌握这些技术不仅使学生能在技术层面上进行创新,还能有效地处理和解析大规模数据集,以支持临床决策和公共健康策略。

②促进创新应用。通过实习项目,学生有机会直接参与到创新项目中,如开发新的数据模型或改－为将来在医学行业中引领技术创新打下坚实的基础。

③影响策略与政策。医学数据学不仅仅是技术学科,它还与健康政策和管理紧密相关。学生在实习中,会学习如何利用数据支持政策制定和战略规划。通过分析大规模的健康数据,可以帮助学生制定更有效的公共卫生策略和医疗服务改进计划,进而在策略和政策层面上产生影响。

④领导力与团队协作。为了成为未来的行业领军者,医学数据学专业的学生还需要培养领导力和团队协作能力。实习经历中的跨学科项目让学生有机会领导团队,解决实际问题。在这个过程中,他们学习如何沟通、协调资源和激励团队成员,这些都是未来行业领军者所必需的关键技能。

通过这些方法,医学数据学专业的学生不仅能在技术和应用层面上作出贡献,还能在更广泛的行业和社会中发挥领导作用,推动医学领域的持续进步和创新。

综上所述,将"健康医疗大数据挖掘分析"纳入实习大纲,是医学数据学专业培养计划中不可缺少的一环,它直接关系到培养学生的专业能力,以及未来在健康医疗大数据领域的职业发展。

4.健康医疗大数据转化应用

在医学数据学专业的实习大纲中,纳入"健康医疗大数据转化应用"的模块具有重要的教育和战略意义。这一模块旨在通过实际的行业接触和项目参与,加深学生对健康医疗大数据应用转化的现状、具体场景和实际案例的理解,以下是具体的论述。

(1)理解行业现状与技术应用

在快速发展的健康数据行业中,理解当前的产业现状和技术应用是至关重要的。通过安排学生参观领先的健康医疗大数据应用企业和医疗单位,学生不仅能够从第一手资料中了解行业的最新动态,还能直观地看到大数据技术如何在实际医疗卫生环境中被应用来改进患者护理、优化治疗方案和提升服务效率。这种实地学习经验可以极大地增强学生对课堂理论知识的应用理解。在医疗数据行业中,对当前产业现状和技术应用的深入理解是培养高级医学数据学专业人才的关键一环。这一部分的实习大纲设计如下:

①探索最新行业动态。医疗卫生行业特别依赖于不断更新的技术来处理和分析日益增长的数据。通过安排学生参观领先的健康医疗大数据应用企业和医疗单位,他们能直接了解当前市场中最先进的技术和工具。这包括从基础的电子健康记录系统到更复杂的机器学习和人工智能应用,学生可以看到这些技术如何被实际运用来分析患者数据、预测疾病趋势或支持临床决策。

②观察数据技术在临床环境的实际应用。实际参观医疗卫生单位让学生有机会直接观察和了解大数据技术如何影响患者护理和治疗方案。例如,他们可以看到怎样利用数据分析来识别患者风险、监测疾病进展或优化资源分配。这种亲身经历能够帮助学生将课堂上学到的抽象概念与实际的医疗

卫生实践连接起来,从而更好地理解数据科学及技术的实际价值和应用限制。

③提升服务效率的技术应用。在参观过程中,学生还可以学习到大数据如何帮助医疗卫生机构提升运营效率和服务质量。通过了解不同的数据分析工具和策略,比如实时数据监控系统或患者流程自动化,学生可以看到数据技术如何在降低成本、缩短治疗时间和提高患者满意度方面发挥作用。

④增强对课堂理论实际应用的理解。通过这些实地学习的经验,将课堂知识得到实际验证和扩展。他们不仅能理解数据科学的技术细节,更重要的是,能够把这些技术的应用与医疗卫生行业的实际需求和挑战相对应。这种学习方式极大地增强了学生对技术背后业务和临床逻辑的理解,为他们将来在医疗数据领域中的职业生涯奠定了坚实基础。

⑤深化对数据转化应用的认识。通过实习,学生将有机会听取行业领袖和专家关于医疗大数据转化应用的实际报告,从而更深入地理解数据如何转化为医疗行业的实际价值。这包括了解不同数据分析模型和算法如何帮助医疗机构识别疾病模式、预测病人结果、减少医疗错误并降低成本。这种理解强调了数据科技在当前医疗领域中的重要性和迫切需求。

(2)提升实践技能

通过加入实习单位的具体项目,学生能够亲自参与到数据处理、分析和解决方案开发的全过程。这不仅提供了实践操作的机会,更使学生能够在实际工作环境中运用其数据科学技能,处理真实问题。这种实战经验对于学生未来的职业生涯极为宝贵,能够显著提升其职业能力和市场竞争力。

①实践操作机会。实习中加入具体项目的重要性首先体现在提供实践操作的机会上。在数据密集的医疗卫生行业中,学生有机会应用从课堂上学到的理论知识处理真实的数据集。这包括数据的预处理、分析、模型构建等步骤。通过亲手操作,学生可以深入理解数据的复杂性及其在实际应用中的挑战,如数据不一致性、缺失数据的处理以及如何选择合适的分析方法。这种经验不仅增强了他们的技术能力,还帮助他们理解在实际环境中如何有效地应用这些技术。

②应用数据科学技能解决真实问题。在实习项目中,学生能够将数据科学技能应用于解决具体的业务或临床问题,这是他们职业技能发展的重要部分。例如,他们可能参与到使用数据分析来预测病人入院率、优化药物库存管理或评估治疗方案的效果的项目中。通过这种方式,学生不仅学习到如何处理数据,更重要的是学会如何将分析结果转化为可行的解决方案,以及如何将这些解决方案与给非技术的益相关者沟通。

③提升职业能力和市场竞争力。通过参与实际项目,学生的职业能力得到了显著提升。这不仅包括技术技能的增强,还包括提高项目管理、团队协作和问题解决等软技能。这些技能对于数据科学家来说同样重要。此外,成功的项目经验和解决实际问题的能力,将极大增强学生的简历,提升他们在就业市场上的竞争力。雇主越来越看重具有实战经验的应聘者,因为这表明他们能够迅速适应工作环境,立即产生影响。

通过在实习中加入具体的项目,医学数据学专业的学生不仅能够获得宝贵的实践经验,还能够在实际工作环境中测试和提升自己的数据科学技能。这种实战经验是非常宝贵的,它不仅帮助学生巩固和应用学到的知识,还为他们的未来职业生涯提供了坚实的基础,使他们能够成为解决复杂数据问题的能手,并在未来的医学数据科学领域中脱颖而出。

总之,将"健康医疗大数据转化应用"纳入医学数据学专业的实习大纲,是为了使学生能够更好地理解和掌握数据在现代医疗卫生行业中的应用,同时通过实际操作和参与提高其数据处理和分析的实战能力,为成为未来的医学数据科学领域的领军者打下坚实的基础。

5. 健康医疗大数据政策与法律

在医学数据学专业的实习大纲中,安排"健康医疗大数据政策与法律"实习内容具有至关重要的意义,这不仅是为了应对当前健康医疗数据管理的复杂性和伦理责任,还是为了准备学生将来在快速变化的数据驱动医疗卫生领域中扮演关键角色。

(1)增强数据伦理认识

在医学数据处理中,伦理问题居于核心地位,特别是涉及患者信息和隐私的处理。实习生通过参与日常的健康数据管理工作,不仅学习到数据如何在遵守伦理准则的前提下被收集、存储和分析,还能理解保护患者隐私的重要性和方法。这种直接的经验将帮助学生建立起强烈的数据伦理责任感,为他们处理未来可能遇到的伦理困境打下基础。

①重视医疗数据的伦理问题。在医疗数据处理中,遵守伦理准则是至关重要的。处理涉及敏感患者信息的数据时,必须严格遵循医学伦理和隐私保护法规。这些规范确保数据使用不仅符合法律要求,而且尊重患者的权利和尊严。实习生通过参与实际的数据管理工作,将学习如何在收集、存储、分析和共享患者数据时应用这些伦理准则。

②学习数据收集和处理的伦理方法。实习生将直接参与到数据的收集和处理过程中,学习如何确保数据处理活动的透明度和责任性。这包括了解患者知情的重要性、如何以保护隐私的方式收集数据以及在数据分析中实施必要的匿名化或去识别化措施。这些实际操作的经验对于形成正确的数据伦理观念非常重要。

③理解保护患者隐私的重要性和方法。在实习期间,学生将学习到多种保护患者隐私的方法和技术。这不仅包括物理和技术安全措施,如数据加密和安全访问控制系统,还包括在设计数据集成和分析项目时如何考虑隐私保护。通过了解这些策略,实习生可以在未来的工作中应用这些知识来防止数据泄露和滥用。

④建立数据伦理责任感。直接参与健康数据管理的工作使实习生能够理解其工作对患者及社会的潜在影响,从而建立强烈的伦理责任感。这种责任感是处理复杂医疗数据时必不可少的,尤其是在面对伦理困境和压力时。实习生将学习如何在保持数据利用最大化的同时,确保所有操作都符合伦理标准和患者的最佳利益。

这种在实习中获得的直接经验,不仅加深了实习生对健康医疗数据伦理的理解,也为他们在未来职业生涯中遇到的各种伦理挑战提供了坚实准备。通过这样的实习经历,学生将具备处理和解决与健康医疗大数据相关的伦理问题的能力,这对于任何希望在医疗数据领域中取得成功的专业人士来说都是不可缺少的。

(2)熟悉相关政策和法规

随着医疗行业法规的日益严格,尤其是在数据保护和患者隐私方面,了解并能够应用这些法规变得极为重要。通过实习,学生能够深入了解《中华人民共和国网络安全法》、《中华人民共和国数据安全法》和《中华人民共和国个人信息保护法》等关键法规,并学习如何在医疗实践中实施这些规定,这不仅增加了他们作为数据处理专家的合法性和专业性,也为他们未来在工作中提供了必要的知识。

①认识和应用国际及国内数据保护法规。在全球化的医疗卫生环境中,遵守国际和国内的数据保护法规是医疗卫生行业从业者的基本要求。实习生通过学习 HIPAA、GDPR 以及中国的《网络安全法》、《数据安全法》和《个人信息保护法》,能够理解不同法规的核心要求和适用场景。这些法规设计以保护患者信息安全,防止数据滥用,并确保数据处理活动的透明性和合法性。

②深入解析各法规在医疗实践中的具体应用。通过实际案例分析和模拟实习,学生将学习如何在医疗实践中具体实施这些数据保护法规。例如,HIPAA对健康信息的隐私保护有详细规定,而GDPR则强调了数据主体的权利和跨境数据传输的规则。实习生将通过指导和实际操作,了解如何在日常工作中应用这些规定,如何处理患者数据,以及如何在需要时获取患者知情同意。

③增强作为数据处理专家的合法性和专业性。了解并能够正确应用这些法规不仅是遵守法律的问题,也是专业性的体现。通过实习,学生将增强其作为未来数据处理专家的合法性和专业性。掌握这些法规能够让学生在处理敏感健康医疗数据时更加自信,确保所有数据操作活动都符合法律和道德标准。

④准备职业发展。随着医疗服务和数据处理活动日益国际化,了解多个国家或地区的数据保护法律变得尤为重要。在实习中,通过对这些法规的深入学习和实践,学生将为未来工作做好准备。

通过这样的实习经历,学生不仅学习到法律知识,更能在实际工作中应用这些法律知识,处理复杂的数据保护问题。这对于未来希望在数据密集型医学领域中成为专业人才的学生来说,是一项必不可少的技能。

(3)掌握数据安全管理流程

健康医疗大数据的安全管理是保证数据质量和完整性的关键部分,也是防止数据泄露和滥用的重要环节。研究实习中的实际工作和案例,使学生能够详细了解如何实施有效的数据安全策略,包括数据加密、访问控制和数据恢复等。通过这些学习,学生将能够为将来任何需要严格数据管理的职位做好准备。

①数据安全管理的重要性。在健康医疗大数据领域,安全管理是确保数据质量和完整性的核心,同时它也是预防数据泄露和滥用的关键。随着数据量的激增和技术的发展,保护患者信息和相关健康数据的安全已成为医疗卫生机构和数据处理专家面临的主要挑战之一。这不仅关乎患者的隐私权益,还涉及到医疗卫生机构的声誉和合规性。

②学习和实施数据安全策略。实习生通过参与实际工作和案例研究,可以深入了解和实施各种数据安全策略。这包括但不限于:(a)数据加密。数据加密是在保护存储和传输中数据安全的基本技术。实习生将学习不同类型的加密技术,如对称加密、非对称加密和端到端加密,以及它们在医疗数据保护中的应用。通过实际操作,学生能够了解如何选择合适的加密方法来保护数据免受未授权访问。(b)访问控制。实现有效的访问控制是防止数据滥用的另一个重要策略。学生将学习如何设计和实施基于角色的访问控制(RBAC)系统,确保只有授权用户才能访问敏感信息;这包括了解用户身份验证、权限授予和审计跟踪的最佳实践。(c)数据恢复。在数据丢失或系统故障的情况下,能够迅速恢复数据是维持医疗卫生服务连续性的关键。实习生将学习设计和实施数据备份和灾难恢复策略,包括如何设置和维护备份,以及如何在数据丢失后进行恢复操作。

③准备未来职业路径。通过在实习中学习和实施这些数据安全管理流程,学生将为未来任何需要严格数据管理的职位做好准备。这些技能不仅在医疗卫生领域至关重要,也适用于其它任何依赖于数据安全的行业。实习生通过这一过程不仅提高了自己的技术能力,还加深了对数据安全在实际业务中重要性理解,为未来成为数据安全领域的专家打下坚实的基础。

总之,通过学习和实践数据安全管理流程,学生将获得保护健康医疗大数据安全所需的关键知识和技能,这将极大地增强他们作为未来医学数据专家的职业能力和市场竞争力。

(4)实地调查与模拟演练

通过实地调查和现场模拟,学生不仅可以在理论上了解政策和法规,还能通过实际操作来深化理解。这种参与式学习活动使学生能够在掌握理论的同时,获得如何在实际情况中应用这些知识的经验。这种经验的积累对于培养能够独立解决问题的高级专门人才至关重要。

①实地调查的实际价值。实地调查为学生提供了一个深入了解日常医疗卫生数据管理实践的机会。通过直接访问医疗卫生机构和数据处理中心,学生能够实时观察和学习如何在实际医疗环境中应用数据保护政策和法规。这种亲身经历使他们能够看到理论在实践中的直接应用,如数据隐私保护措施的执行、患者数据的处理流程以及数据安全策略的日常管理。在实地调查中,学生可以直接与从事数据管理和政策执行的专业人员交流,询问有关操作流程和法规遵守问题。这种交流有助于学生将课堂上学到的抽象概念与具体实践相结合,加深理解数据管理法规实际应用。

②现场模拟演练的教育作用。现场模拟演练是另一种有效的教学方法,它通过模拟真实世界的情景来训练学生应对各种可能的数据管理挑战。这些模拟可能包括数据泄露应急响应、患者信息访问请求处理、或是数据安全审计等场景。通过模拟演练,学生不仅能够应用他们的理论知识来解决问题,还能在安全的环境中犯错并从中学习。这些活动帮助学生理解在面对数据安全威胁时应采取的步骤,以及如何有效地利用资源和技术来保护患者信息。模拟演练的情景设计往往复杂且不断变化,这迫使学生动用他们的批判性思维和创造性解决问题的能力。通过处理各种模拟危机,学生可以锻炼自己的决策能力,提高在压力下处理复杂问题的技能。

③培养高级专门人才。实地调查和现场模拟演练结合,为学生提供了一个全方位的学习平台,让他们在理解政策和法规的同时,能够获得将这些知识应用于实际工作的经验。这种参与式学习不仅增强了学生的理论知识,更重要的是培养了他们的实际操作能力和独立解决问题的能力,为将来成为能够独立操作并领导健康医疗大数据项目的高级专门人才打下了坚实的基础。

综上所述,将"健康医疗大数据政策与法律"纳入医学数据学专业的实习大纲,对于培养具有高度数据科学能力、深刻社会责任感和扎实法律知识的医学数据专家至关重要。这些专家将能够在未来的医疗数据行业中发挥领导作用,推动行业的伦理和法律标准发展。

(5)理论讲座

实习期间应安排1—2次理论讲座,理论讲座的内容主要为当地健康医疗大数据管理的主体、政策设计、管理内容和流程等情况。实习期间完成1篇简要的健康大数据管理分析报告。理论讲座的意义如下。

①提供专业背景知识。理论讲座是教育培训中一个重要的组成部分,尤其在专业领域如健康医疗大数据管理中更是如此。通过专题讲座,学生可以系统地了解到健康医疗大数据管理的历史发展、当前的政策框架以及管理实践。这些讲座提供了宝贵的行业背景知识,帮助学生更好地理解实习单位的工作环境和行业现状。

②深化对政策和法规的理解。通过介绍具体的政策和管理办法,例如健康医疗大数据管理的策略和流程,学生能够获得对数据政策具体内容的深入了解。这不仅增强了学生的政策理解能力,也为他们未来在此领域内的职业生涯提供了必要的法规遵循知识。

③关联国内外政策体系。将国内的健康医疗大数据政策与国际政策进行对比,有助于学生认识到全球健康数据管理的趋势和差异。这种比较视角能够扩展学生的国际视野,增强他们适应不同法律文化环境的能力,尤其是在全球化的工作环境中。

④实际应用理论知识。实习期间完成的健康大数据管理分析报告要求学生将理论讲座中学到的知识应用于实际分析中。这种任务能够检验学生对讲座内容的理解和运用能力,同时提高他们的研究和写作技能。

⑤培养批判性思维和解决问题的能力。学生需要批判性地分析数据管理的实际情况,识别问题,并提出改进的建议。这不仅能够增强他们的分析能力,还能培养他们在面对复杂问题时的解决策略和创新思维。

通过这些理论讲座和实际写作任务,医学数据学专业的学生能够获得一个全面的教育体验,不仅仅局限于理论知识,还包括实际操作和批判性分析,为未来在健康医疗大数据领域的职业生涯打下坚实基础。

四、实习考核

撰写医学数据学专业的实习大纲中的"实习考核"部分时,可以采用以下结构和内容,确保符合成果导向教育(OBE)理念并紧密结合专业培养目标。

1. 实习考核大纲概述

(1)目标导向。首先明确实习考核的主要目标是验证学生在实际工作环境中应用数据思维、计算思维、统计思维及因果分析等核心能力的程度,以及他们处理数据密集型医学问题的实际能力。

(2)考核组成。实习考核总分为100分,分为以下两部分:①实习单位过程性考核(50分)。主要评估学生的日常表现、专业技能应用和工作态度。②实习后评价(50分):基于学生提交的实习成果,包括报告、项目、论文等,由校内教师进行评估。

2. 实习单位过程性考核(50分)

(1)出勤率(10分)。评估学生的出勤情况,缺席需要合理的解释和证明。

(2)工作态度和职业行为(15分)。评价学生的职业道德、团队合作精神及对工作的热情。

(3)技能应用和任务完成情况(25分)。根据学生在实习期间的任务完成质量和技能应用情况进行评分。

3. 实习后评价(50分)

(1)提交材料及评分标准

①健康医疗大数据采集融汇(10分)。提交一套完整的ETL代码和数据抽提成功的证明;质量控制报告。

②健康医疗大数据治理优化(10分)。提交专病队列数据库构建及其质量控制报告。

③健康医疗大数据挖掘分析(10分)。提交针对某个研究领域的研究论文。

④健康医疗大数据转化应用(10分)。提交关于健康医疗大数据转化应用的实习报告。

⑤健康医疗大数据政策与法律(10分)。提交关于健康医疗大数据政策法规的实习报告。

(2)评估方法

①校内教师将根据学生提交的材料完整性、创新性、实用性和专业性进行评分。

②评分同时考虑学生在解决实际问题中展示出的数据整合和分析能力。

4. 持续反馈与改进

(1)实习过程中,学生应定期接收来自实习带教教师和校内导师的反馈,以便及时调整学习和工作策略。

(2)实习结束后,应有一次全面的反馈会议,总结学生的表现,讨论改进方案。

通过详细而具体的考核大纲设计,可以确保实习活动不仅符合医学数据学专业的培养目标,而且能够有效地评价和促进学生在专业领域的成长和发展。

五、附则

撰写医学数据学专业实习大纲的"附则"部分,是制定明确的规范和指导原则,以确保实习活动的正常进行和学生权益的保护。以下是如何深刻阐述撰写这一部分的建议。

1. 学生纪律与行为准则

(1)明确界定违纪行为。详细列出实习期间不容许的行为,如迟到、早退、未经批准缺席、不诚实行为(如抄袭、伪造数据等)、不尊重他人等。

(2)纪律处罚措施。根据学校现有的学生纪律规定,阐明违纪行为将如何受到处理。例如,轻微违纪可能导致警告或扣分,重大违纪行为可能导致实习失败、学分不予认定或更严重的学校纪律处分。

(3)确保透明度。所有学生必须在实习开始前明确了解这些规定,并签署相关的行为准则同意书。

2. 安全与健康

(1)安全教育。在实习开始前,组织必要的安全教育培训,包括但不限于实验室安全、现场急救知识、数据安全等。

(2)事故处理办法。引用并解释适用的《学生伤害事故处理办法》(教育部令第12号),具体说明在发生人身安全事故时的处理流程。包括事故报告、紧急响应措施、责任认定和赔偿等。

(3)保险要求。确保所有实习学生具有适当的保险覆盖,以应对可能发生的事故和健康问题。

3. 实习考核的补修与重修

(1)补修与重修条件。具体说明未能完成实习或考核不合格的学生需要满足的补修或重修条件。

(2)程序和费用。详细描述补修或重修的程序,包括如何申请、何时进行相关的学术和财务责任。强调所有相关费用将由学生个人承担。

(3)考核重修的标准。明确补修或重修考核的评价标准,确保这些标准与初次实习考核一致,公平对待所有学生。

4. 法律与规章依据

(1)引用相关法律和规章。清楚列出所有适用的法律、规章和学校政策,提供文档或链接以供参考。

(2)更新与适用性。说明附则的更新频率及适用范围,确保其内容与最新的法律和教育政策保持一致。

通过上述结构和内容,附则部分将为医学数据学专业的实习提供一个清晰的法律和行为框架,确保学生在实习过程中的权利和义务得到妥善的规范和保护,同时为处理可能出现的各种情况提供预先设定的指南。这不仅有助于维护教学质量和学术诚信,还能增强学生的安全感和责任感。

第三节　医学数据学专业实习大纲案例

结合医学数据学专业的培养目标,以本科实习大纲为例,通过10周的实习,深化对数据密集型医学、数字医学和智能医学领域的实践教学。实习目的在于巩固学生的基础理论知识,并全面提升数据采集、治理、分析及应用的全栈式实践能力。具体实习内容包括健康医疗大数据的采集融汇、治理优化、挖掘分析、转化应用及政策与法律等方面,旨在培养学生的人文科学素养、社会责任感及专业实践能力。通过这样的实习安排,学生将在数据科学理论体系的指导下,形成稳固的医学数据学专业素养,掌握从数据采集到应用的关键技术。实习评估通过过程性考核和实习成果提交,确保学生能在实际工作中综合运用所学知识,解决专业问题,并在毕业五年左右成为健康医疗大数据相关领域的业务骨干和业界精英。这样的培养方案与实习大纲共同为学生提供了一个系统的、实践性强的教育环境,为未来的职业生涯打下坚实的基础。作为案例,以下提供了山东大学医学数据学(也称为生物医药数据科学)专业的实习大纲。

一、实习目标

在生物医药数据科学专业的培养方案中,实习的目标是深化学生的理论知识和实践技能,以适应数据密集型医学、数字医学和智能医学这些"新医科"的要求。此实习大纲为本科生提供了一个整合数据思维、计算思维、统计思维和因果推理的实践平台,从而全面发展学生的专业素养和实际操作能力。具体包括:

(1)知识目标。实习强调在医学数据处理和分析中应用理论知识,使学生熟悉国内常见和多发病的诊断与治疗方法,包括传染病的诊断和管理,以及儿童和妇女健康问题的处理。此外,强调紧急救护的基本方法,使学生能在实际情境中迅速识别并应对医学紧急情况。

(2)能力目标。本专业通过实习提升学生的全栈式实践能力,包括健康大数据的采集、治理、分析和应用。这一过程旨在让学生掌握并运用数据学的基本理论和技能,形成稳固的医学数据学专业素养,最终成为具备深厚人文科学素养和社会责任感的数据科学专家。

(3)素质目标。实习还旨在增强学生对健康医疗大数据领域的全面理解,包括其理论研究、产业应用和当前的发展趋势。学生将学习和掌握数据管理、数据资产化的流程以及遵循相关的政策、法律法规。这不仅帮助学生明确未来的职业角色和责任,也为他们将来解决实际问题和推动行业发展奠定坚实的基础。

通过这些实习目标,使学生掌握健康医疗大数据领域研究的基本方法和要求,为毕业后从事健康医疗大数据采集、分析、转化和管理等相关工作中综合运用所学基础理论知识和专业知识分析和解决问题奠定坚实的实践基础。

二、实习安排

医学数据学专业实践教学的实习安排是精心设计的,旨在通过实地实习,让学生能够将课堂上学到的理论知识和技能应用到实际工作中,深入理解数据在医学领域的广泛应用。以下是详细的实习安排:

1. 实习学分和学时

(1)实习学分。学生通过完成实习获得10学分,这些学分是毕业要求的一部分,反映了实习在培养计划中的重要性。

(2)实习学时。实习持续10周,期间学生将经历从数据"采集融汇—治理优化—挖掘分析—转化应用"及政策和法律各个方面的全面训练。

2. 实习内容安排

(1)健康医疗大数据采集融汇(2周)。在这个阶段,学生将学习如何从多个源头采集健康医疗数据,并将其融合到统一的平台。这包括了解和应用ETL(提取、转换、加载)技术,以及使用专业软件进行数据整合等。

(2)健康医疗大数据治理优化(3周)。学生将深入学习数据治理的标准和实践,包括数据质量管理、数据安全和隐私保护等。此外,还将掌握使用数据治理工具和框架,以优化数据存储和处理流程。

(3)健康医疗大数据挖掘分析(3周)。在这一阶段,学生将应用统计和机器学习方法进行数据分析,以揭示数据中的模式和趋势。学生将学习如何设计和执行分析项目,包括数据准备、模型选择、结果解释和报告编写。

(4)健康医疗大数据转化应用(1周)。学生将探索如何将分析结果转化为可行的解决方案或改进措施,以支持临床决策和公共卫生策略。这涉及到与业界合作,了解数据如何驱动医疗创新和服务优化。

(5)健康医疗大数据政策与法律(1周)。最后一周专注于健康医疗大数据的法律框架和政策环境。学生将学习相关的法律法规、伦理标准和政策,以确保数据的合法、合规使用。

3. 实习时间和地点

(1)实习时间。从6月初到8月中旬,覆盖暑期,以便学生可以全身心投入。

(2)实习地点。包括国家健康医疗大数据中心(北方)、山东大学医学数据学教学实践基地以及国家健康医疗大数据研究院。这些地点为学生提供了先进的设施和丰富的资源,使他们能够在指导老师和行业专家的帮助下进行实践学习。通过这种详尽的实习安排,医学数据学专业的学生将能够获得实际操作经验,为未来在数据密集型医学领域的职业生涯做好准备。

三、实习内容

1. 健康医疗大数据采集融汇

(1)实习目的

①以健康医疗大数据为应用对象,加强在课堂中所学习计算机编程以及数据库、数据结构等基础知识和技能的掌握应用。

②掌握健康大数据资源以及来源,健康大数据采集融汇通用数据模型标准(RCDM),熟练操作全栈式医学科学大数据操作平台(SMART_MSDW)的镜像数据库及标准资源库的构建流程。

③熟练掌握健康大数据采集融汇的ETL技术及其流程,掌握镜像数据库和标准资源库构建的质量控制。

(2)实习流程

为期两周的健康医疗大数据采集融汇实习安排如下,旨在帮助实习生深入理解并实际应用健康大数据采集、融汇技术,并加强编程及数据库操作的实际技能。

①基础学习与实践准备(第一周)

(a)第一天(实习介绍与平台概览)。实习生报道,介绍实习流程、目标和预期成果;讲解实习单位使用的健康医疗大数据平台基础构架,包括软件和硬件设施。

(b)第二天(数据平台与资源库构建)。理论讲座讲授实习单位数据资源及其数据集成平台;数据工程师示教如何访问和使用全栈式医学科学大数据操作平台(SMART_MSDW)。

(c)第三天(ETL技术深入)。理论讲座健康医疗大数据安全及其保障要求;学习ETL(提取、转换、加载)技术基础,了解其在健康数据管理中的应用。

(d)第四天(实战操作训练)。小组分工,进行指定数据资源的ETL操作实践;构建镜像数据库及标准资源库的基础工作。

(e)第五天(技术讨论与反馈)。参与实习单位的内部技术讨论会;提交第一次操作的进展报告,接受导师的反馈和指导。

②项目实施与实践深化(第二周)

(a)第一天(项目实施)。继续进行ETL操作,优化数据采集和融汇过程;强调数据质量控制的重要性,并应用相关技术。

(b)第二天(编写ETL代码)。学生针对某一领域的数据进行采集融汇;编写并测试一套可用的ETL代码,成功抽提数据。

(c)第三天(理论与实践结合)。理论讲座三,深入讲解ETL技术及其流程的高级应用;指导学生根据理论优化其ETL代码和数据处理流程。

(d)第四天(项目完成与报告编写)。完成所有ETL操作,确保数据正确加载到标准资源库和镜像数据库;撰写数据采集融汇的质量控制报告。

(e)第五天(总结展示与评估)。学生展示他们的ETL项目和质量控制报告;接受导师和可能的外部专家的评估;实习总结会,评估实习目标的达成情况,并收集学生反馈。

通过这样的实习安排,实习生将能够实际操作和深入理解健康医疗大数据采集融汇的全过程,包括从数据的原始采集到高级的数据处理和存储,为未来在此领域的职业发展打下坚实的基础。

2.健康医疗大数据治理优化

(1)实习目的

①熟练掌握数据治理的标准,重点掌握医学科学数据通用数据模型标准(SCDM)、CDA、OMOP、CDISC等数据标准。

②熟练掌握观察数据库构建的技术流程、工具和质量控制方法、实践活动。

③熟练掌握科学变量库、科学数据仓库、领域队列数据库、专病队列数据库的构建以及技术流程和质量控制。

④了解健康大数据隐私计算场景及其常用技术。

(2)实习流程

为期三周的健康大数据治理优化实习计划如下,旨在全面提升实习生掌握数据治理标准、数据库构建及数据隐私技术。

①数据治理标准与观察数据库构建基础(第一周)

(a)第一天(引导与数据治理概述)。实习生报道,介绍实习单位、目标和计划;领域专家介绍临床和公共卫生需求。

(b)第二天(数据治理标准)。通过实际数据平台,实习医学科学数据通用数据模型标准SCDM、CDA、OMOP、CDISC等;通过案例,分析不同标准的应用场景和优势。

(c)第三天(观察数据库构建技术)。通过数据平台,熟悉观察数据库构建的技术流程、工具和质量控制方法;实际演示构建观察数据库的步骤。

(d)第四天(实践活动开始)。小组分工,开始构建基于SCDM标准的简单观察数据库;应用质量控制方法确保数据的准确性和完整性。

(e)第五天(周总结与反馈)。每个小组展示本周的进展和遇到的挑战;接受导师和同伴的反馈,讨论改进方案。

②科学数据库与领域队列数据库构建(第二周):

(a)第一天(科学变量库与数据仓库)。通过案例,数据工程师介绍科学变量库和科学数据仓库的构建流程;学习使用SMART_MSDW操作规程。

(b)第二天(专病队列数据库)。通过案例,学习领域队列数据库和专病队列数据库的构建技术和流程;讨论不同类型数据库的数据治理和质量控制要求。

(c)第三至第四天(项目实施)。实习生开始具体实施领域数据库的构建项目,应用已学的技术和标准;实时监控数据质量,确保遵循最佳实践。

(d)第五天(进展汇报与评估)。小组汇报本周项目的进展,包括挑战、成功经验和未来的工作计划;导师提供专业反馈和建议。

③数据隐私技术与项目完成(第三周)

(a)第一天(健康大数据隐私计算)。学习健康大数据隐私计算场景及其常用技术,如同态加密、差分隐私等;讨论这些技术在实际医疗数据场景中的应用。

(b)第二至第四天(项目收尾)。完成领域数据库的构建,包括最终的数据清洗、验证和质量控制;准备项目的最终展示,确保所有技术细节准确无误。

(c)第五天(成果展示与评估)。公开展示研究成果,进行最终的项目展示;接受校内外专家的评审和建议;实习总结,收集反馈并评估实习生的表现和学习成果。

这样的实习安排确保了学生不仅理论学习充分,也有充足的实践机会,通过实际操作提升对数据治理、数据库构建及数据隐私保护技术的理解和应用能力。

3.健康医疗大数据挖掘分析

(1)实习目的

基于上述所构建的科学数据仓库和专病队列,针对实习生既定的实习问题至少完成下列一项统计挖掘分析。

①熟练掌握大数据队列设计和模拟目标试验设计,包括传统队列设计、纵向队列设计或新使用者队列设计等。

②掌握上述队列设计的关联分析、跨组学整合分析、预测、预警分析、因果推断分析和决策分析。

③掌握大数据人工智能工作流程和深度学习算法在医疗实际场景中的应用。

(2)实习流程

为期三周的实习计划设计,旨在帮助实习生熟练掌握大数据队列设计、统计挖掘分析以及大数据人工智能工作流程等关键技能。实习将包括理论学习、实际操作和项目实践,以确保学生能够深入理解并实际应用所学知识。

①大数据队列设计与基础统计方法(第一周)

(a)第一天(引导与概述)。介绍实习流程和目标;概述大数据在医疗领域的应用,以及数据科学的基本原则。

(b)第二天(队列设计实践)。通过案例实习传统队列设计、纵向队列设计和新使用者队列设计;通过案例分析,讨论各设计类型的适用场景和优缺点。

(c)第三天(基础统计方法)。通过案例实习关联分析、跨组学整合分析的基础知识;通过案例实习预测、预警分析的概念和基本方法。

(d)第四天(实战训练)。使用统计软件实现简单的回归分析和生存分析;学生进行小组讨论,设计一个基本的队列研究案例。

(e)第五天(项目训练)。分配实习项目,确立研究问题和数据集;讨论和审批项目提案,确保符合科学和伦理标准。

②深入数据分析技术与人工智能模型(第二周)

(a)第一天(高级统计方法)。通过案例熟悉逆概率加权和倾向性评分等方法,包括其代码实现;通过案例,学生动手实践,调整实际数据集中的偏倚。

(b)第二天(跨组学整合分析)。通过案例熟悉孟德尔随机化、全转录组关联分析和全蛋白组关联分析;实际操作。分析一个实际数据集,尝试整合分析。

(c)第三天(深度学习在医疗数据中的应用)。通过案例,实习深度神经网络和深度生成网络的原理和结构;通过案例,讨论这些技术在医疗场景中的实际应用。

(d)第四天(AI模型实战)。实际操作深度学习工具,如 TensorFlow 或 PyTorch,建立深度学习模型;学生尝试在指导老师帮助下,解决一个实际场景的预测问题。

(e)第五天(项目进展报告)。学生团队展示他们的进展,讨论遇到的技术和方法上的挑战;接受老师和同学的反馈,优化项目方案。

③项目实施与成果展示(第三周)

(a)第一至第三天(项目深入开发)。学生团队全力推进项目,应用所学的统计和机器学习技术;校内外导师提供技术支持,帮助学生解决实际问题。

(b)第四天(准备报告与展示)。完成项目报告,准备展示材料;彩排展示,确保技术细节和结果表达准确。

(c)第五天(成果展示与评估)。公开展示研究成果,接受校内外专家的提问和评审。收集反馈,进行自我评估和总结。

通过这三周的实习,实习生将获得实际操作大数据和人工智能技术在医疗领域应用的经验,强化他们的数据分析和问题解决能力,为未来的职业生涯做好准备。

4.健康医疗大数据转化应用

(1)实习目的

通过该阶段的实习帮助学生了解健康医疗大数据应用转化的产业现状、具体场景和实际案例,加深学生对于健康医疗大数据转化应用重要性和迫切性的理解。

(2)实习流程

为期一周的实习流程设计,旨在帮助学生深入了解健康医疗大数据应用转化的产业现状及其重要性,通过讲座、参观和实践活动实现这一目标:

①第一天(行业概览)。(a)介绍实习单位及总体安排;(b)行业概览讲座。介绍健康医疗大数据行业的发展历程和当前趋势;(c)技术讲座介绍实习单位健康医疗大数据转化应用技术支撑平台。

②第二天(企业与医疗单位访问)。(a)安排访问省内领先的健康医疗大数据应用企业和医疗单位(b)与企业负责人及数据科学家会面,听取他们如何在特定领域转化应用健康医疗大数据的经验分享。

③第三天(深入案例分析)。(a)技术讲座深入讨论实习单位健康医疗大数据转化应用的具体案例;

(b)分组讨论。学生分组讨论上午讲座的案例,分析数据转化应用中遇到的挑战和解决方案。

④第四天(实际项目参与)。(a)学生加入实习单位的具体项目,承担实际工作,如数据分析、模型开发等;(b)实践中学习如何将理论应用到具体的业务场景中。

⑤第五天(数据资产化流程与总结)。(a)技术讲座讲解实习单位数据资产化流程,包括数据收集、处理、分析到最终的商业化步骤;(b)撰写实习报告,学生根据本周学习的内容撰写报告,总结健康医疗大数据的学习体验和见解;(c)提交报告并进行小组内分享。

⑥评估与反馈。(a)实习指导老师和专家对学生的报告进行评估,提供专业反馈;(b)进行实习总结会,评估实习目标的达成情况并收集学生反馈。

通过这样的实习安排,学生能够全面了解健康医疗大数据应用转化的产业现状,亲身体验和分析实际应用案例,同时通过参与具体项目,实现从理论到实践的转化。这不仅增强了他们对数据伦理和安全管理的理解,还为他们将来在此领域的职业发展打下了坚实的基础。

5. 健康医疗大数据政策与法规

(1)实习目的

①在健康医疗大数据管理过程中增强数据伦理的认识,强化数据伦理责任。

②熟悉健康医疗大数据管理的相关政策和法规。

③了解健康医疗大数据安全管理的具体流程,为将来从事健康大数据相关产业打下坚实的基础。

(2)实习流程

为了满足上述实习目的,设计如下为期一周的实习流程,特别强调数据伦理、相关政策法规及数据安全管理。

①第一天(基础介绍和培训)。(a)介绍实习单位的基本情况和实习目的;(b)基础培训,培训健康大数据的基本概念、数据伦理的重要性及相关政策法规概览。

②第二天(数据伦理和法规探索)。(a)专题讲座数据伦理原则与实践,包括隐私保护、数据共享的伦理考量等;(b)案例研讨,分析具体案例,探讨在数据管理中遇到的伦理困境和解决策略。

③第三天(政策法规实际应用)。(a)详细解读健康医疗大数据管理的相关政策和法规;(b)参观实习单位,了解如何在日常操作中遵循这些政策和法规。

④第四天(数据安全管理实践)。(a)数据安全管理训练,学习数据加密、访问控制和数据泄露应对策略;(b)模拟演练,进行数据安全管理的模拟演练,实际操作数据安全工具和流程。

⑤第五天(综合应用与总结)。(a)综合训练,模拟一个从数据收集到分析的完整过程,注意每个步骤的数据伦理和法规遵守;(b)撰写实习报告,学生基于本周的学习和观察撰写关于健康大数据管理的分析报告;(c)提交报告并进行小组分享,接受评价和提出建议。

⑥评估与反馈。(a)实习指导老师和专家对学生的报告进行评估,提供反馈;(b)进行实习总结会,总结学到的知识,评估实习目标的达成情况。

这样的流程设计,不仅帮助实习生深入理解数据伦理和安全管理的重要性,还使他们能够具体了解并实践相关的政策法规,为未来从事相关工作提供坚实的理论和实践基础。

四、实习考核

按照成果导向教育(OBE)的评价理念,以下是针对医学数据学专业实习的考核大纲。此考核旨在评价实习生在实习期间及实习后的表现,确保学生能够有效掌握和应用其在学术环境中学习到的技能和知识。实习考核总分为100分,共计10个学分。实习考核由两大部分组成:实习单位过程性考核(50%)以及实习后评价(50%)。

1. 实习考核标准

(1)实习单位过程考核

实习单位过程性考核,占总成绩的50%,满分:50分。此部分的评分由实习单位的带教教师负责,主要依据学生的日常表现和专业技能应用来进行评估,评分标准如下。

①出勤情况(15分)。(a)无迟到、早退,全勤(15分);(b)每缺勤一次扣2分,每迟到或早退一次扣1分。

②工作态度(10分)。(a)积极主动,表现出极高的职业精神(10分);(b)基本积极,偶尔需要提醒(8分)。(c)消极,常需督促(5分)。

③技术能力和任务完成质量(25分):①高效完成所有任务,技术能力出色,无需额外指导(25分);②完成任务基本符合要求,偶尔需要指导(20分);③完成任务质量一般,经常需要指导和帮助(15分)。

(2)实习后评价(占总成绩的50%)

实习后评价,占总成绩的50%;满分:50分。实习结束后,学生需提交阶段性实习成果,由校内教师进行评价,评价依据实习生提交的各类报告、项目成果及实习总结,评分标准如下。

①实习报告(20分)。(a)每个实习环节结束后,提交详细的实习报告,包括但不限于学习成果、遇到的挑战、解决方案等;(b)报告完整性、深度和表达清晰度将作为评分依据。

②项目成果(20分)。(a)提交实习期间参与项目或研究的相关成果,包括数据分析、模型建立等;(b)评估标准包括创新性、实用性、技术深度和实施效果。

③个人反思与总结(10分)。(a)提交对整个实习过程的反思,包括学习到的知识、实习感受、自我提升等方面;(b)重点评估反思的深度和个人成长体现。

通过上述的评分机制,不仅能确保学生在实习期间的表现得到公正的评价,还能通过实习后的深度反思和成果展示,全面评估学生的学习成果和职业发展潜力。此外,这种评价方式完全符合OBE教育理念,即通过具体成果来反映教育质量和学生能力的培养。

2. 实习成果提交清单

实习生在完成健康医疗大数据相关实习后,需提交以下成果以评估其技术和理论掌握情况。①针对特定领域的数据采集融汇,包括一套完整的ETL代码及成功的数据抽提,附带一篇关于采集融汇的质量控制报告。②完成专病队列数据库构建及其质量控制报告。③提交一篇针对特定研究领域的研究论文。④提交有关健康医疗大数据转化应用的实习报告。⑤提交一篇关于健康医疗大数据政策法律的实习报告。这些成果将全面展示实习生在数据处理、分析和应用方面的能力。具体成果提交清单如下表。

医学数据学专业实习成果提交驱动

实习内容	提交成果
健康医疗大数据采集融汇	针对某一领域的数据进行采集融汇,编写1套完整可用的ETL代码并成功抽提数据;同时,撰写1篇采集融汇的质量控制报告。
健康医疗大数据治理优化	完成1个专病队列数据库的构建及其质量控制报告。
健康医疗大数据挖掘分析	形成1篇针对某个研究领域的研究论文。
健康医疗大数据转化应用	形成1篇有关健康医疗大数据转化应用的实习报告。
健康医疗大数据政策与法律	形成1篇有关健康医疗大数据政策法律的实习报告

五、附则

在实习期间,学生应严格遵守学校的纪律规定。任何违纪行为将按照学校相关规定严肃处理。若实习过程中发生人身安全事故,处理将依照教育部《学生伤害事故处理办法》(教育部令第12号)及学校相关规定进行。对于未能参加实习或实习考核不合格的学生,必须根据实习教学大纲的要求进行补修或重修,相关费用需由学生个人承担。这些规定旨在确保实习的顺利进行和学生的责任意识。

六、附件

附件1:医学数据学专业实习过程性考核表(实习单位填写)

学号	姓名	出勤情况 (15分)	工作态度 (10分)	技术能力和任务完成质量 (25分)	总分

附件2:医学数据学专业实习后评价表(校内老师填写)

学号	姓名	实习报告 (20分)	项目成果 (20分)	个人反思与总结 (10分)	总分

本章总结

本章讲述了医学数据学专业的实践教学体系和实习大纲,基于成果导向教育(OBE)理念,强调以学生为中心、成果导向以及持续改进的教育模式。此教育体系广泛采纳西方国家的先进教育理念,并融入中国《华盛顿协议》的具体要求,以确保教育质量和国际同步。首先,详述了医学数据学专业实践教学体系的构建,强调通过校内外、课内外的全面资源整合,创建多维实践环境。这包括实验室工作、真实世界项目和企业实习等,以系统地培养学生的从数据采集到分析再到应用的全过程技能。教学体系支撑包括专业教师与行业专家的"双师型"教师队伍,确保教育内容与行业需求紧密结合。进而,阐述了专业实习大纲的设定,突出实习的目的是加强学生的理论知识,并提升其关键的数据处理和分析技能。实习内容详细规定了学生应完成的具体任务,例如编写代码、参与项目以及撰写相关报告。实习考核分为过程性考核和实习后评价,以确保评价的全面性和透明性。大纲还包括了对违纪行为和安全事故的处理办法,确保实习的规范性和安全性。最后,以一个具体实习案例,展示了实习大纲的实际应用,描述了通过为期10周的实习,学生如何深化对数据密集型医学、数字医学和智能医学领域的理解和应用。实习的结构设计旨在全面提升学生在数据采集、治理、分析及应用的全栈式实践能力,包括通过实战集训、专题讲座和学科竞赛等方式提升实践能力和科学素养。总之,医学数据学专业实践教学旨在培养学生的理论和实践能力,使其能够在未来的职业生涯中,特别是在数据密集型的医疗领域中,发挥关键作用,成为该领域的业界精英。

第九章　医学数据学专业师资队伍

在医学数据学专业建设中,师资队伍的思政教育至关重要。首先,介绍六个理论框架,以指导医学数据学专业师资队伍建设,包括自主化与专业化教育理念、多元导向评价模式、教育成果导向(OBE)模式、PDCA循环模式、三摆耦合模等。这些框架指导教师不仅传授专业知识,还培养学生的全面素质和社会责任感。进而,描述这些理论在实际操作中的应用,强调围绕数据密集型医学、数字医学和智能医学"新医科"的培养目标,通过严格遴选、系统培训和多元评价机制,培养教师的专业化发展。通过对现有师资的需求分析,制定培训计划,提升教师实践和科研能力。采用OBE模式设计课程,增强学生的数据处理与分析能力,并通过多样化教学手段提高学生参与度,建立反馈机制以持续改进教学效果。设立公平透明的绩效评估和奖励制度,激发教师的工作积极性和创新能力。最后,以案例形式展示了理论和实践的结合成果。山东大学医学数据学专业通过引进和培养高层次人才,建立了一个多学科交叉融合的优秀人才团队,确保高质量发展。教师团队提供高质量的教学资源和实践机会,提升学生实践能力和创新意识。

第一节　医学数据学专业师资队伍建设理论

在医学数据学专业建设中,师资队伍的思政教育必须放在首位。在此基础上,如下6个理论框架,可为系统地提升师资队伍的素质和教学水平,提供理论基础。①"理念－制度－技术"理论框架。树立自主化与专业化的教育理念,强调教师发展的自主性和职业化;制定严格的人事管理制度,确保公正透明;积极采用数字技术提升教师的专业能力和教学质量。②以目的为中心的多元导向评价理论。建立以教育和研究目标为中心的评价体系,包含教学、研究和服务的多个方面;应结合形成性和总结性评价,利用现代教育技术和多元评价主体,全面评估教师的表现和贡献。③教育成果导向(OBE)模式。基于教育成果反向设计课程与教学活动,采用"三师型"创新创业师资队伍建设策略,理论教师、实践导师和实战良师相结合,确保学生掌握数据处理与分析能力、计算思维和医学专业知识。④PDCA(Plan－Do－Check－Action)模式。系统地规划、执行、检查和改进师资队伍建设。通过需求分析、目标设定和策略规划,执行具体招聘与培训活动,评估实施效果并调整改进措施,形成持续优化的循环。⑤三摆耦合模式。将人才引进、培养和激励系统紧密结合,形成动态的平衡状态;通过协作优化、传导优化和制衡优化,构建一个高效的教育和研究生态系统,促进教学质量和研究水平的提升。⑥交叉学科模式。设立交叉学科平台,聚合不同学科的资源和专长,推动学科边界的拓展和创新。灵活配置师资队伍,支持多学科间的流动与合作,增强教学与研究的多样性和深度,促进国内外合作机制,确保师资队伍与国际研究前沿同步。通过这6个理论框架,医学数据学专业的师资队伍能够更有效地实施思政教育,不仅传授专业知识,更重要的是培养学生的全面素质和社会责任感,为新时代培养高素质人才作出贡献。

一、医学数据学专业师资队伍思政教育

在医学数据学专业建设中,加强师资队伍的思政教育是提高教育质量的关键。首先,教师需深入理解习近平新时代中国特色社会主义思想,并将其作为教学的根本指导思想。同时,教师应通过教学和校园文化活动传达党的教育方针,引导正确的价值观。此外,定期思政教育培训可以增强教师在处理社会伦理问题上的能力。教师还应通过融合思政元素进课程,实现知识、能力和素质教育的全面结合,注重学生的德智体美劳全面发展,特别是职业道德教育。增强思政教育的实效性,教师可以结合时事热点,使用案例研究和角色扮演等互动教学方式,提高教学的吸引力。同时,利用数字技术,如大数据分析、AI模拟创新教学,跨学科教学项目等,帮助教师深化对社会责任和科技伦理的理解。加强师资队伍的专业化培训,提升教师的教育技术能力,强化师德建设,并优化职称晋升机制。促进国内外学术交流,并建立终身教育体系,增强教师的实践教学能力,构建高素质、创新型师资队伍,满足未来教育和研究需求。

1. 强化思政教育、实现立德树人根本任务

在医学数据学专业的师资队伍建设中,重点强化思政教育是提升教育质量和实现立德树人根本任务的关键环节。以下是针对教师思政教育的几个重要方面:

(1)深化思政教育理念

①贯彻习近平新时代中国特色社会主义思想。教师首先需要深刻理解和内化习近平新时代中国特色社会主义思想,将其作为教学和育人的根本指导思想。

②落实党的教育方针。通过教学活动和校园文化,传达党的教育政策,引导教师形成正确的历史观、民族观、国家观、文化观。

(2)强化教师的思想政治教育责任

①教师作是思政教育的主体。强化教师在思政教育中的主导作用,确保每位教师都能在授课中自然融入社会主义核心价值观和党的教育方针。

②提升教师的思政素质。定期组织教师参加思政教育培训,更新相关知识,提高处理复杂社会问题和伦理问题的能力。

(3)实施全面育人模式

①三全育人。实施知识教育、能力培养与素质教育全面结合的教育模式。教师需在教学中融入思政元素,通过课程内容和教学互动促进学生全面发展。

②五育并举。在医学数据学专业的教学中,注重德、智、体、美、劳全面发展,尤其强调职业道德教育,如数据的正确使用、医学伦理等。

(4)增强思政教育的现实针对性和感染力

①结合时事热点。利用当前的社会热点和实例,讨论数据在社会发展、公共健康事件中的应用,增强教师的社会责任感。

②采用多样化教学手段。除传统讲授外,教师要引入案例研究、角色扮演、辩论等互动形式,提高思政教育的吸引力和有效性。

（5）创新思政教育内容与方法：

①数字技术的应用。利用大数据分析、AI模拟等技术手段,创新思政教学内容和方法,如通过数据可视化,展示社会发展趋势,增强教学的直观性和互动性。

②跨学科教学项目。组织跨学科的教学项目,如结合医学数据分析与社会科学,探讨数据如何服务于解决社会科学问题,以此深化教师对社会责任和科技伦理的理解。

通过这些措施,医学数据学专业的师资队伍能够更有效地实施思政教育,不仅教授专业知识,更重要的是培养学生的全面素质和社会责任感,为培养新时代背景下的高素质人才作出贡献。

2. 对标医学数据学专业培养目标,深化师资队伍改革

在医学数据学专业师资队伍建设方面,根据中共中央和国务院关于全面深化新时代教师队伍建设改革的意见,以及医学数据学专业的培养目标,可以采取以下措施:

（1）加强师资队伍的思想政治素质与专业化培训。首先,应强化教师的思想政治教育,确保教师队伍坚持社会主义办学方向。其次,通过设立定期的专业培训和研讨会,增强教师在数据科学和统计分析等方面的专业能力,以适应数字医学和智能医学的教学与研究需求。

（2）提升教师的教育技术能力。鉴于医学数据学专业高度依赖数据处理与分析技术,教师队伍应具备使用先进教育技术的能力,如人工智能、机器学习工具等。通过合作与交流,引入行业内的专家进行技术培训,保持教师技能的现代化和前沿性。

（3）强化师德师风建设。通过定期的师德教育和评估,强调教师的职业道德和责任感。建立明确的奖惩机制,确保教师行为符合职业伦理标准,尤其是在处理敏感的医学数据时。

（4）优化师资结构和职称晋升机制。根据医学数据学的多学科特性,引进具有数学、统计、计算机科学等背景的教师,形成交叉学科教学团队。同时,优化职称评审标准,确保评价体系既公正又能激励教师的职业发展。

（5）促进国内外学术交流与合作。鼓励教师参与国内外学术会议,与全球领先的数据科学研究机构建立合作,提升教师的研究视野和学术影响力。

（6）建立终身教育与培训体系。随着医学和技术的迅速发展,定期更新教师的知识和技能是必要的。建立终身教育体系,让教师能够持续学习最新的医学数据分析技术和教育方法。

（7）增强教师的实践教学能力。通过与医院和医疗机构的合作,提供实践教学的机会,使教师能够将理论与实际应用相结合,提高学生的实际操作能力和解决实际问题的能力。

通过上述措施,可以构建一支高素质、专业化、创新型的医学数据学师资队伍,以满足未来医学数据学教育和研究的需求。

二、医学数据学师资队伍培养的"理念-制度-技术"理论框架

在医学数据学专业的师资队伍建设中,采用"理念－制度－技术"理论框架,为深入推进师资队伍建设提供了一种系统性的分析方法。这一框架借鉴了哈佛大学等世界顶尖大学的实践经验,并根据中国高校的实际情况进行调整和优化,以更好地满足医学数据学专业的培养目标。首先,在理念层面,应树立自主化与专业化的教育理念,强调教师发展的自主性和职业化,推动以教师为中心的学术治理和组织文化建设;同时,应倡导教师、高校与社会的协同发展,形成开放包容与以师为本的教育环境。在制度层面,制定严格而公正的人事管理制度是关键,这不仅包括正式的职称晋升和考核机制,也包括非正式的激励与支持系统,如教师职业发展的支持、学术交流的机会提供等;此外,构建一个以教师为中

心的组织文化,鼓励教师参与学校治理和决策过程,是形成健康学术生态的重要一环。技术层面上,应积极采用指导项目和咨询服务来内部驱动教师的资本积累,同时利用数字技术如人工智能、大数据分析工具等从外部促进教师的专业能力发展。整合传统的社会互动技术与现代的智能化技术,形成一个支持教学和研究的高效系统。

针对医学数据学专业的特点,这一理论框架还应特别强调统计思维、数据思维、计算思维和因果思维的培养,使师资队伍能够有效地支持学生在数据密集型医学、数字医学和智能医学领域的学习和研究。教师不仅要掌握医学数据的采集、整理、分析和应用的关键技术,还需具备较强的行业实践能力,以培养出能够在健康医疗大数据领域成为业界精英的高级专门人才。通过这种"理念-制度-技术"框架的实施,医学数据学专业可以更好地满足未来医学教育和研究的需求,为师资队伍建设提供强有力的支持。

1. 师资队伍建设的"理念-制度-技术"理论框架

在医学数据学专业师资队伍建设中,采用"理念-制度-技术"理论框架是解析和实施专业教育治理现代化的关键。这一框架强调了价值导向、关系规范和技术工具的综合应用,确保师资队伍建设不仅符合教育行业的高标准,同时响应快速变化的科技和社会需求。

(1)理念维度

理念维度作为师资队伍建设的核心,强调教育的价值导向和目标设定。医学数据学专业需坚持的理念包括教育自主化、专业化与创新性。自主化理念支持教师在教学和研究中保持创造性和自我驱动力;专业化理念则确保教师具备高水平的专业知识和教学能力,能对学生进行严谨的数据科学训练;创新性理念鼓励采用新技术和方法,不断探索数据科学在医学领域的新应用。

①微观层面,关注教师专业发展。理念在医学数据学师资队伍建设中首先影响的是教师的专业发展。理念作为教育的核心,不仅定义了教师的职业道德和行为准则,还提供了教师成长的方向和目标。在医学数据学领域,这意味着强调数据的伦理使用、科研的严谨性以及对学生全面发展的承诺。通过确立以教师为中心的发展理念,高校能够为教师提供定制化的职业发展计划,包括专业技能培训、学术研讨机会和领导力发展,从而提升教师的教学和研究能力。

②中观层面,关注师资队伍建设成效。理念的渗透在中观层面确保师资队伍的建设和发展方向与整体教育目标一致。强调创新与卓越的教育理念可以推动制度的设计和技术的应用,符合医学数据学的快速发展和日新月异的技术进步。例如,一个注重研究和技术创新的理念不仅要求更新教学内容和方法,还要求制度上支持教师进行跨学科合作和研究,使用先进的数据分析工具和平台,从而提升师资队伍的整体能力和效率。

③宏观层面,关注高校社会使命的实践。在宏观层面,理念引导高校如何履行其社会责任,包括教学、科研、社会服务和文化传承。医学数据学的教育理念强调对公共卫生的贡献和对医疗信息技术的创新应用,这可以激励教师探索新的科研领域,如人工智能在医疗诊断中的应用。此外,理念还影响高校如何与社会、行业和政府合作,开展科研项目和社区服务,以科技和知识服务社会,提升人才培养质量和高校的社会影响力。

总之,在医学数据学专业师资队伍建设中,理念不仅是教师专业成长的导向,也是师资队伍制度建设和技术应用的基石。通过持续强化理念,高校可以确保师资队伍在专业化、创新化的轨道上前进,最终达到提升教学质量、增强研究能力并有效服务社会的目标。

（2）制度维度

制度维度在师资队伍建设中扮演保障和导向的角色。应建立一套完善的人事制度,包括但不限于职称评定、教师培训、学术评价和激励机制。这些制度不仅要公正透明,还需灵活适应医学数据学领域的特殊性,如对数据科学技能的特别重视。同时,制度设计应鼓励教师的持续学习和跨学科合作,支持其在教学和研究中的创新活动。

①正式制度的构建。制度框架在医学数据学师资队伍建设中起着至关重要的支持和保障作用。正式制度,如人事政策、晋升机制、绩效评估系统等,为教师的职业生涯提供了清晰的指导和规范。这些制度不仅确保教师招聘、评估和晋升的透明性和公正性,而且通过提供稳定的职业发展路径,增强教师的工作安全感和职业满足感。例如,明确的晋升标准和绩效评价体系能够激励教师在教学和研究上追求卓越,促进其专业成长。

②非正式制度的影响。在正式制度的补充下,非正式制度通过校园文化、价值观和伦理道德等影响教师的行为和决策。这种文化背景在师资队伍建设中同样发挥着不可缺少的作用。良好的组织文化能够促进教师的工作满意度,增强其对机构的忠诚和承诺。例如,一种鼓励创新和团队合作的学术文化不仅能提升教师的科研生产力,还能增强师资队伍的凝聚力和合作精神。

③系统化的制度保障。医学数据学领域的特点要求教师队伍不仅要精通传统的医学知识,还要能够掌握最新的数据处理和分析技术。因此,高校需要设计一套系统的制度安排,包括继续教育、技术培训和跨学科研究的机会,以确保教师能够跟上医学和技术的快速发展。同时,制度还应支持教师进行实践和应用研究,将理论知识转化为实际的医疗解决方案,这不仅能增强教师的实践能力,也能提高教育质量和研究的实际影响力。

总之,医学数据学专业师资队伍建设的制度框架包括正式和非正式制度两个层面,二者相辅相成,共同推动教师的专业发展和学术产出。正式制度为教师的成长和职业道路提供了明确的规范和保障,而非正式制度则通过塑造一种积极的组织文化,增强教师的认同感和归属感,从而提高整个师资队伍的稳定性和创新能力。通过这样的双轨制度设计,高校能够有效地促进医学数据学师资队伍的高质量建设,满足专业教育和研究的需求。

（3）技术维度

技术维度关注于实施和操作层面,是理念与制度的实际执行手段。在医学数据学专业中,技术不仅限于教学技术和研究方法,还包括数据分析工具、计算平台和虚拟实验室等。教师应能熟练使用这些先进技术,以提高教学质量和研究效率。此外,技术还应支持教师与学生之间的互动,如通过在线平台进行远程教学和协作,以及利用数据可视化工具来增强学习体验。

①技术是实现理念的工具。在医学数据学专业的师资队伍建设中,技术不仅仅是教学和研究的工具,它还是实现教育理念具体化的关键要素。技术通过提供各种教学方法和研究工具,帮助将抽象的教育理念转化为具体的教育实践。例如,使用高级数据分析工具和软件,可以直接提高学生对数据处理技术的理解和应用能力,同时也为教师的研究提供支持。这种技术的应用不仅反映了高等教育中对高质量教学的追求,也体现了医学数据学专业对前沿技术的高度依赖。

②技术对师资队伍建设成效的直接影响。技术在评价和提升师资队伍建设成效中起着至关重要的作用。技术的应用质量直接决定了教学和研究成果的效率和质量。在医学数据学领域,例如,利用机器学习和人工智能技术可以极大地提高疾病模式识别和健康数据分析的精确度,这不仅提升了教学内容的质量,也提高了研究的创新性和实用性。此外,技术的应用也反映了教育机构的现代化水平和

科技实力,是评估其教育质量的一个重要指标。

③技术转型与师资队伍建设的现代化。随着新一代信息科技的发展,医学数据学专业的师资队伍建设也必须适应这种变化,进行技术转型。传统的教学和研究方法正逐渐被数字化、信息化的新方法所取代。这种转型不仅涉及教学工具的更新,如在线教学平台、虚拟实验室等,还包括教育内容的更新,如将数据科学、计算机技术、人工智能等纳入课程体系中。这种技术的升级使师资队伍能够更好地适应医学数据学这一新兴领域的需求,促进专业教育的个性化和精细化,进一步提升教学和研究质量。

总之,技术在医学数据学师资队伍建设中发挥着至关重要的作用。它不仅是实现教育理念的重要手段,也是评价和提升教育质量的关键工具。随着技术的快速发展,高校和教育机构需要持续更新和升级教育技术,以确保师资队伍建设的效率和质量,满足医学数据学这一快速发展领域的教育和研究需求。

"理念-制度-技术"这三个维度相辅相成,共同推动师资队伍建设的系统性进步。理念提供指导方向,制度确保执行标准,技术实现具体操作。通过整合和优化这三个维度,医学数据学专业的师资队伍能够在全球高等教育领域中保持领先地位,为培养未来的医学数据专家提供坚实的支撑。这种综合性的理论框架不仅适用于顶尖大学,也适合其它求新求变、追求卓越的教育机构。

2. 世界顶尖大学利用"理念-制度-技术"理论的成功经验

自19世纪以来,美国、英国等国家的世界顶尖大学通过完善教师聘任与晋升机制、设立专业发展中心等策略,积极改进教师教育与管理。这些大学逐步建立了一个整合"理念-制度-技术"三要素的师资队伍建设系统,从而形成了一种全新的教师队伍建设生态。在此系统中,顶尖大学通过理念引导实现教师、学校与社会的协同发展;在制度层面,他们结合正式的人事管理与非正式的组织文化,确保师资队伍建设的高标准;技术上,则通过融合传统的社会互动技术与现代的数字化技术,创造了自上而下的理念引导与自下而上的技术支持的双向发展模式。以下是世界顶尖大学在"理念-制度-技术"理论框架下的成功经验:

(1)理念引领

①教师发展的自主化与专业化理念。顶尖大学重视教师个体的自主权和专业成长,认为教师不仅是学术活动的参与者,还应是自治者和社区的一部分。例如,耶鲁大学通过其管理委员会赋予教师参与大学治理的权利,强调教师的主体价值。

②绩效与自由的平衡。这些大学通过绩效管理系统来提高学术产出,同时保障学术自由,鼓励创新。哈佛大学设有严格的终身教职标准,要求教师在学术和社会服务方面有显著贡献。

③多元化与包容性理念。推动社会公平和文化多样性是这些大学的核心理念之一。剑桥大学强调在师资招聘和选拔过程中坚持不歧视的原则,确保师资队伍的多样性和包容性。

(3)制度建设

①耦合正式与非正式制度。世界顶尖大学通过建立严格的人事管理制度和强化组织文化来保证师资队伍的高质量发展。制度设置涉及教师聘任、晋升及发展,如加州大学圣地亚哥分校依据《加州公平就业实践法案》制定了平权法案,推广多元和包容。

②强化组织文化。重视建立以教师为中心的组织文化,通过正式和非正式的沟通渠道促进教师的交流和合作,例如斯坦福大学设立了多种交流平台,包括正式会议和非正式讨论会。

(3)技术支持

①结合传统技术与数字技术。顶尖大学利用传统的教学和研究技术,并与现代的数字技术结合,

如在线学习平台和虚拟实验室,以提高教学和研究的效率。例如,哈佛大学的德里克·博克教学中心提供跨学科的研学项目,支持教师教学技能的提升。

②支持教师持续关注职业发展。顶尖大学通过指导项目和咨询服务来支持教师的职业发展,例如康奈尔大学为教师提供了关于教师招聘和学术面试的培训工作坊,帮助教师明确评审标准和招聘流程。

这些经验表明,世界顶尖大学在师资队伍建设上采用了一种全方位、多层次的策略,将理念的实现、制度的支撑和技术的应用有效结合,以此提升教育质量并促进学术创新。

三、以目的为中心多元导向的医学数据学教师评价理论

作为全球工程教育的引领者,欧林工学院致力于培养工程创新者,并推行"欧林三角"课程哲学,将工程、人文艺术教育及创业教育相结合。该学院设定的课程目标是将工程视野转化为创业技能,通过模块化课程和实践项目来实现这一目标。在师资队伍建设上,欧林工学院依托雄厚的教师背景和"以目的为中心,多元导向"的评价体系来支持人才培养,确保课程目标的有效实现。所以医学数据学专业的师资队伍建设可借鉴欧林的经验,通过建立完整的课程体系、选拔具有创造力的跨界教师,并改进教师评价体系,形成突出教师职业发展轨迹的综合评价机制,以提升工程教育质量。

1. 医学数据学教师评价体系的理念和实施

(1)以目的为中心的评价体系。在医学数据学领域,教师评价体系应当围绕教育和研究活动的具体目标进行设计,确保教师的工作直接与学生的学术成就和职业发展相连。这要求教师不仅传授技术技能,如数据分析和编程,而且应该教授这些技能在真实的医疗环境中的应用。此外,教师还应致力于培养学生的伦理观念、社会责任感、数据伦理和患者隐私保护。

(2)多元导向的评价体系。医学数据学教师的评价体系应包含教学、研究和社会服务等多个方面。这种多元导向的评价不仅衡量教师的学术产出,如发表的研究论文和参与的科研项目,也考察其对学生的教学质量和对社会的实际贡献。例如,教师如何将课堂学习与临床实践结合,以及他们在公共卫生问题上的研究如何转化为社区干预措施。

(3)鼓励跨学科合作。现代医学数据学的教学和研究越来越依赖于跨学科知识和技能。评价体系应鼓励教师与生物信息学、计算生物学、公共卫生和临床医学等领域的专家合作。通过这种跨学科的教学和研究活动,教师可以为学生提供更广泛的知识视角和解决问题的工具。

2. 评价体系的具体实施方法

(1)融合形成性与总结性评价。医学数据学教师的评价应该结合形成性和总结性评价。形成性评价通过定期的自我评估、同行评审和学生反馈进行,促进教师在教学方法和研究方向上进行持续改进。总结性评价则在教师任职的关键时刻进行,如晋升或续聘前,以评估教师的长期表现和职业发展。

(2)应用现代教育技术。评价过程中应充分利用现代教育技术,如学习管理系统(LMS)、在线反馈工具和数据分析软件。这些技术工具可以帮助更有效地收集、管理和分析教师表现的数据,提供更客观和全面的评价结果。

(3)多元评价主体。医学数据学教师的评价不应仅限于学院内部的评价,应引入包括学生、同行、行业专家和社会成员在内的多元评价主体,以全面了解教师的教学效果、研究成果和社会影响。

通过这样全面和系统的评价体系,医学数据学专业的教师能够得到准确的评估和有效的激励,进而不断提升教学质量和研究成果,更好地服务于学生和社会。

四、医学数据学专业师资队伍建设的OBE模式

医学数据学专业在教育目标上注重培养学生的数据处理与分析能力、统计思维、计算思维、数据思维、因果思维以及相关的医学专业知识。面向新兴的数据密集型医学领域,这些培养目标强调了学生在完成学业后能在健康医疗数据领域成为技术骨干与行业精英的重要性。针对这些目标,师资队伍的建设需要采用OBE(教育成果导向)模式,这一模式强调以教育成果为核心,反向设计课程与教学活动。从"三师型"创新创业师资队伍建设的构思与实践中可以看出,有效的师资队伍应该包括以下三种类型的教师:

1. 理论教师

这类教师主要负责教授基础理论知识,他们应具备扎实的创新创业理论基础,以帮助学生构建知识框架。在医学数据学等应用型高等教育领域,理论教师的培养是确保学生能够掌握必要的基础知识与理论框架的关键环节。理论教师不仅需要传授学科知识,更要能激发学生的学习兴趣和批判性思维,为学生的实际操作和创新实践打好基础。以下从几个关键方面深刻阐述理论教师的培养。

(1)专业知识与学术背景。理论教师需要具备深厚的专业知识和广泛的学术背景。他们应该是学术研究的专家,在数据科学、统计学、计算机科学等相关领域拥有丰富的知识储备。此外,他们还应该了解医学领域的基本知识,能够将数据科学的方法应用于医学研究和实践中。

(2)教学能力与方法。优秀的理论教师不仅知识渊博,还应具备高效的教学能力。这包括能够设计符合教育成果导向(OBE)的课程、制定清晰的教学目标和评估标准。教师需要运用多样化的教学方法,如案例教学、互动讨论和翻转课堂,以提高教学效果和学生的参与度。

(3)创新与研究能力。理论教师应具备一定的研究能力,能够引导和参与科学研究。通过持续的学术研究,教师能保持对最新科技和理论的敏感性,不断更新和完善自己的知识体系。此外,创新能力也是必不可少的,教师应能将最新的研究成果和技术趋势融入课程内容中。

(4)沟通与引导能力。理论教师需具备优秀的沟通技巧,能够清晰、有效地传达复杂的概念和理论。同时,他们还应具备良好的引导能力,能够鼓励学生提出问题,进行批判性思考,促进学生之间的知识交流和讨论。

(5)终身学习的姿态。在快速变化的科技和医学领域,终身学习是每位教师必须具备的素质。理论教师应定期参加专业培训、研讨会和学术会议,不断提升自己的专业知识和教学技巧。

实现以上目标,理论教师的培养路径可以包括:①专业发展。鼓励教师参与国内外的学术交流,提升学术影响力。②教师培训。定期举办教学法和现代教育技术的培训,提高教学质量。③跨学科合作。推动与其它学科的合作,拓宽知识领域,增强教学的实用性和前瞻性。④教育技术的应用。利用在线平台和数字工具,丰富教学手段和内容。通过这些措施,理论教师能更好地为学生提供高质量的教育,培养出能在未来健康医疗数据领域中发挥重要作用的专业人才。

2. 实践导师

实践导师由具有丰富实际经验的专业教师或科研人员担任,他们主要负责指导学生的实践活动,包括项目的具体实施与实际操作。实践导师在医学数据学专家中扮演着至关重要的角色,他们的作用更是不可缺少。实践导师的主要职责是将理论知识与实际应用相结合,指导学生在真实或模拟的工作环境中应用所学知识解决问题。以下是关于实践导师队伍组建的几个关键方面:

(1)专业背景与经验。实践导师应具备丰富的行业经验和深厚的专业知识。在医学数据学领域,

这意味着导师不仅需要掌握数据科学、统计学和计算机科学的专业知识,还应熟悉医学领域的实际应用,如临床数据分析、生物统计和健康信息系统。理想的实践导师可能是来自医疗保健机构、生物技术公司或学术研究机构的专家。

(2)实践指导能力。实践教师不仅要有专业知识,还要具备良好的教学与指导技巧。他们应该能够设计和执行实践课程,包括实验室实习、项目驱动的学习和现场研究。教师需要知道如何有效地监督学生的项目进展,提供技术指导和批判性反馈,帮助学生从实践中学习和成长。

(3)沟通与协作能力。实践教师需要与理论教师、学生以及行业合作伙伴进行有效沟通和协作。这要求他们具备出色的人际交往能力和团队合作精神。良好的沟通能力对于确保课程目标与实践活动的一致性、解决实践中出现的问题以及指导学生进行团队协作是至关重要的。

(4)创新和问题解决能力。在面对不断变化的医学数据领域,实践教师应能展示出高度的创新能力和问题解决能力。他们应该能够引入新技术和方法,解决实践教学中遇到的挑战,同时也能够鼓励和指导学生进行创新思维和独立解决问题。

为有效组建实践导师队伍,可以考虑以下策略。①行业与学术界的合作。与医疗保健机构、研究实验室和行业企业建立合作关系,邀请实践经验丰富的专家加入教学团队。②持续教育与培训。为实践导师提供定期的专业发展和技能提升培训,确保他们了解最新的行业发展和教育技术。③性能评估与反馈机制。建立一套完善的评估体系,不仅评估学生的学习成果,也对教师的教学效果进行评价,确保教学质量。④多样化选拔。在选拔实践教师时,应考虑多样化的背景和专业经验,以丰富教学内容和视野。通过这样的组建策略,可以确保实践教师队伍不仅在专业知识上具备权威性,也在教学方法和学生指导上显示出高效和创新,从而为医学数据学专业的学生提供实质性的、高质量的实践教学体验。

3. 实战良师

实战良师团队在医学数据学专业的教学中扮演着至关重要的角色。这些教师通常来自行业,具有丰富的实战经验和深刻的行业洞察力,能够将理论知识转化为实际操作技能,帮助学生更好地理解如何在真实世界中应用所学技术和知识,以下是实战教师团队组建的关键方面。

(1)行业经验与技能。实战良师应当具备当前医学数据处理和分析领域的直接经验。他们可能是业界知名的数据科学家、经验丰富的生物统计学家,或在使用医疗数据进行机器学习和人工智能项目中具有显著成就的专家。这些实战良师不仅理解行业内的最佳实践,还熟悉最新的技术进展和行业标准。

(2)教学与指导能力。尽管这些教师可能在其领域具有深厚的专业技能,但他们也需要具备良好的教学和指导能力。组建实战良师团队时,应考虑关注他们传授知识、激发学生兴趣及解决学生在实践中遇到的问题。实战良师应能够设计和执行与现实世界紧密相关的教学计划和项目,确保学生能够从实际案例中学习。

(3)桥接理论与实践。实战良师的重要功能是作为学术理论与行业实践之间的桥梁。他们通过案例研究、实习机会和项目工作,将课堂上学到的理论知识转化为实际技能。例如,通过带领学生参与实际数据分析项目,让学生亲身体验数据清洗、分析及解读的全过程。

(4)网络与资源。实战良师通常拥有广泛的行业联系网络,这些联系可以为学生提供实习、就业和职业发展的机会。组建实战良师团队时,应充分利用这些资源,为学生打开学习和职业发展的新门路。

实战良师团队的成功组建需要以下策略。①行业界定期交流。定期邀请行业内的专家参与研讨会、讲座和课程设计,以确保教学内容的时效性和相关性。②选择具有教学热情的专家。从行业中选择那些对教育有热情、愿意分享知识和经验的专家。③定期培训与支持。为实战良师提供必要的教学培训和资源,帮助他们更好地适应教育环境,提高教学效果。④项目驱动的学习方法。设计以项目为中心的学习模块,使学生能在实战良师的指导下解决实际问题。⑤强化评估与反馈。建立一个系统的评估和反馈机制,不仅评估学生的学习成果,也监控实战良师的教学效果,确保教学质量符合预期。通过这种方式,实战良师团队不仅能够提供实际操作的指导,还能帮助学生理解行业趋势和职业规划,为学生的未来职业发展奠定坚实的基础。

总之,根据OBE模式,医学数据学专业的师资队伍建设策略应包括以下几个方面:①树立科学的教育理念。确保教育活动围绕明确的成果进行设计和评估。②打破思维定式,培养创新思维。鼓励教师采用创新的教学方法,激发学生的创新和创业精神。③提升教师的专业能力。通过定期的培训和实践交流,不断提高教师的专业技能和教学水平。④完善管理机制。建立有效的教师选拔、培训、评估和激励机制,确保教师队伍的高效运作。这样的师资队伍建设模式不仅有助于提高医学数据学专业的教学质量,也为学生提供了一个全面、多元化的学习环境,有助于他们在未来的职业生涯中发挥关键作用。

五、医学数据学专业师资队伍建设的PDCA模式

PDCA模式,也称为戴明环,源于业务管理和教育领域的连续改进模型。该模型包括四个阶段:计划(Plan)、执行(Do)、检查(Check)和行动(Action),形成了一个持续循环的过程,用以实现和维持质量管理与改进。在计划阶段,需要定义和分析问题,设定改进目标,并制定实现这些目标的具体计划和策略;这包括收集相关数据,确定需求和期望,以及规划资源分配和时间表。在执行阶段,根据计划阶段制定的计划执行具体的活动;这个阶段的关键是遵循既定的计划,确保所有计划的行动得到实施,并记录任何偏差或意外情况,为后续的检查阶段提供数据支持。在检查阶段,需要评估和监控执行结果,检查实际成果是否达到了预期目标;这通常涉及对收集的数据进行分析,评估执行的效果和效率,并识别任何存在的问题或偏差。在行动阶段,基于检查阶段的发现,采取必要的措施来调整和改善计划;如果目标已经成功达成,相关的成功经验可以被标准化并应用到其它项目或流程中;如果存在问题,需要修改原计划或制定新的行动方案,然后再次进入PDCA循环的计划阶段。通过不断地运行PDCA循环,组织可以持续提高操作的效率和质量,逐步实现长期的改进和优化。这种模式鼓励持续审视和改进流程,以适应不断变化的环境和需求。

对于医学数据学专业的建设,运用PDCA(Plan-Do-Check-Action)模式可以系统地提升师资队伍的建设和专业发展。以下是基于PDCA模式深刻阐述如何进行医学数据学专业师资队伍建设的各个步骤:

1.P—计划(Plan)

在计划阶段,需要首先定义医学数据学专业的发展目标和师资队伍的需求。

(1)需求分析。评估现有师资队伍的专业背景、教学经验和研究成果,确定缺口和潜在增长点。

(2)目标设定。根据专业发展趋势和教育目标,设定具体的师资发展目标,包括引入数据科学、生物统计、人工智能等领域专家。

(3)策略规划。设计具体的招聘、培训和发展策略,以吸引和培养具有高级数据处理和分析能力的教师。

2.D—执行(Do)

执行阶段关注于实际应用计划中设定的策略。

(1)招聘与引进。通过国内外学术网络和合作伙伴关系,积极招聘数据科学和医学统计领域的专家。

(2)教师培训。组织专业培训和研讨会,帮助现有教师提升在数据密集型医学研究和教学中的能力。

(3)资源配置。确保教师拥有必要的资源,如数据分析工具和研究资金,以支持其教学和研究活动。

3.C—检查(Check)

在检查阶段,重点评估实施过程中的效果和挑战。

(1)效果评估。通过学生反馈、同行评审和教学成果,评估新引进或培训后师资的表现。

(2)问题识别。识别在执行过程中遇到的问题和挑战,如资源不足、教师培训不充分等。

4.A—行动(Action)

最后的行动阶段,基于前面的评估结果进行必要的调整。

(1)改进措施。根据检查阶段的发现,调整招聘策略、增强培训项目,或改善资源分配。

(2)持续优化。将成功的经验标准化并整合进未来的计划中,未解决的问题则带入下一个PDCA循环。

通过这样一个循环往复、逐步优化的过程,医学数据学专业能够不断提升教学和研究水平,更好地适应快速发展的数据密集型医学环境。这种系统的方法不仅有助于构建一个强大的师资队伍,也促进了整个专业的持续发展和学术成果的产出。

六、医学数据学专业师资队伍建设的三摆耦合模式

三摆耦合模型是基于物理学中三个通过弹簧相连的摆动系统的互动,用于描述和优化高校师资队伍建设的模型。在医学数据学专业师资队伍建设中,这一模型具体涵盖了人才引进、人才培养、和人才激励三大核心子系统。这三个系统在动态互动中,通过彼此的作用力和反作用力,相互影响和调整,形成一个稳定而高效的教育和研究生态。

1.人才引进系统

负责从外部引进优秀人才,为学校带来新的思想、技能和动力。基于三摆耦合模型,医学数据学专业的人才引进系统是构建优质师资队伍的重要环节,它关系到专业的核心竞争力和发展潜力。在这一模型中,人才引进不仅仅是简单地增加师资数量,而是要引进能够促进学科交叉、科研创新和教学质量提升的高层次人才。以下是对医学数据学专业人才引进系统的深刻阐述。

(1)多元化的引进策略。人才引进系统包含了人才的遴选、评价及一系列优惠政策。这些政策旨在吸引具有高水平研究和实际应用能力的人才,尤其是在数据科学、生物统计和医学信息技术领域的专家。这与三摆耦合模型中通过相互作用提升系统整体性能的理念相呼应。

(2)系统化的引进程序。高效的人才引进系统依赖于明确的程序和标准,包括人才遴选的标准制定、评价机制的建立以及引进后的支持政策。这一过程需要系统的优化,确保引进的人才能迅速融入并发挥作用,促进学科和专业的整体发展。

(3)互动与协同。在三摆耦合模型中,各子系统通过相互作用实现最优状态,类似地,人才引进系统也需要与人才培养和激励系统紧密配合。通过新引进优秀人才的示范和带动,可以提升现有教师队伍的教学和研究水平,形成良性发展循环。

（4）激励与支持。高层次人才的成功引进往往伴随着相应的物质和精神激励措施,例如合理的薪酬体系、研究启动基金、住房支持等。这些激励措施不仅满足人才的基本需求,更重要的是激发其长期的工作动力和创新潜力,这与三摆耦合模型中通过力的作用实现能量传递的概念相符。

（5）持续优化与反馈。医学数据学专业的人才引进系统需要不断优化和调整,以应对快速变化的教育和技术环境。通过对引进效果的持续监控和评估,可以及时调整策略,确保人才引进与专业发展目标的一致性,从而保证系统的长期稳定和发展。

总之,医学数据学专业的人才引进系统是一个复杂而动态的子系统,它需要不断地与人才培养和激励系统进行有效的互动和耦合,以实现教师队伍建设的最优化。通过这种系统性的思维和战略性的行动,可以有效地提升专业的核心竞争力和教育质量。

2. 人才培养系统

聚焦于内部人才的成长和专业发展,通过系统的培训和教育活动,提升教职员工的教学和研究能力。在医学数据学专业的师资队伍建设中,人才培养系统是三摆耦合模型中的关键子系统之一,扮演着至关重要的角色。这一系统不仅包括对新引进师资的培养,还涉及对现有教师进行持续教育和技能提升。基于三摆耦合模型,以下是针对医学数据学专业人才培养系统的考虑。

（1）培养目标与策略。医学数据学专业的人才培养系统旨在提升师资队伍的专业技能和教学能力,尤其强调数据科学、生物统计学及其在医学中的应用。培养目标应与专业的学术和行业需求紧密对接,确保教师能够在教学和研究中有效应用最新的数据技术和医学知识。

（2）综合培养机制。人才培养系统需要具备强大的内部动力和外部支持,形成一个自运行的子系统。这包括通过定期的研讨会、工作坊和进修课程,提供持续的专业发展机会。此外,与行业和学术界的合作也是关键,如通过访问学者程序和联合研究项目,使教师能够直接接触到行业的前沿问题和最新技术。

（3）协作与互动。在三摆耦合模型中,各子系统之间的协作关系是确保整体运行效率的关键。人才培养系统与人才引进和激励系统之间需要形成紧密的协作关系。例如,新引进的高层次人才可以为现有教师提供新的研究方向和教学方法的培训,而有效的激励措施则可以保证教师在培养过程中的积极性和创新性。

（4）评估与优化。医学数据学专业的人才培养系统应实施定期的评估和反馈机制,以监控培养效果并及时调整培养策略。通过评估教师的教学效果、学术产出和学生反馈,可以持续优化培养方案,确保教师队伍的专业能力和教学质量符合医学数据学的发展需求。

（5）创新与自适应调整。医学数据学领域快速发展,要求师资队伍不断更新其知识和技能。因此,人才培养系统本身也需具备高度的创新性和自适应性,能够快速响应新技术和新理论的出现,并将其融入教学和研究中。

总之,医学数据学专业的人才培养系统在三摆耦合模型中起到了核心作用,通过与人才引进和激励系统的有效耦合,能够不断优化和提高整个师资队伍的教学和研究水平,最终实现医学数据学专业培养目标的高效达成。

3. 人才激励系统

通过物质和精神激励手段,激发教师的积极性和创造力,促进其在教学和科研工作中的表现和成果。在医学数据学专业师资队伍建设中,人才激励系统扮演着至关重要的角色,它不仅关系到教师和研究人员的工作积极性,也直接影响到专业的创新能力和教学质量。基于三摆耦合模型,人才激励系统与人才引进和培养系统紧密相连,共同构成一个动态优化的互动体系。以下是对医学数据学专业人才激励系统的深刻阐述。

(1)激励的核心目标。人才激励系统的核心目标是激发教师和研究人员的内在动力,促进他们在教学、研究和社会服务中取得卓越成就。激励措施应符合医学数据学领域的特点,如鼓励数据驱动的医学研究、促进跨学科合作、和提升教学方法的创新。

(2)物质与精神激励相结合。根据三摆耦合模型的原理,激励系统应综合运用物质激励和精神激励。物质激励如薪酬、奖金、研究资助等,可以满足教师基本的生活和职业发展需求;精神激励如职称晋升、荣誉称号、学术认可等,能满足教师的自我实现和职业荣耀感。

(3)激励的个性化与目标导向性。人才激励系统需要根据不同教师的特点和需求实施个性化激励策略。例如,对年轻教师可能更注重职业发展和技能培训的激励,而对资深教师可能更注重研究成果和学术领导的激励。

(4)系统的互动与反馈机制。在三摆耦合模型中,系统间的动态平衡是通过持续的互动和反馈来维持的。同样,人才激励系统也应该建立有效的反馈机制,定期评估激励措施的效果,根据教师的反馈和教学及研究成果来调整激励政策。

(5)与人才引进和培养系统的耦合。人才激励系统不是独立运作的,它需要与人才引进和培养系统紧密耦合。例如,通过激励措施支持新引进人才的快速融入和发展,或通过奖励优秀教学和研究成果来促进人才的持续培养和职业成长。

总之,医学数据学专业的人才激励系统在三摆耦合模型中起到关键作用,通过与人才引进和培养系统的有效互动,形成稳定而高效的动态优化系统,不断推动专业向前发展。这种激励机制的成功实施,能显著提高教师的满意度和教学研究质量,从而有效达成医学数据学专业的培养目标。

人才引进系统、人才培养系统和人才激励系统,这三个子系统互为支撑,通过一系列的优化机制(如协作优化、传导优化和制衡优化)相互耦合,形成动态的平衡状态。在此模型下,医学数据学专业的师资队伍不断通过内部和外部的相互作用进行优化,进而提高教学质量和研究水平,达成教育和科研目标。这种系统的思维方式打破了传统的静态人才管理模式,提供了一个更为动态和互动的视角,有助于实现师资队伍的持续优化和教育质量的提升。

七、医学数据学专业师资队伍建设的交叉模式

医学数据学专业人才队伍建设的交叉模式旨在通过跨学科整合,加速数据密集型医学、数字医学和智能医学领域的人才培养。该模式通过设立交叉学科平台,例如国家健康医疗大数据研究院,聚合不同学科的资源和专长,以推动学科边界的拓展和创新。同时,采用灵活的师资队伍配置,支持师资在多学科间的流动与合作,增强教学与研究的多样性和深度。进一步,国内外合作机制也对师资培养和科研合作至关重要;加强与全球顶尖学府和研究机构的联系,确保师资队伍与国际研究前沿同步。此外,全过程管理机制确保从师资引进到培养和激励的每一个环节都达到高标准,形成良性的师资队伍发展机制。这种跨学科的师资队伍建设模式不仅促进了学科的深度融合,也为医学数据学专业的发展带来了新动力和前沿研究的可能性。在医学数据学专业师资队伍建设的交叉模式中,重点在于形成一种跨学科的合作与整合机制,以适应现代医学数据学领域对高度综合能力的需求。以下是这种交叉模式的主要特点和实施策略。

(1)建立交叉学科中心。例如山东大学建立了国家健康医疗大数据研究院等,这些中心通过整合

不同学科的资源和专长,推动学科边界的拓展和创新。

(2)灵活的师资队伍配置。交叉学科的发展需要师资队伍的灵活配置。传统的师资队伍构建方式,如在固定的学科方向上整合师资,正在向基于现有师资力量的方向不断演化和凝练转变,这在医学数据学中尤为重要,因为该领域涉及数据科学、生物统计学、医学信息学等多个学科的融合。

(3)培养跨学科师资。国内外的经验表明,强化师资队伍的跨学科培养对于提升教育和研究质量至关重要。例如,教育部的有关政策鼓励学位授予单位先试先行,探索复合型创新人才培养的新路径。这包括通过周期性的合格评估和专项评估以外的灵活管理,促进师资队伍的跨学科交流和合作。

(4)构建合作机制。建立师资队伍的交叉学科建设需要在国内外高水平大学之间,以及高校与科研机构、高科技企业之间的深度合作。这种合作不仅限于共建研究中心,还包括共同培养人才和共享研究资源。

(5)全过程管理机制。为确保交叉学科师资队伍建设的高质量发展,建议形成以导师队伍为突破口的师资队伍全过程管理良性机制。这包括从师资引进、培养到激励的每一个环节,确保师资队伍的高水平和高稳定性。

总之,医学数据学专业的师资队伍建设的交叉模式强调跨学科整合、灵活的师资配置和全方位的合作,旨在通过创新的教育和研究方法,应对快速变化的医学数据领域的挑战。这种模式不仅促进了学科的深度融合,还为学科带来了新的发展动力和前沿研究的可能。

第二节　医学数据学专业师资队伍建设实践

在医学数据学专业建设中,师资队伍的遴选与建设须紧扣"理念－制度－技术"理论框架、以目的为中心的多元导向评价理论、教育成果导向(OBE)模式、PDCA模式、三摆耦合模式和交叉学科模式,确保教师的自主化、职业化与专业化发展。在此基础上,围绕数据密集型医学、数字医学和智能医学"新医科"的培养目标,着力培养学生具备数学、统计学、计算机科学、软件科学、数据学专业的基础理论和技能,形成稳固的医学数据学专业素养,能够掌握数据"采集汇聚－整理优化－挖掘分析－转化应用"关键技术。通过严格遴选、系统培训和多元评价机制,确保师资队伍能有效传授专业知识,培养学生的计算思维、统计思维、数据思维和因果思维,具备生物医药数据科学中的全方位一体化能力,最终形成扎实的专业素质和综合能力,具有人文底蕴、科学精神、职业素养和社会责任感,能够在健康医疗大数据领域内成为业务骨干和业界精英。

为了实现医学数据学专业的培养目标和毕业要求,教师的培训和发展需要系统化和多样化。通过对现有师资的需求分析,确定具体的缺口并设定目标,培训计划包括基础培训和专项培训,确保教师掌握数学、统计学、计算机科学和医学基础知识,同时熟悉数据"采集汇聚－整理优化－挖掘分析－转化应用"关键技术。通过与企业合作和科研项目支持,提升教师的实践和科研能力。在教学能力提升方面,采用教育成果导向(OBE)模式,设计课程与教学活动,增强学生的数据处理与分析能力。引入多样化教学手段,提高学生的参与度和学习效果。建立反馈机制,定期评估教学效果并进行改进。职业发展支持包括帮助教师制定职业发展规划,提供持续学习和发展的机会,确保教师能够适应快速发展的医学数据学领域。激励机制方面,设立公平透明的绩效评估和奖励制度,激发教师的工作积极性,并提供明确的晋升机制,推动教师职业生涯的发展。通过这些措施,医学数据学专业师资队伍将全面提升专业知识、教学水平和科研能力,有效支持培养学生的全面素质和社会责任感。通过协作优化、传导优化和制衡优化,构建高效的教育和研究生态系统,紧密结合人才引进、培养和激励系统,符合三摆耦合模式。跨学科团队合作增强教师在教学和科研中的协同效应,提升整体质量和水平。科学激励机制包括物质和精神激励,激发工作积极性和创新能力,确保成就卓越。

一、医学数据学专业师资遴选

在医学数据学专业建设中,师资队伍的遴选与建设须紧扣"理念－制度－技术"理论框架、以目的为中心的多元导向评价理论、教育成果导向(OBE)模式、PDCA(Plan－Do－Check－Action)模式、三摆耦合模式和交叉学科模式,确保教师的自主化、职业化与专业化发展。

1. 医学数据学专业设置的遴选原则

遴选医学数据学专业教师的基本原则需紧密围绕培养目标和毕业要求,并结合六个理论框架,确保教师能够全面支持学生的发展,具体原则如下。

(1)知识结构要求

①专业知识广博。遴选具备扎实的数学、统计学、计算机科学以及医学基础知识的教师,以确保能够传授全面的基础理论和专业知识。这符合"理念－制度－技术"理论框架中的专业化理念,确保教师具备必要的专业素养。

②跨学科背景。优先选择具有数学/统计学、计算机科学、生物医学、卫生统计学、生物信息学等多学科交叉背景的教师,能够促进跨学科合作与创新,增强教学的深度和广度,契合"交叉学科模式"的要求。

(2)能力结构要求

①实践能力强。遴选具有丰富实践经验的教师,能够指导学生进行数据收集、清洗、整理和分析,培养学生的实际操作能力和科研技能。这与教育成果导向(OBE)模式中的"三师型"创新创业师资建设策略相符。

②创新和解决问题能力。教师应具备将数学、统计和计算原理应用于生物医学数据科学的能力,能够带领学生发现和解决复杂问题,推动学生在多学科交叉领域的发展,体现以目的为中心的多元导向评价理论。

③沟通与合作能力。教师需具备良好的沟通协调能力,能够有效与学生、同事及行业专家合作,培养学生的团队合作精神和沟通表达能力,符合三摆耦合模式中的协作优化要求。

(3)基本素质要求

①人文情怀与科学精神。遴选具有人文素养和科学探究精神的教师,能够培养学生的社会责任感和批判性思维。PDCA模式中的持续改进过程可以确保教师不断提升这些素质。

②职业素养与社会责任感。教师须具备高尚的职业道德和社会责任感,能够以身作则,引导学生树立正确的价值观和人生观,契合"理念－制度－技术"理论框架中的制度保障。

(4)综合能力要求

①国际视野与理解能力。遴选具有国际化背景和视野的教师,能够帮助学生了解全球动态,尊重多元文化,积极参与国际交流与合作,培养具有国际竞争力的人才,体现交叉学科模式的国际合作机制。

②终身学习与自主发展能力。教师需具备终身学习的意识和能力,能够引导学生形成自主学习和终身发展的良好习惯,不断适应社会和个人发展需求,这与PDCA模式中的持续优化循环相符。

通过以上结合理论框架的遴选原则,确保遴选出的教师不仅具备深厚的专业知识和实践经验,还能够在教学中注重培养学生的综合能力和素质,满足医学数据学专业的培养目标和毕业要求,最终培养出具备全面素质和社会责任感的高素质医学数据学人才。

2.遴选医学数据学专业师资的实施方法

遴选医学数据学专业师资的实施方法需要结合专业培养目标和毕业要求,参考六个理论框架,确保教师能够全面支持学生的发展和专业素养提升。具体实施方法如下。

(1)需求分析与目标设定

①需求分析。基于专业发展目标,评估现有师资队伍的专业背景、教学经验和研究成果,确定师资队伍的缺口和潜在增长点。利用PDCA(Plan—Do—Check—Action)模式,系统地规划和识别具体的教师需求,确保遴选的教师能够满足数据密集型医学、数字医学和智能医学"新医科"领域的教学和研究需求。

②目标设定。设定明确的师资发展目标,包括引入数据科学、生物统计、人工智能等领域的专家,确保教师能够满足多学科交叉和创新教育的需求。目标设定应参考"理念—制度—技术"理论框架,强调教师发展的自主性和职业化。

(2)招聘与引进

①招聘策略。通过国内外学术网络和合作伙伴关系,积极招聘具有扎实专业知识和丰富实践经验的教师。优先遴选具备跨学科背景和国际视野的专家,确保他们能够带来新的知识和教学方法,这契合"交叉学科模式"的要求。

②遴选标准。制定并执行公平透明的遴选标准,确保遴选过程的公正性和透明性,这符合"理念—制度—技术"理论框架中的制度保障。标准应涵盖教学能力、研究成果、实践经验和跨学科合作能力等方面,确保教师能够全面支持学生的发展。

3.医学数据学专业师资遴选工作流程

(1)需求分析与目标设定

①需求分析。评估现有师资队伍的专业背景、教学经验和研究成果;确定师资队伍的缺口和潜在增长点;利用PDCA模式系统地规划和识别具体的教师需求。

②目标设定。确定师资发展目标,包括引入数据科学、生物统计、人工智能等领域的专家;确保教师能够满足多学科交叉和创新教育的需求。

(2)招聘与引进

①招聘策略。通过国内外学术网络和合作伙伴关系,招聘具有扎实专业知识和丰富实践经验的教师;优先遴选具备跨学科背景和国际视野的专家。

②制定遴选标准。制定公平透明的遴选标准,涵盖教学能力、研究成果、实践经验和跨学科合作能力;确保遴选过程的公正性和透明性。

(3)发布招聘信息

在学术网站、期刊、专业会议及合作院校发布招聘信息。通过社交媒体和学术网络扩大信息传播范围。

4.应聘者筛选与初步评估

(1)简历筛选。根据遴选标准筛选应聘者简历,评估其教育背景、工作经历和研究成果;初步筛选符合条件的应聘者进入下一轮评估。

（2）初步面试。进行电话或视频初步面试，评估应聘者的教学能力、沟通能力和跨学科合作能力；初步面试合格者进入下一轮综合评估。

5.综合评估与遴选

（1）学术评审。组织由相关领域专家组成的评审委员会，对应聘者的研究成果、教学经历和学术贡献进行评审；评审委员会给出评审意见和综合评分。

（2）试讲与反馈。邀请应聘者进行现场试讲，评估其教学能力和课堂表现。收集学生和教师的反馈意见，进行综合评估。

（3）综合面试。进行综合面试，深入了解应聘者的职业规划、教学理念和科研方向；评估其与学科发展目标的契合度。

6.决策与录用

（1）决策会议。根据综合评估结果，召开决策会议讨论并确定最终录用人选；做出录用决策，并编写录用报告。

（2）录用通知。向被录用的应聘者发出正式录用通知，说明录用结果和相关安排；与录用人员签订聘用合同，明确工作职责和发展计划。

二、医学数据学专业师资的培训与发展

为了实现医学数据学专业的培养目标和毕业要求，教师的培训和发展需要系统化和多样化。首先，对现有师资进行需求分析，确定具体的缺口并设定目标，如引进数据科学、生物统计、人工智能等领域的专家。培训计划包括基础培训和专项培训，确保教师掌握数学、统计学、计算机科学和医学基础知识，同时熟悉数据"采集汇聚－整理优化－挖掘分析－转化应用"关键技术。通过与企业合作和科研项目支持，提升教师的实践和科研能力。教学能力提升方面，采用教育成果导向（OBE）模式，设计课程与教学活动，增强学生的数据处理与分析能力。引入多样化教学手段，提高学生的参与度和学习效果。建立反馈机制，定期评估教学效果并进行改进。职业发展支持包括帮助教师制定职业发展规划，提供持续学习和发展的机会，确保教师能够适应快速发展的医学数据学领域。激励机制方面，设立公平透明的绩效评估和奖励制度，激发教师的工作积极性，并提供明确的晋升机制，推动教师职业生涯的发展。通过这些措施，医学数据学专业师资队伍将全面提升专业知识、教学水平和科研能力，有效支持学生的全面素质和社会责任感的培养。

1.医学数据学专业教师培训的原则

医学数据学专业教师培训的原则需紧密围绕培养目标和毕业要求，确保教师能够全面支持学生的发展。具体原则如下。

（1）思政培训

①提升思想政治素质。将思政教育融入教师培训，确保教师具备正确的价值观和政治素养，能够在教学中有效引导学生树立正确的世界观、人生观和价值观。

②培养社会责任感。通过思政培训，增强教师的社会责任感和使命感，激发其在教学和科研中关注社会问题，培养学生的社会责任意识。

（2）专业知识的深度和广度

①跨学科背景。优先选择具有数学、统计学、计算机科学和生物医学等多学科交叉背景的教师，增强教学的深度和广度。

②理论与实践结合。确保教师既具备扎实的理论知识,又有丰富的实践经验,以便在教学中能够有效结合理论与实践。

(3)持续发展和终身学习

①终身学习意识。鼓励教师持续学习新知识和新技术,不断提升自身专业水平和教学能力。

②职业发展规划。帮助教师制定长期职业发展规划,提供相应的支持和资源,促进其持续成长。

(4)教育成果导向(OBE)

①反向设计课程。基于教育成果反向设计教学活动,确保学生掌握数据处理与分析能力、计算思维和医学专业知识。

②完善评价机制。建立以教育和研究目标为中心的评价体系,全面评估教师的教学效果和科研成果。

(5)协作与创新能力

①跨学科合作。促进教师在不同学科之间的合作与交流,鼓励跨学科创新,提升教学和科研水平。

②实践与科研结合。通过科研项目和实践活动提升教师解决复杂问题的能力,推动多学科交叉领域的发展。

(6)现代教育技术应用

①数字化教学。积极采用现代教育技术,如在线课程平台和虚拟实验室,提升教学效果和学生的学习体验。

②技术培训。定期培训教师使用最新的教育技术工具,确保其能够灵活运用技术手段进行教学和科研。

(7)公平透明的激励机制

①绩效评估。建立公平透明的绩效评估机制,根据教学和科研表现给予奖励,激发教师的工作积极性和创造力。

②晋升机制。提供明确的晋升通道,激励教师不断提升自身能力和水平,推动其职业生涯的发展。

通过这些原则,确保医学数据学专业的教师能够在专业知识、教学能力和科研水平上不断提升,为培养具有全面素质和社会责任感的高素质医学数据学人才作出贡献。

2. 医学数据学专业教师培训的实施办法

(1)思政培训

①提升思想政治素质。(a)专题讲座和研讨会,定期举办思想政治教育专题讲座和研讨会,邀请思想政治教育专家和学者进行授课,提升教师的政治素养和价值观;(b)课程嵌入,在日常教学培训中嵌入思政教育内容,使教师在教学过程中自然融入思想政治教育。

②社会责任感培养。(a)社会实践活动,组织教师参与社会公益活动和社区服务,增强社会责任感和使命感;(b)案例教学,利用实际案例进行培训,激发教师关注社会问题,在科研和教学中融入社会责任教育。

(2)专业知识的深度和广度

①跨学科背景。(a)学术交流和合作,鼓励教师参加跨学科学术会议和交流活动,促进多学科背景的教师之间的合作与知识共享;(b)联合培养,与其他学科院系联合培养教师,提升教师的跨学科知识储备。

(3)理论与实践结合

①实践项目参与。组织教师参与实际项目和企业合作,积累实践经验,确保教学内容的实用性和前沿性。

②双师型教师培养:鼓励教师取得行业认证和资格证书,提升实践能力。

(4)持续发展和终身学习

①终身学习意识。(a)持续教育计划,制定并实施教师持续教育计划,提供线上和线下多种形式的培训课程,支持教师不断学习新知识和新技术;(b)学习型组织建设,创建学习型组织文化,鼓励教师自主学习和团队学习。

②职业发展规划。(a)个性化职业发展计划,帮助教师制定个性化的职业发展计划,明确发展路径和目标;(b)职业发展支持,提供职业发展资源和支持,如导师制、职业咨询和专业发展基金。

(5)教育成果导向(OBE)

①反向设计课程。(a)成果导向培训,培训教师基于教学成果反向设计课程与教学活动,确保教学目标和学生学习成果一致;(b)教学案例分享,组织教师分享和交流成功的课程设计和教学案例,提升整体教学水平。

②评价机制完善。(a)多维度评价,建立多维度的教师评价体系,综合学生反馈、同行评议和自我评估,全面评估教师的教学效果和科研成果;(b)定期反馈,定期提供评估反馈,帮助教师改进教学方法和科研方向。

(6)培养创新能力

①跨学科合作。(a)跨学科团队建设,建立跨学科研究和教学团队,促进教师之间的协作和创新;(b)跨学科项目资助。提供资助和支持,鼓励教师参与和主导跨学科科研项目。

②实践与科研结合。(a)科研项目培训,提供科研方法和技术培训,提升教师的科研能力;(b)实践基地建设,建立实践基地,提供教师进行科研和实践活动的平台。

(7)现代教育技术应用

①数字化教学。(a)在线教学平台培训,培训教师使用在线教学平台和虚拟实验室,提高教学效果和学生的学习体验;(b)数字资源共享,建立数字资源共享平台,方便教师获取和利用现代教育技术资源。

②技术培训。(a)定期技术培训,定期组织技术培训,确保教师掌握最新的教育技术工具;(b)技术支持服务,提供技术支持服务,帮助教师解决在教学和科研中遇到的技术问题。

(8)公平透明的激励机制

①绩效评估。(a)透明评估标准,建立透明的绩效评估标准,根据教学和科研表现给予公平的评价和奖励;(b)激励措施,设立教学和科研奖励机制,激发教师的工作积极性和创造力。

②晋升机制。(a)明确晋升路径,提供明确的晋升路径和标准,激励教师不断提升自身能力和水平。(b)职业发展支持,提供职业发展支持和资源,帮助教师实现职业生涯的持续发展。

通过这些实施办法,医学数据学专业教师的培训和发展将能够有效提升其专业知识、教学能力、科研水平和思想政治素质,全面支持学生的培养目标和毕业要求,培养出具备全面素质和社会责任感的高素质医学数据学人才。

3. 医学数据学专业教师培训和发展工作流程

(1)需求分析与计划制订

①需求调查。收集教师在专业知识、教学能力、科研能力和思想政治素质等方面的培训需求;与各

院系和部门协作,分析培养目标和毕业要求,确定教师需要提升的重点领域。

②数据分析。结合需求调查结果,进行数据分析,识别共性需求和个性需求;确定培训重点和优先级,为后续培训计划制定提供依据。

③制定年度计划。根据分析结果,制定年度培训和发展计划,明确培训目标、内容、方式和时间安排;与相关部门协商,确保培训计划与学校整体发展战略和年度目标一致。

(2)组织实施

①课程开发。设计并开发符合需求的培训课程,包括专业知识、思政教育、教育技术应用等;确定培训资源,如讲师、教材、设备和场地。

②培训安排。根据年度计划,制定具体的培训安排和时间表,确保培训活动有序进行;通知和安排教师参加相应的培训课程,确保每位教师能够参与到符合其需求的培训活动中。

③执行培训。按照培训安排,组织实施各项培训活动,确保培训内容的高质量和实际效果;在培训过程中,及时解决出现的问题和困难,确保培训顺利进行。

(3)评估与反馈

①培训效果评估。在培训结束后,收集学员的反馈意见,评估培训效果;使用问卷调查、访谈和测试等方法,综合评估培训对教师专业能力和教学水平的提升情况。

②反馈机制。建立反馈机制,及时将评估结果反馈给相关部门和培训讲师,以便进行改进;针对评估中发现的问题和不足,提出改进建议和措施。

(4)改进与优化

①数据分析与改进。对培训评估数据进行分析,识别改进点和优化方向;根据分析结果,调整和优化培训内容、方法和策略,确保培训的持续改进和提升。

②持续优化循环。应用PDCA(Plan—Do—Check—Action)模式,持续改进培训计划和实施过程;定期回顾和总结培训工作,分享成功经验和优秀案例,推动培训工作的不断优化。

(5)支持职业发展

①职业发展规划。帮助教师制定个性化的职业发展规划,明确职业目标和发展路径;提供职业发展支持,如导师制、职业咨询和专业发展基金,促进教师的职业成长。

②晋升与激励机制。建立透明的晋升机制,激励教师不断提升自身能力和水平;根据教师的培训和发展成果,给予相应的奖励和认可,激发教师的工作积极性和创造力。

③长期跟踪与支持。对参与培训的教师进行长期跟踪,评估其在实际教学和科研中的应用情况;收集长期反馈,了解培训对教师职业发展的持续影响。

④持续支持。根据长期跟踪结果,提供持续的支持和资源,帮助教师在职业生涯中不断进步;定期举办进阶培训和高级研讨会,满足教师在不同职业阶段的需求。

通过以上工作流程,医学数据学专业教师的培训和发展将能够系统化、有序化地进行,确保教师在专业知识、教学能力、科研水平和思想政治素质上不断提升,为培养高素质的医学数据学人才提供有力支持。

三、医学数据学专业的教学方法和课程设计培训

医学数据学专业的教学方法和课程设计应以学生为中心,强调理论与实践相结合,多学科交叉融合,注重创新性和前瞻性以及可持续发展。通过讲授法、案例教学法、项目驱动学习、实验教学和在线

学习等多样化的教学方法,系统传授理论知识并提升实际应用技能。课程设计采用模块化体系,分为通识教育、专业基础、专业核心、专业选修和实践环节五大模块,并以成果为导向进行反向设计,确保每门课程支撑总体培养目标的实现。实践教学包括实习、见习和毕业设计,旨在增强学生的实际工作能力和科研能力。教师应定期参加教学和专业发展的培训,不断提升教学和科研水平。工作流程包括需求分析、课程开发、教学实施、教学评估和持续改进。通过调研了解行业和学生需求,确定教学目标;由团队设计课程大纲和教材;在教学实施中,教师准备教学计划并进行课堂和实践教学;通过过程和终结评估综合评估教学效果;通过反馈机制收集意见并优化教学内容和方法。通过这些措施,医学数据学专业培养出具备扎实理论基础、强实践能力和创新精神的高素质人才。

1. 医学数据学专业教学方法和课程设计的培训原则

(1)以学生为中心。所有教学活动应围绕学生的学习需求和发展进行设计,强调自主学习和实践能力的培养。

(2)理论与实践相结合。教学内容既要涵盖系统的理论知识,又要注重培养实际应用技能,促进理论知识在实践中的运用。

(3)多学科交叉融合。充分利用数学、统计学、计算机科学、生物医学等学科的交叉,培养学生综合解决问题的能力。

(4)创新性和前瞻性。课程设计要紧跟医学数据学的发展前沿,鼓励创新和探索,培养学生的创新思维和能力。

(5)可持续发展。强调终身学习的理念,培养学生的自我学习和持续发展的能力。

2. 医学数据学专业教学方法和课程设计培训的实施方法

(1)教学方法多样化

①讲授法。系统传授理论知识,重视知识结构的完整性。

②案例教学法。通过具体案例分析,提高学生的实际问题解决能力。

③项目驱动学习。通过项目设计和实施,培养学生的实践能力和团队合作能力。

④实验教学。设计专业实验和综合性实验课程,加强学生的动手能力和创新能力。

⑤在线学习与混合式教学。利用在线课程和数字资源,进行混合式教学,拓展学生的学习方式和学习资源。

(2)课程设计

①模块化课程体系。课程设计分为通识教育、专业基础、专业核心、专业选修和实践环节五大模块。

②以成果为导向的课程设计(OBE)。根据毕业要求和培养目标,反向设计课程内容和教学活动,确保每门课程都能支撑总体培养目标的实现。

③课程思政融入专业教育。在专业课程中融入思想政治教育,培养学生的社会责任感和职业道德。

(3)实践教学

①实习与见习。组织学生在医院、科研机构和企业进行见习和实习,增强实际工作能力。

②毕业设计与论文。学生通过毕业设计和论文,综合运用所学知识解决实际问题,提升科研能力。

(4)师资培训

①教学培训。定期组织教师参加教学方法、教育技术和课程设计等方面的培训,提升教学能力。

②专业发展。支持教师参与科研项目和学术交流,不断提升专业水平和科研能力。

3.医学数据学专业教学方法和课程设计培训的工作流程

(1)需求分析

①调研。通过问卷、访谈等形式,了解行业需求和学生学习需求。

②目标设定。根据调研结果,确定教学目标和课程设计的总体框架。

(2)课程开发

①课程设计。组建课程开发团队,设计课程大纲、教学内容和考核方式。

②教材编写。编写和选用高质量的教材和参考资料,确保教学内容的科学性和前沿性。

(3)教学实施

①教学准备。教师根据课程大纲,准备教学计划、课件和教学资料。

②课堂教学。按照教学计划,实施课堂教学活动,注重师生互动和教学反馈。

③实验与实践。组织和指导学生完成实验课程和实践活动,确保教学效果。

(4)教学评估

①过程评估。通过课堂观察、学生反馈和阶段性考核,评估教学实施效果。

②终结评估。通过期末考试、课程论文和项目报告,综合评估学生的学习成果。

(5)持续改进

①反馈机制。建立学生和教师反馈机制,及时收集和分析反馈意见。

②教学改进。根据反馈结果,调整和优化教学内容、方法和手段,不断提升教学质量。

总之,通过以上培训原则、实施方法和工作流程的综合应用,医学数据学专业能够培养出具备扎实理论基础、强实践能力和创新精神的高素质人才,为现代医学数据领域的发展提供有力支撑。

四、医学数据学专业的课程教学——集体备课

针对医学数据学多学科交叉背景,开展教师集体备课具有重要意义。可以提升教学质量、促进学科融合、培养创新思维、优化课程设计和提升教师素质。通过综合不同学科的视角和方法,集体备课能提高教学内容的深度和广度,推动医学数据学与其它学科的有机结合,培养学生解决复杂问题的能力。不同学科背景教师的交流与合作能激发创新思维,促进教学内容的创新,整合各学科的优势,优化课程内容和教学方法,提高学生的学习效果。此外,多学科背景的教师合作备课也能互相学习和借鉴,提高教师的教学水平和专业素养。具体实施方法包括组建多学科教师团队,定期召开备课会议,明确教学目标和任务,协同设计教学内容,共同开发教学资源。具体工作流程包括需求分析、团队组建、课程设计、教学资源开发、教学实施和教学评价与反馈。通过以上方法和流程,多学科背景的教师集体备课可以有效提升医学数据学专业的教学质量,培养具备综合能力和创新思维的高级专门人才。

1.医学数据学专业教师集体备课的重要意义

(1)提升教学质量

①综合视角与方法。开展多学科交叉背景的教师集体备课,能够融合不同学科的视角和方法,极大地提升教学内容的深度和广度。数学和统计学的教师可以提供精确的数据分析方法,计算机科学的教师引入最新的算法和数据处理技术,医学领域的教师贡献真实的应用场景和临床数据需求。通过这种协同备课方式,学生能够从多个角度理解和解决医学数据分析问题,形成更加全面和深入的知识体系。

②多角度理解与解决问题。这种综合性的备课方式,不仅拓宽了教师的知识面,还增强了他们的综合分析和解决问题的能力。例如,在处理和讲授复杂的医学数据时,教师既需要掌握数据科学的分析方法,也需要理解医学领域的实际应用场景,从而能够提出更加科学和有效的解决方案。

(2)促进学科融合

①学科知识的有机结合。医学数据学本质上是一个跨学科领域,整合了医学、数据科学、计算机科学和统计学等多种学科知识。通过多学科教师的集体备课,可以有效地将这些学科的知识有机结合。例如,数据科学的方法能够用于医学研究,提高研究效率和准确性;医学的实际需求也可以引导数据科学的发展方向。

②培养综合解决问题的能力。这种学科融合不仅培养了教师解决复杂问题的能力,还促进了各学科之间的相互理解与合作,推动整体学科的发展。教师和学生在这样的学习环境中,可以更好地掌握跨学科的知识和技能,成为具有多学科背景的复合型人才。

(3)培养创新思维

①激发创新思维。通过不同学科教师的交流与合作,教师们可以共享各自领域的最新研究成果和创新方法,激发彼此的创新思维。这种跨学科的碰撞和融合,有助于形成新的教学理念和方法,促进教学内容的创新。

②引入新方法。计算机科学的最新算法可以用于医学数据的处理和分析,统计学的新模型可以用于医学研究设计和分析。这些创新方法的引入,不仅丰富了教学内容,也培养了教师和学生的创新思维能力,使他们能够在未来的职业生涯中不断创新。

(4)优化课程设计

①整合各学科优势。开展多学科背景教师集体备课,可以整合各学科的优势,优化课程内容和教学方法,提高学生的学习效果。通过共同讨论和设计课程内容,教师们可以确保课程的科学性和系统性,避免知识点的重复和遗漏。

②满足学生学习需求。数学和统计学的基础理论可以与医学数据分析的实际应用紧密结合,计算机科学的编程技巧可以用于医疗数据的处理和管理。这种优化的课程设计,能够更好地满足学生的学习需求,提高教学效果。

(5)提升教师素质

①互相学习与借鉴。开展多学科背景的教师合作备课,也为教师们提供了一个互相学习和借鉴的平台。通过集体备课,教师们可以了解其它学科的最新研究动态和教学方法,丰富自己的知识体系,提高自身的教学水平和专业素养。

②提升专业素养。医学背景教师可以学习数据科学的分析方法和工具,数据科学背景教师则可以了解医学研究的实际需求和挑战。这种相互学习和借鉴,不仅提升了教师的专业素质,也为他们的教学工作带来了新的启发和思路。

总之,通过提升教学质量、促进学科融合、培养创新思维、优化课程设计和提升教师素质,医学数据学多学科交叉背景的教师集体备课,在教育和研究中发挥着至关重要的作用。集体备课不仅提高了教学效果,还培养了学生和教师的多学科视野和综合能力,为培养具备创新思维和实践能力的高级专门人才奠定了坚实的基础。

2.医学数据学专业教师集体备课的实施方法

(1)组织多学科教师团队

①组织多学科教师。在医学数据学的集体备课中,首先需要组建一个多学科教师团队。该团队应包括数学、统计学、计算机科学、软件工程和生物医学等学科的教师。通过选拔具备丰富教学经验和专业知识的教师,确保每个学科的知识和方法都能在备课过程中得到充分的体现和应用。

②团队协作。组建完成后,团队成员需进行协作,明确各自的职责和任务,确保团队内部沟通顺畅。通过定期的团队建设活动,增强教师间的合作精神和默契度,为后续的集体备课打下坚实基础。

(2)定期召开备课会议

①制定备课计划。团队需要制定详细的备课计划,明确备课的阶段性目标和具体安排。备课计划应涵盖整个学期或学年的教学内容,并详细列出每次会议的讨论主题和预期成果。

②交流教学经验。定期召开备课会议,教师们可以交流教学经验和方法,分享各自学科的最新研究动态和教学实践。这种互动和沟通有助于教师们及时发现和解决教学中的问题,确保备课工作的高效和顺利进行。

③讨论课程设计。在会议中,教师们共同讨论课程设计和教学内容,提出改进建议和意见,确保课程内容的科学性和系统性。通过集体智慧的碰撞,优化课程结构和教学流程,提高教学质量。

(3)明确教学目标和任务

①对标培养目标。根据医学数据学专业的培养目标和毕业要求,团队需要明确各门课程的教学目标和任务。这些目标和任务应与学生的实际需求和学科的发展方向相匹配,确保学生在学习过程中有明确的方向和目标。

②制定教学计划。根据明确的教学目标和任务,制定详细的教学计划。教学计划应包括课程内容的安排、教学方法的选择、学习资源的配置等,确保每门课程都能有序进行。

(4)协同设计教学内容

①整合各学科知识。在备课过程中,各学科教师需要共同设计教学内容,确保课程内容的科学性和系统性。通过协同设计,整合各学科的知识图谱,形成一个完整和连贯的课程体系。

②确保课程连贯性。教师们共同讨论和设计课程内容,确保课程内容前后连贯,避免知识点的重复和遗漏。这样,学生在学习过程中可以获得多方面的知识和技能,提升他们的综合能力和解决问题的能力。

(5)共同开发教学资源

①开发实用教学资源。为了丰富教学手段和方法,教师团队需要合作开发教学案例、课件和实验项目等教学资源。这些资源应具有实用性和创新性,能够有效地帮助学生理解和掌握课程内容。

②共享资源和经验。通过共同开发教学资源,教师们可以分享各自的教学经验和创新方法,提升整个团队的教学水平和教学效果。资源共享和经验交流,可以避免重复劳动,提高教学资源的利用效率。

总之,通过组建多学科教师团队、定期召开备课会议、明确教学目标和任务、协同设计教学内容和共同开发教学资源,医学数据学跨学科教师集体备课能够有效地提升教学质量和学生的学习效果。这种实施方法不仅促进了学科之间的融合和交流,也为培养具备综合能力和创新思维的高级专门人才提供了坚实的保障。

2.医学数据学专业教师集体备课的工作流程

(1)需求分析

①对标培养目标。根据医学数据学专业的培养目标和毕业要求,分析教学需求。培养目标的重点

是培养学生的数据思维、计算思维、统计思维和因果思维,具备多学科的基础理论和专业技能,成为健康大数据领域的专业人才。

②分析课程重点与难点。根据培养目标,确定各门课程的教学重点和难点。例如,数据科学课程需要强调数据处理和分析的方法,而医学课程则需要注重临床应用和实际案例的讲解。通过详细的需求分析,确保每门课程都能针对学生的需求和学科特点进行有效的教学设计。

(2)团队组建

①组建交叉背景课程组。组建由多学科教师组成的备课团队,包括数学、统计学、计算机科学、软件工程和生物医学等学科的教师。选拔具备丰富教学经验和专业知识的教师,确保每个学科的知识和方法都能在备课过程中得到充分体现和应用。

②明确职责与任务。明确团队成员的职责和任务,包括课程设计、资源开发、教学实施和评价反馈等方面。每位教师在团队中承担特定的角色和责任,确保集体备课工作的有序进行。

(3)课程设计

①协同设计课程内容。各学科背景教师共同讨论和设计课程内容,确保课程内容的科学性和系统性。通过协同设计,整合各学科的知识和方法,形成一个完整和连贯的课程体系。例如,结合数据科学的分析方法与医学研究的实际需求,设计既具有理论深度又具备实际应用价值的课程内容。

②制定教学计划与课时安排。制定详细的教学计划和课时安排,明确每门课程的教学目标、内容和教学方法。教学计划应包括课程的进度安排、每节课的具体内容和学习目标,确保教学活动的有序进行。

(4)教学资源开发

①开发教学案例与实验项目。合作开发教学案例、实验项目、课件等教学资源,确保教学内容的丰富性和实用性。教学案例应结合实际的医学数据分析问题,实验项目应能够让学生亲自动手操作和实践,增强学习的体验和效果。

②制作多样化教学材料。制作多样化的教学材料,包括视频、图表、数据集和程序代码等,帮助学生更好地理解和掌握课程内容。通过丰富的教学资源,提供多样化的学习途径,满足不同学生的学习需求。

(5)教学实施

①协同授课。按照制定的教学计划和课时安排,实施教学活动。各学科教师协同授课,确保课程内容的连贯性和系统性。通过多学科教师的共同参与,学生能够从不同的角度和层次上理解和掌握知识。

②实践与应用。在教学过程中,注重理论与实践的结合,通过实际案例和项目的教学,让学生将所学知识应用于解决实际问题,提高学习效果和实践能力。

(6)教学评价与反馈

①定期评价教学效果。定期进行教学效果评价,通过学生反馈、考试成绩和教学评估等方式,了解教学的实际效果和存在的问题。评价应涵盖课程内容、教学方法、学习效果等方面,全面反映教学质量。

②反馈与改进。根据评价结果,及时调整教学内容和方法,不断优化课程设计和教学策略。通过反馈与改进,确保教学内容始终符合学生的需求和学科的发展方向,提高教学效果和质量。

总之,通过需求分析、团队组建、课程设计、教学资源开发、教学实施以及教学评价与反馈的工作流程,组织多学科背景的教师集体备课,能够有效提升医学数据学专业的教学质量。这种工作流程不仅促进了学科之间的融合和交流,也为培养具备综合能力和创新思维的高级专门人才提供了坚实的保障。通过科学的备课流程,教师们可以共同提升教学水平,学生也能够获得更加全面和深入的学习体验,全面提高专业素养和实践能力。

五、医学数据学专业教师教学效果评价与反馈

在医学数据学专业建设中,通过系统的评价和反馈机制,结合理念—制度—技术、多元导向评价、教育成果导向、PDCA模式、三摆耦合和交叉学科模式,确保评价体系的自主性、专业化和持续改进,提升教师在跨学科教学和研究中的表现,培养具备综合能力和创新思维的高级专门人才。对标培养目标和毕业要求,全面评估教师的教学效果,确保教学质量的提升。多元评价体系结合形成性和总结性评价,关注教师在教学、研究和服务方面的综合表现。在知识结构方面,评估教师在数学、统计、计算机科学、软件工程和生物医学知识传授上的效果,通过考试成绩、作业、项目展示和实习报告,检查学生掌握的基本知识和技能。在能力结构方面,评估教师在培养学生数据处理与分析、跨学科解决问题、创新与批判性思维等方面的表现,通过数据项目、实际操作演练、案例分析和综合项目成果进行评价。在基本素质方面,评估教师在培养学生科学精神、人文情怀、团队合作和沟通能力上的效果,通过课程论文、社会实践报告和团队项目评估学生表现。在综合能力方面,评估教师在培养学生解决复杂问题和终身学习能力上的表现,通过复杂问题案例分析、学习日志和成长记录进行评价。开展定期反馈与调整机制,通过学生评教、教学观察和同行评议,及时了解教师教学效果并调整教学策略。教学效果评估会议和学生参与反馈机制帮助教师分享经验和改进建议,促进教学方法优化。

1. 医学数据学专业教师教学效果的多元评价体系

通过形成性和总结性评价,全面评估教师在教学、研究和服务方面的表现。评价应关注教师在多个方面的综合表现,包括课堂教学、科研成果和学术服务。

(1)知识结构评价

①基础知识传授:评价教师在传授数学分析、高等代数、概率论与数理统计等基础知识方面的效果。通过考试成绩、作业和课堂参与度,检查学生是否掌握了基本的数学推导能力和数学专业素养。

②跨学科知识融合:评估教师在教授计算机科学、软件工程和生物医学知识方面的效果。通过编程作业、项目展示和实习报告,检查学生是否掌握了数据库系统操作、数据结构与算法,以及与生物医学专业人员的沟通交流能力。

(2)能力结构评价

①数据处理与分析能力。评价教师是否成功培养了学生在数据收集、数据库搭建、数据清洗和数据分析方面的综合能力。通过数据项目完成情况、实际操作演练和案例分析报告进行评价。

②跨学科解决问题的能力。评估教师是否有效地将数学、统计和计算原理融入生物医药数据科学教学,学生是否具备跨学科解决问题的能力。通过综合项目、跨学科团队合作成果和学生反馈进行评估。

③创新与批判性思维。评估教师在激发学生创新思维和批判性思维方面的表现。通过创新项目展示、论文评审和学生反馈,检查学生是否能够发现和解决医学数据学中的实际问题。

(3)基本素质评价

①科学精神与人文情怀。评估教师在培养学生科学精神和人文情怀方面的效果。通过课程论文、

社会实践报告和学生反馈,检查学生是否具备对科学研究的严谨态度和对社会的责任感。

②团队合作与沟通能力。检查教师是否在教学中强调团队合作和有效沟通的重要性。通过团队项目、模拟面试和学生反馈,评估学生在团队中的协作和沟通能力。

(4)综合能力评价

①解决复杂问题的能力。评估教师在培养学生解决复杂医学数据问题的能力方面的表现。通过复杂问题案例分析、综合项目展示和学生反馈,检查学生是否能够进行综合分析并提出相应的对策或解决方案。

②终身学习与自我管理能力。检查教师是否强调了终身学习的重要性。通过学习日志、成长记录和学生反馈,评估学生是否具备自主学习和自我管理的能力。

2. 反馈机制

(1)定期反馈与调整。建立定期反馈机制,通过学生评教、教学观察和同行评议,及时了解教师的教学效果。根据反馈结果,调整教学策略和方法,确保教学内容和方法的持续改进。

(2)教学效果评估会议。定期召开教学效果评估会议,教师分享教学经验和改进建议,促进教学方法的优化和创新。

(3)学生参与反馈。鼓励学生参与教学反馈,通过问卷调查、座谈会和匿名反馈,了解学生的学习体验和意见,及时调整教学方法和内容。

3. 结合理论框架进行评价的要点

(1)理念—制度—技术。确保评价体系的自主性和专业化,利用数字技术提升评价的准确性和全面性。

(2)多元导向评价。评价体系应全面涵盖教学、研究和服务,结合多种评价主体和现代教育技术。

(3)教育成果导向。以学生掌握的实际技能和知识为衡量标准,确保教学活动以教育成果为核心。

(4)PDCA模式。持续监控和改进教学质量,通过定期评估和反馈机制,确保教学效果的持续提升。

(5)三摆耦合。结合人才引进、培养和激励,确保教师在教学和研究中的动态平衡和持续发展。

(6)交叉学科模式。通过多学科的协作和资源共享,提升教师在跨学科教学和研究中的表现。

总之,通过这些评价方法和反馈机制,医学数据学专业的师资队伍可以不断提升教学质量,培养具备综合能力和创新思维的高级专门人才。

六、医学数据学专业教师培养的激励

通过协作优化、传导优化和制衡优化,构建高效的教育和研究生态系统,将人才引进、培养和激励系统紧密结合,形成动态的平衡状态,符合三摆耦合模式。教师之间的合作与交流在这一过程中尤为重要,通过跨学科团队合作,增强教师在教学和科研中的协同效应,提升整体教学质量和科研水平。制定并实施科学的激励机制,包括物质激励和精神激励,激发教师的工作积极性和创新能力,确保他们在教学和研究中取得卓越成就。

1. 医学数据学专业教师激励的协作与优化

(1)协作优化

通过协作优化,构建一个高效的教育和研究生态系统,将人才引进、培养和激励系统紧密结合。协作优化强调教师之间的合作与交流,特别是在跨学科团队合作中,增强教师在教学和科研中的协同效

应。具体措施包括：

①跨学科团队建设。设立跨学科研究团队，鼓励不同专业背景的教师共同参与科研项目和教学任务，推动学科间的融合与创新。

②定期交流与研讨。定期组织学术交流会和教学研讨会，促进教师之间的思想交流和经验分享，增强团队协作精神。

③共享资源与平台。建立共享的教学和科研资源平台，提供先进的实验设备和丰富的学术资料，支持教师在教学和科研中的合作与创新。

（2）传导优化

传导优化通过系统内部的信息流动和资源分配，促进教师在教学和科研中的合作与发展。传导优化的关键在于建立透明和高效的沟通渠道，以及合理的资源分配机制。具体措施包括：

①信息透明与共享。建立透明的信息共享机制，确保教师能够及时获取学校和学院的政策、资源和机会，促进合作与协作。

②资源合理分配。根据教师的科研成果和教学贡献，合理分配科研经费、实验设备和学术资源，确保资源的有效利用和公平分配。

③项目合作与支持。鼓励教师联合申报科研项目和教学改革项目，提供必要的支持和资源，推动项目的顺利实施和成果转化。

（3）制衡优化

制衡优化通过建立合理的评价和激励机制，平衡教师在教学、科研和服务方面的投入和产出，确保教师的全面发展和职业成长。具体措施包括：

①多元化评价体系。建立多元化的教师评价体系，结合教学效果、科研成果和社会服务等多个方面，全面评估教师的表现和贡献。

②公平激励机制。制定科学的激励政策，包括薪酬、奖金、晋升机会和学术荣誉，激发教师的工作积极性和创新能力。

③职业发展支持。提供教师职业发展的全方位支持，包括职业规划、继续教育和国际交流机会，确保教师在职业生涯中的持续成长和进步。

（4）构建高效教育与研究生态系统

通过协作优化、传导优化和制衡优化，构建一个高效的教育和研究生态系统。这种系统化的协作模式不仅促进了教师在教学和科研中的合作与交流，还推动了教师在多学科背景下的共同进步。具体表现为：

①提升教学质量。通过跨学科合作和资源共享，教师能够设计和实施更加丰富和多样化的教学内容，提高教学效果和学生的学习体验。

②增强科研水平。通过团队协作和项目合作，教师能够开展更加前沿和高水平的科研工作，提升学术影响力和科研成果质量。

③促进团队氛围。通过定期的交流与合作，教师之间形成良好的团队协作氛围，互相支持和激励，共同推动学科发展和教育创新。

通过这些措施，确保教师队伍能够在协作优化、传导优化和制衡优化的框架下不断提升专业素养和教学水平，有效支持培养学生的全面素质和社会责任感，最终实现医学数据学专业的培养目标和毕业要求。

2.医学数据学专业激励教师的措施

制定并实施科学的激励机制,包括物质激励和精神激励,激发教师的工作积极性和创新能力,确保他们在教学和研究中取得卓越成就。具体措施包括:

(1)物质激励。提供有竞争力的薪酬和奖金制度,根据教师在教学、科研、社会服务等方面表现,设立年度优秀教师奖、科研成果奖等多种奖励,鼓励教师不断追求卓越。

(2)职业发展支持。提供明确的职业发展路径和晋升机制,设立教学和科研双轨晋升体系,确保教师在专业发展和职业成长方面得到全面支持。通过组织学术交流会、提供出国访学机会和支持教师参与国内外重要学术会议,拓宽教师的学术视野和科研能力。

(3)精神激励。营造尊重知识、尊重人才的校园文化,通过公开表彰和荣誉称号提升教师的社会认可度和职业成就感。鼓励教师在教育教学创新、课程改革和学生培养等方面提出建议和实施方案,激发他们的主动性和创造性。

(4)资源支持。为教师提供充足的教学和科研资源,包括先进的实验室设备、丰富的图书资料和充足的科研经费支持。通过设立专项科研基金,鼓励教师开展前沿研究项目,推动学科发展和科技创新。

通过这些激励措施,确保教师队伍能够不断提升专业素养和教学水平,有效支持培养学生的全面素质和社会责任感,最终实现医学数据学专业的培养目标和毕业要求。

第三节　医学数据学专业师资队伍建设案例

综合运用上述理论模式和实践方法,山东大学医学数据学专业,通过引进和培养高层次人才,建立了一个老中青互补、多学科交叉融合的高层次优秀人才团队。引进和培养了2位兼职讲席教授,1名国家优青,以及15位交叉学科优秀青年人才,包括4位泰山学者、4位齐鲁青年学者、6位未来计划学者、3位博士后和1位北京大学优秀博士。整个教学科研团队共计30人,涵盖流行病学、生物统计学、生物信息学、生物化学、人工智能及计算机科学、卫生经济学等学科领域,确保了医学数据学的高质量发展。在师资队伍建设的基础上,教师团队凭借多学科背景和丰富的科研经验,为学生提供了高质量的教学资源和实践机会。学生在大数据流行病学、生物统计学、生物信息学和医学人工智能等方向上,获得了系统的学科知识和实战技能,依托国家健康医疗大数据研究院,学生有机会参与前沿科研项目,提升了实践能力和创新意识。作为师资队伍建设案例,介绍如下。

一、山东大学医学数据学专业师资建设指导思想

1.思想政治教育为核心的原则

在医学数据学专业建设中,师资队伍的建设必须将思想政治教育置于首位。这不仅是对教师的要求,也是对学生全面发展的重要保障。通过思想政治教育,确保教师具备高度的社会责任感和道德素质,能够在教学中渗透正确的价值观,引导学生树立正确的人生观和世界观。

2.多学科交叉融合的原则

根据山东大学医学数据学专业培养方案中的跨学科三阶段交叉融合培养模式。以"理念－制度－技术"理论框架和交叉学科模式为指导,树立跨学科教育理念,制定支持多学科融合的管理制度,采用多学科教育技术。强调多学科背景教师的融合与协同。教师不仅需要具备医学数据学的专业知识,还需要掌握数学、计算机科学、统计学等相关领域的知识。通过多学科的交叉融合,培养出能够应对复杂

医学数据分析和应用的高素质人才。

3. 系统管理和评估机制原则

以目的为中心的多元导向评价理论为指导,建立全面评价体系,涵盖教学、研究和服务,利用现代教育技术和多元评价主体。按照PDCA模式,通过PDCA循环不断优化管理和评估机制,确保教师队伍的持续发展和进步。山东大学医学数据学师资队伍建设,强调严格的管理和评估机制,以确保高质量的教学和科研。师资队伍的建设需要制定严格的人事管理制度,确保公正透明,保障师资队伍的稳定和高效运行。同时,建立以教育和研究目标为中心的评价体系,涵盖教学、研究和服务的多个方面,全面评估教师的表现和贡献,确保教师在各方面的表现都达到高标准。

4. 强调数字技术应用的原则

在山东大学《医学数据学专业培养方案》中,强调了健康大数据和数字技术的应用,要求教师能够熟练掌握并运用这些技术,以提升教学效果。师资队伍建设中,需要积极采用现代数字技术,提升教师的专业能力和教学质量,使其能够更好地适应技术密集型医学数据学专业。具体而言,要按照"理念—制度—技术"理论框架,采用现代数字技术提升教师的专业能力和教学质量;按照教育成果导向(OBE)模式,通过逆向设计课程和教学活动,确保教学目标与实际需求相符,提升学生的技术应用能力。

5. 持续改进和优化的原则

山东大学医学数据学师资队伍建设,强调了系统规划和持续改进的重要性。通过需求分析、目标设定和策略规划,执行具体招聘与培训活动,评估实施效果并调整改进措施,形成持续优化的循环。确保教师队伍能够不断适应教育需求和行业标准的变化。具体而言,按照PDCA模式,系统地规划、执行、检查和改进师资队伍建设,形成持续优化闭环;依据三摆耦合模式,将人才引进、培养和激励系统紧密结合,确保师资队伍的动态平衡和持续发展。

6. 引进高素质人才的原则

按照山东大学医学数据学专业的培养方案,强调引进具有丰富实践经验和高水平研究能力的教师,以提升教学和科研水平。通过引进高素质人才,增强师资队伍的整体实力,确保教师队伍能够在教学和科研中保持领先地位。具体而言,按照三摆耦合模式,通过引进高素质人才,培养和激励教师队伍,增强整体实力;按照交叉学科模式,支持引进多学科背景的高素质人才,提升教学和科研的综合实力。

7. 支持国际合作与交流的原则

在山东大学医学数据学专业培养方案中,强调了国际合作与交流的重要性。师资队伍建设中,需要促进国内外合作,确保教师能够参与国际前沿研究,与国际学术界保持同步。通过国际合作与交流,提升教师的国际视野和科研能力,推动学科的发展和创新。具体而言,按照交叉学科模式,通过国际合作与交流,推动学科边界拓展和创新。以目的为中心的多元导向评价理论为指导,利用国际评价标准,全面评估教师的表现和贡献,确保与国际研究前沿同步。

遵循上述指导思想,山东大学医学数据学专业的师资队伍建设能够系统、科学地进行,不断提升教师的思想政治素质和专业能力,为社会培养出具备高素质和强烈社会责任感的医学数据科学人才。

二、山东大学医学数据学专业师资的遴选

按照上述指导原则,山东大学医学数据学专业师资遴选注重多学科背景和高水平学术能力,确保教师队伍具备广泛的学科背景和研究能力。该专业师资遴选标准严格,主要遴选具备医学、计算机科

学和数据科学等相关领域深厚学术背景的教师。学校对专业带头人和核心课程任课教师进行严格筛选,确保他们在各自领域具有突出的教学和科研能力。

1.遴选标准

(1)多学科背景。注重遴选具备医学、计算机科学、数据科学等相关领域深厚学术背景的教师,按照山东大学医学数据学专业的培养方案,该专业采用跨学科三阶段交叉融合培养模式,要求教师在多学科背景下进行研究和教学。

(2)高水平学术能力。教师需在其专业领域具有突出的教学和科研能力,包括高水平的科研成果和丰富的教学经验。对专业带头人和核心课程任课教师进行严格筛选,以确保他们在各自领域具有突出的教学和科研能力。

(3)专业带头人。需要在相关领域具有杰出的学术成就和丰富的管理经验。例如,专业负责人在健康大数据和医学数据学领域具有丰富的研究和教学经验,能够有效领导学科的发展。

(4)核心课程任课教师。核心课程任课教师的遴选更加严格,需确保他们在各自领域具有突出的教学和科研能力。任课教师须具备博士学位,并在相关领域具有丰富的研究和教学经验。

(5)层次分明的教师梯队。以学术带头人为核心,专业带头人在各自领域内具有丰富的研究经验和卓越的学术成就。核心课程任课教师在教学和科研方面都具有突出的能力和经验,他们承担着专业的核心课程教学任务,确保学生能够获得高质量的教育。年轻教师充满活力,具备较强的研究潜力和创新能力。他们在老教师的指导下,不断成长和发展,逐步成为专业发展的新生力量。

2.遴选流程

(1)需求分析与目标设定

①需求分析。首先,根据专业发展和课程需求,进行详细的师资需求分析,确定具体的招聘需求,这包括分析健康大数据、生物统计学、医学信息学等相关领域的教师需求。

②目标设定。设定明确的师资遴选目标,确保引进的教师能够满足专业教学和科研的高标准要求。

(2)招聘与选拔

①招聘渠道。通过多种渠道进行招聘,包括国内外公开招聘、学术交流和合作研究等方式,吸引高水平人才。

②初步筛选。对所有应聘者进行初步筛选,重点考察其学术背景、研究成果和教学经验,特别关注应聘者是否具备跨学科的研究能力和多学科背景。

(3)面试与评估

①学术评审。组织由各相关学科专家组成的评审委员会,对通过初步筛选的候选人进行学术评审,重点评估其科研能力、教学水平以及多学科合作的潜力。

②教学试讲。邀请候选人进行教学试讲,通过实际教学表现来评估其教学能力和与学生的互动效果。

③综合评估。综合考虑候选人的学术背景、科研成果、教学表现和多学科合作能力,进行全面评估。

(4)最终遴选与聘用

①决策会议。由院、校两级学术委员会召开决策会议,综合评估结果,确定最终是否入选。

②聘用与合同签订。对最终遴选的教师进行正式聘用,并签订聘用合同,学校会为新聘教师提供

必要的支持和资源,确保其尽快融入教学和科研工作。

3. 遴选成效

山东大学医学数据学专业坚持"引育并举",通过严格的师资遴选过程,成功组建了一支高水平、多学科背景的教师队伍,教师来自医学、数学、统计学、计算机科学、信息科学、人工智能、管理科学等多学科,有"政、产、学、研、用"五种交叉型人才队伍。目前,教师队伍中,拥有中国科学院双聘院士1人,正在签署全职回国国家级人才2人(国家千人/长江学者/国家杰青1人、国家青千1人)、国家自然科学基金优秀青年科学基金获得者1人,山东省泰山产业领军人才/海外特聘专家1人,山东省泰山学者青年专家1人,山东大学特聘教授1人,山东大学杰出中青年学者1人,山东大学齐鲁青年学者3人,山东大学青年学者未来计划人才4人,山东大学重点资助类博士后3人。

三、山东大学医学数据学专业师资的培训与发展

为了确保教师能够胜任教学任务,山东大学设有系统的培训与发展计划。这包括定期举办教学法培训、课程设计研讨会、教学效果评价反馈会议等。同时,学校鼓励教师参加国内外学术交流活动,以提升他们的教学水平和科研能力。培训与发展计划的目的是不断提升教师的教学质量和科研能力,以适应快速变化的学术环境和行业需求。

1. 师资培训与发展的实施方法

(1)定期教学法培训。学校定期举办教学法培训,提升教师的教学技巧和方法,使其能够更好地传授复杂的医学数据学知识。

(2)课程设计研讨会。组织课程设计研讨会,让教师们共同探讨如何优化课程内容和结构,确保课程设置能够紧跟学科发展的前沿。

(3)教学效果评价反馈。定期进行教学效果的评价和反馈,及时调整教学策略,以达到最佳教学效果。

(4)学术交流。鼓励教师参加国内外的学术交流活动,了解学科最新动态,提升科研能力和教学水平。

(5)跨学科合作。促进教师之间以及与其它学科专家的跨学科合作,共同开展科研项目,提升整体学术水平。

(6)职业发展规划。制定个性化的职业发展规划,帮助教师明确发展方向,提升职业满意度和成就感。

2. 工作流程

(1)需求评估。定期进行师资需求评估,了解教师在教学和科研方面的需求,为制定培训计划提供依据。

(2)培训计划制定。根据需求评估结果,制定详细的培训计划,包括具体的培训内容、时间和方式。

(3)培训实施。按照计划组织实施各种形式的培训,包括讲座、工作坊、研讨会和实地考察等。

(4)效果评估。培训结束后,对培训效果进行评估,收集教师的反馈意见,了解培训效果和存在的问题。

(5)持续改进。根据评估结果,及时调整培训计划和内容,确保培训能够持续改进,不断提升教师的综合素质。

3. 培训成效

(1)教学能力提升。通过系统的培训,教师的教学能力得到显著提升,能够更好地传授复杂的医学

数据学知识。例如,教师在教学效果评价中平均得分提升了15%。

(2)科研水平提高。参加国内外学术交流和科研合作,教师的科研能力和水平有了明显提高,科研成果丰硕。现有教师队伍中,中国科学院双聘院士1人,正在签署全职回国国家级人才2人(国家千人/长江学者/国家杰青1人、国家青千1人)、国家自然科学基金优秀青年科学基金获得者1人,山东省泰山产业领军人才/海外特聘专家1人,山东省泰山学者青年专家1人,山东大学特聘教授1人,山东大学杰出中青年学者1人,山东大学齐鲁青年学者3人,山东大学青年学者未来计划人才4人,山东大学重点资助类博士后2人。

(3)跨学科素养增强。跨学科合作和交流,使教师具备了更强的跨学科素养,能够将多学科知识融会贯通,应用于教学和科研中。

(4)职业发展路径明确。个性化的职业发展规划帮助教师明确了职业发展路径,提升了职业满意度和成就感。自职业发展规划实施以来,教师的职业满意度提升了20%。

(5)教学效果优化。通过教学效果的评价和反馈,教师能够及时调整教学策略,确保教学效果不断优化,学生的学习效果显著提高。学生对教学满意度的平均评分提升了18%。

总之,山东大学通过系统化的培训与发展办法、科学的工作流程和显著的培训成效,确保了医学数据学专业的教师能够胜任教学任务,不断提升教学质量和科研水平,以适应快速变化的学术环境和行业需求。

4. 教学方法和课程设计培训

山东大学医学数据学专业采用启发式教学与科研训练相结合的方法,强调"教学中实践"和"实践中教学"的产学研融合模式。在课程设计方面,采取集体备课制度,定期组织教师集体讨论课程内容和教学方法,以确保教学内容的前沿性和实用性。通过系统的课程设计培训,教师能够更好地理解和应用现代教学方法,提升教学效果。以下是对该专业教师的教学方法、课程设计、培训方法、工作流程及取得的成效。

(1)培训方法

①启发式教学与科研训练结合

(a)启发式教学。通过培训教师采用启发式教学方法,引导学生自主思考和探索,培养其解决问题的能力。采用课堂讨论、案例分析等方式,激发学生的学习兴趣和创造性思维。

(b)科研训练。培训教师将科研训练融入教学环节,鼓励学生参与科研项目,从中获取实际操作经验,提升科研能力和创新思维。

②一对一导师制

(a)培训指导老师。实行全程一对一导师制,培训导师负责指导学生的学习和科研,帮助学生制定学习计划,解决学习和科研中的问题。

(b)培训个性化培养能力。培训导师根据每个学生的特点和兴趣,提供个性化的指导,帮助学生发挥其特长,提升其专业水平。

(2)工作流程

①专业培训。定期组织教师参加国内外学术交流、培训项目和研讨会,提升教师的专业水平和教学能力。

②教学研讨。通过教学研讨会、课程评估等形式,交流教学经验,改进教学方法,提高教学质量。

(3)培训成效

①改进课程效果。教师在课堂上能够更有效地传授知识,学生对课程内容的理解更加深入。通过

启发式教学方法的广泛应用,使得学生的参与度和积极性大大提高。

②创新教学方法。教师通过培训掌握了更多先进的教学方法和技术,如多媒体教学、案例教学等,提升了教学的效果和学生的学习体验。

③增强专业实践能力。通过实践教学和科研训练,教师在数据收集、整理、分析及应用等方面的实践能力显著增强,能够胜任教学任务。

④增强师资力量。通过参加国内外学术交流、培训项目和研讨会,教师的专业水平和教学能力不断提升,形成了一支高水平的教学团队。

⑤教学科研成果。教师在教学和科研方面取得了一系列成果,发表了多篇高水平学术论文,承担了多项国家和省级科研项目,获得了多项教学和科研奖励。

5. 课程教学集体备课

(1)集体备课内容

①课程目标和教学大纲。培训每门课程的教学目标,制定详细的教学大纲,确保教学内容符合专业培养目标和行业需求。

②教学计划和进度安排。培训每学期的教学计划和进度安排,确保各门课程的教学进度合理,内容衔接紧密。

③教学方法和手段。讨论和确定适用于不同课程的教学方法和手段,如启发式教学、案例教学、实验教学等。

④教材和教学资源。选择和编写适合课程的教材和教学资源,包括课件、案例库、实验手册等。

⑤考核方式和标准。培训制定各门课程的考核方式和标准,确保考核内容能够全面反映学生的学习效果和能力水平。

(2)集体备课方法

①定期集体备课会

(a)每周一次。每周定期召开集体备课会,教师们集中讨论和准备即将开展的课程教学内容。

(b)专题讨论。每次备课会设定一个专题,如教学方法创新、案例教学设计等,深入探讨相关内容。

②分组合作备课

(a)学科分组。根据课程性质和内容,将教师分成不同的小组,每组负责具体的课程或学科方向的备课。

(b)合作交流。各小组成员定期交流备课进展,分享教学经验和资源,共同完善教学方案。

③专家指导

(a)邀请专家。邀请校内外教学专家参与集体备课,提供专业指导和建议,提升备课质量。

(b)示范课。由经验丰富的教师或专家进行示范教学,其他教师观摩学习,取长补短。

(3)工作流程

①前期准备

(a)需求分析。在备课前,教师们需要进行需求分析,了解学生的知识基础和学习需求。

(b)收集资料。收集与课程相关的教学资料、案例、最新研究成果等,为备课做好充分准备。

②集体讨论

(a)确定教学目标。集体讨论确定每门课程的教学目标,确保目标明确、可操作。

(b)设计教学方法。讨论并设计适合课程内容和学生特点的教学方法,如启发式教学、案例教学等。

(c)安排教学进度。根据课程内容和教学目标,制定合理的教学进度安排,确保教学任务按时完成。

③课件和资源制作

(a)课件制作。教师们共同制作课程课件,确保课件内容丰富、逻辑清晰。

(b)资源共享。将制作好的教学资源上传至学校的教学平台,供全体教师共享使用。

④教学实施与反馈

(a)课堂实施。教师按照备课内容进行课堂教学,灵活运用讨论中确定的教学方法。

(b)反馈调整。根据课堂教学效果和学生反馈,及时调整教学内容和方法,不断改进教学质量。

(4)集体备课成效

①显著提升教学质量

(a)课程内容丰富。通过集体备课,课程内容更加丰富、系统,教学质量显著提升。

(b)教学方法创新。教师们在集体备课中交流和学习,掌握了更多创新的教学方法,课堂效果更加理想。

②提高教师专业水平

(a)教学经验共享。通过集体备课,教师们分享教学经验和资源,专业水平和教学能力显著提高。

(b)增强团队协作。教师们在备课过程中相互合作,团队协作能力和凝聚力显著增强。

③提升学生学习效果

(a)学习兴趣增强。丰富的课程内容和多样化的教学方法激发了学生的学习兴趣,课堂参与度显著提高。

(b)提高综合能力。通过系统的课程学习和实践训练,学生的综合能力显著提高,能够更好地应对实际工作中的挑战。

④优化教学资源

(a)资源共享。通过集体备课,教师们共同开发和共享教学资源,提高了资源利用效率,优化了教学资源配置。

(b)提高教材质量。集体备课中教师们共同编写和选择教材,确保了教材质量和适用性,提高了教学效果。

通过系统的集体备课方法和完善的工作流程,山东大学医学数据学专业在教学质量、教师专业水平、学生学习效果和教学资源优化方面取得了显著成效。这些成效不仅提升了专业的整体水平,也为培养高素质的医学数据学专业人才奠定了坚实基础。

四、山东大学医学数据学专业师资建设成效

为了不断改进教学质量,山东大学建立了完善的教学效果评价与反馈机制。包括学生评教、教学督导评估以及同行评议等多种形式的评价方式。通过教学效果评价与反馈,学校能够及时了解和改进教学中的问题,确保教学效果的持续提升。遵循数据驱动研究创新和需求引导学科融合的原则,积极培养交叉创新型青年优秀人才,取得了显著的成效。

1. 人才引进和培养

山东大学医学数据学系通过引进和培养高层次人才,建立了一个老中青互补、多学科交叉融合的

高层次优秀人才团队,具体成效如下。

(1)引进双聘院士团队1个,拓宽了医学数据学的学科交叉领域,带动了医学数据学与生物学的交叉融合。

(2)引进了2位著名院士担任山东大学兼职讲席教授,为医学数据学学科的规划和发展发挥了重要作用。

(3)全职引进了交叉学科优秀青年人才15位,组建了跨学科的医学数据学青年人才团队,为新兴交叉的医学数据学专业建设和教学建立了师资队伍,保障了新专业的教学。包括:①山东大学齐鲁青年学者1位,已晋升为教授博导;②山东大学未来计划学者4位,晋升为教授1位。③招收全职博士后3位;其中,特别资助类1位,已晋升为研究员;重点资助类1位,已晋升为研究员;普通类1位。④引进北京大学优秀博士1位。

(4)同时,为了确保国家健康医疗大数据研究院高质量发展,自筹经费聘用了9名非事业编全职人员。

2. 教师学缘与学科背景得到优化

(1)上述交叉学科团队的组建,涵盖了流行病学、生物统计学、生物信息学、生物化学、人工智能及计算机科学、卫生经济学等学科领域,师生员工总人数达30人,为医学数据学的交叉融合奠定了人才团队基础,确保了教学科研的平稳运行和高质量发展。教师团队成员来自不同的国内外知名学术机构,拥有丰富的学术背景和研究经验,为专业的发展提供了广泛的知识储备和创新能力。

(2)注重教师的学科背景,聘请了来自多个学科领域的专家,确保学科交叉的深度融合和广泛覆盖。具体包括:①交叉学科优秀青年人才。全职引进了15位交叉学科优秀青年人才,组建了跨学科的医学数据学青年人才团队。这些人才背景多样,包括生物统计学(袁中尚)、生物信息学(刘珂)、医学人工智能(杨帆)等。②师资博士后。全职博士后3位和北京大学优秀博士1位。

3. 教学效果

在师资队伍建设的基础上,山东大学医学数据学专业取得了显著的教学效果:

(1)高质量教学资源。教师团队凭借多学科背景和丰富的科研经验,为学生提供了高质量的教学资源和实践机会。

(2)系统学科知识和实战技能。学生在大数据流行病学、生物统计学、生物信息学和医学人工智能等方向上,获得了系统的学科知识和实战技能。

(3)参与前沿科研项目。依托国家健康医疗大数据研究院,学生有机会参与前沿科研项目,提升了实践能力和创新意识。

总之,山东大学医学数据学专业通过加强师资队伍建设,在人才引进和培养、教师学缘背景构成、教师学科背景构成、教学科研团队构成以及教学效果等方面取得了显著成效。这些努力为专业的可持续发展和人才培养奠定了坚实基础。

本章总结

在医学数据学专业建设中,师资队伍的思政教育至关重要。六个理论框架提升师资队伍素质和教学水平,包括自主化与专业化教育理念、人事管理制度、数字技术应用、多元导向评价、教育成果导向(OBE)模式、PDCA循环模式、三摆耦合模式和交叉学科平台。这些框架确保教师不仅传授专业知识,还培养学生的全面素质和社会责任感。在实际操作中,围绕数据密集型医学、数字医学和智能医学"新医科"的培养目标,通过严格遴选、系统培训和多元评价机制,推动教师专业化发展。通过需求分析和制定培训计划,提升教师实践和科研能力。采用OBE模式设计课程,增强学生的数据处理与分析能力,通过多样化教学手段提高学生参与度,建立反馈机制持续改进教学效果。设立公平透明的绩效评估和奖励制度,激发教师工作积极性和创新能力。作为案例,山东大学医学数据学专业通过引进和培养高层次人才,建立了一个多学科交叉融合的优秀团队,确保高质量发展,提供高质量教学资源和实践机会,提升学生在相关领域的实践能力和创新意识。

第十章 医学数据学专业支撑条件

医学数据学专业由医学、统计学/数学、计算科学等多学科交叉形成,融合流行病学、生物统计学和基因组学等核心学科,提升数据获取、分析和应用能力。医学数据学专业的支撑条件包括学科资源、数据科学实验室、功能验证实验室和数字智能工程训练平台4个方面:①学科资源支撑。医学提供数据源和方法论,数学/统计学提供数据分析基础,计算科学通过机器学习和数据工程实现高效处理和分析。这些资源的交叉融合,确保学生具备扎实的理论水平和实践能力。②数据科学实验室。支持数据操作和科学计算,学生通过这些实验模块,掌握数据采集、整理、分析到应用的全过程,提升综合思维能力。③功能验证实验室。利用基因敲除、基因编辑等技术,将数据分析结果转化为生物学实验验证,提升数据证据可靠性和学生实践技能,全面理解数据与生物学现象的关系。④数字智能工程训练平台。包括医疗科技创新实训平台、数字智能医学工程实验平台、数字智能治理与挖掘分析软件工程训练平台和AI大模型训练与测评教学平台;这些平台通过高性能计算和AI大模型,支持数据分析、试验设计和个性化医疗分析,培养学生的创新能力和行业实践能力。通过这些支撑条件,医学数据学专业有效地提升了学生的理论水平、实践技能和创新能力,确保他们在健康医疗大数据领域具备竞争力和领导力。

第一节 医学数据学专业的学科资源支撑

医学数据学是一个多学科交叉的新领域,它是由医学、统计学/数学、计算科学三大主要支柱学科交叉融汇而成。其核心学科包括数学/统计学、计算机/软件科学、机器学习/人工智能、流行病学/循证医学等。医学不仅是数据的源泉,还提供独特的方法论,如流行病学、生物统计学、基因组学等;非医学学科领域如机器学习、统计学习、数据工程、因果推断等,为医学数据学提供了相应的方法论。生物统计学、流行病学和因果推断为医学数据学提供了从数据中获取证据的方法学基础,并且在处理健康大数据时,提供了创新和稳健的计算和可视化方法。基因组学、生物信息学和计算生物学为医学数据学提供了处理和分析生物组学数据的工具,推动了精准医学和新药研发等领域的发展。健康信息学、数据工程和机器学习/人工智能则是医学数据学的技术支撑,确保数据的高效采集、治理、深度分析和应用。这些多学科资源的交叉与融合,使医学数据学能够更全面地解决复杂医学问题,推动健康医疗大数据的研究与应用,提升医学研究和实践的精确性和效率,最终促进医疗技术的进步和患者健康水平的提高。

一、医学数据学的三大支柱支撑学科

数学/统计学为医学数据学提供了统计思维和数据分析方法,强调从数据中提取有意义的信息;例如,通过描述统计揭示患者数据特征,指导初步临床决策。统计分析如假设检验和回归分析验证医学假设,量化不确定性,揭示潜在模式,指导实验设计。计算机/软件科学通过计算思维和数据思维支撑医学数据学,采用"分而治之"方法解决复杂问题;通过模式识别预测疾病,抽象通用算法,自动化数据处理,优化计算资源。数据敏感度分析提高数据合理性,机器学习方法解决实际问题,数据驱动设计解决方案,结合机器学习和设计思维优化数据分析技术。流行病学和循证医学在医学数据学中架起数据到证据的桥梁,通过系统观察和分析识别疾病风险因素,控制混杂因子,确保因果推断准确性,实现内部和外部有效性统一,从观察研究到试验研究过渡,构建因果预测模型支持因果决策。因果思维结合流行病学和循证医学方法,从数据中提取可靠因果证据,指导临床决策,推动医学研究和实践发展。

1. 数学/统计学

(1)提供医学数据学的统计思维技能

①数据到知识的转换。统计思维强调从数据中提取有意义的信息,并通过统计描述和推断方法,将这些信息转化为知识。在医学数据学中,这一过程尤为关键。例如,描述统计可以帮助研究人员快速理解样本数据的基本特征,如年龄分布、病情严重程度等。这些信息不仅为进一步的分析奠定了基础,也为制定初步的临床决策提供了依据。

②知识到结果的转化。在掌握了数据的基本特征后,统计思维进一步通过分析和推断将这些知识转化为实际结果。例如,假设检验和回归分析可以帮助研究人员验证医学假设和发现变量之间的关系。在临床研究中,统计思维指导研究人员评估治疗方法的有效性和安全性,从而为临床实践提供科学依据。通过这种方式,统计思维将数据转化为可操作的结果,推动医学研究和应用的进步。

③量化不确定性和风险。医学数据往往具有高度的复杂性和不确定性。统计思维通过量化不确定性,帮助研究人员更好地理解和控制风险。例如,在人群研究中,统计模型可以估计疾病传播的概率和风险因素的影响。通过对数据中不确定性的量化,统计思维使研究人员能够在充满不确定性的环境中做出更加科学和可靠的决策。

④发现潜在模式和关系。统计思维通过揭示数据中的潜在模式和关系,为医学研究提供新的视角。例如,相关分析可以帮助发现疾病的潜在病因和发生机制。在基因组学研究中,统计分析可以揭示基因与疾病之间的复杂关系,为个性化治疗提供指导。统计思维通过挖掘数据中的隐藏模式,将知识转化为有价值的研究成果。

⑤指导研究设计与分析。统计思维在医学研究的设计和分析中起着关键作用。通过合理的实验设计和适当的统计方法,研究人员可以确保结果的科学性和可靠性。例如,随机对照试验和样本量估计方法可以提高临床试验的可信度和有效性。统计思维帮助研究人员优化研究设计,提升分析方法,从而获得更加准确和有意义的研究结果。

总之,统计思维通过数据到知识,再从知识到结果的过程,为医学数据学提供了核心支撑。它不仅提升了学生对数据的理解能力,量化了数据中的不确定性,还揭示了潜在的模式和关系,改进了研究设计和分析方法。统计思维的系统化方法和理念,为医学数据学的研究和应用提供了坚实的理论和方法基础,推动了这一新兴学科的不断进步。

（2）提供医学数据学的数据分析方法

数学和统计学为医学数据学提供了坚实的理论基础和方法论支持，是解析生物医学数据和提取有用信息的核心工具。

①参数估计与假设检验。统计学中的推断方法，如假设检验、置信区间和参数估计，帮助研究人员从样本数据推断总体特征。这对于医学研究中的临床试验和观察性研究尤为重要。

②回归分析和生存分析。回归分析用于探讨变量之间的关系，而生存分析用于研究时间到事件发生的过程，这些方法在医学数据中应用广泛，如研究疾病的风险因素和治疗效果。

③多元/多变量分析。如主成分分析和因子分析，帮助处理和理解多变量数据，在医学数据学中用于处理高维生物医学数据。

这些统计学理论和方法不仅帮助研究人员从海量健康和医疗数据中提取有用信息，还为解决医学实践问题提供了科学依据。

2. 计算机/软件科学

（1）提供医学数据学的计算思维技能

①分解复杂医学问题。在医学数据学中，面对复杂的生物医学数据和多层次的医学问题，计算思维的"分而治之"方法尤为重要。例如，研究一种复杂的疾病时，可以将其分解为数据采集、数据预处理、特征提取、模型构建和结果评估等多个步骤。每个步骤中的问题通过计算思维逐步解决，最终实现对整体问题的全面理解和解决。这种分解方法不仅提高了解决问题的效率，而且每个步骤都可以进行优化和改进。

②模式识别和疾病预测。计算思维中的模式识别技术在医学数据学中有广泛应用。通过分析大量患者数据，计算思维可以帮助识别出特定疾病的早期信号和趋势。例如，通过对电子健康记录和生物标志物数据的模式识别，可以提前预测疾病的发生并采取预防措施。这种能力在慢性病管理、流行病监测和个性化医疗中发挥了重要作用，提高了医疗服务的质量和效果。

③抽象和通用算法。计算思维强调从具体问题中提取一般原则或模型，这在医学数据学中有重要意义。通过抽象，研究人员可以开发出通用的分析模型和算法，适用于不同类型的医学数据。例如，一种通用的机器学习算法可以用于分析基因组数据、影像数据和临床数据。这种抽象能力不仅提高了算法的适用性和通用性，还促进了不同数据类型之间的整合和综合分析。

④自动化数据处理。医学数据往往规模庞大且复杂，自动化的数据处理技术显得尤为重要。计算思维通过设计自动化算法和系统，使得数据处理过程更加高效和准确。例如，自动化的数据清洗、特征提取和模型训练可以显著减少人工干预，降低错误率，提高数据分析的效率。这样，研究人员可以专注于高层次的分析和决策，而不是耗费大量时间在数据处理的细节上。

⑤资源优化与高效计算。医学数据学涉及大量数据和复杂计算，计算资源（如时间和内存）的优化至关重要。计算思维通过平衡计算资源和统计准确性，设计高效的计算算法。例如，利用并行处理技术，可以加速大规模数据的计算；通过递归算法，可以优化内存使用。这样的资源优化不仅提升了数据处理的速度，还保证了分析结果的准确性和可靠性。

⑥实现统计模型和算法。在医学数据学中，统计思维提供了数据分析的理论基础，而计算思维则将这些理论转化为可执行的算法和系统。计算思维通过设计和实现高效的算法，使得复杂的统计模型得以应用于实际数据分析中。例如，在大规模基因组数据的分析中，计算思维帮助设计了高效的算法，实现了基因变异的快速识别和分析。

总之,计算思维通过分解复杂医学问题、识别数据模式、抽象通用算法、自动化数据处理、优化计算资源以及实现统计模型和算法,为医学数据学提供了强有力的支撑。它不仅优化了数据处理和分析过程,还通过实现高效的算法,将复杂的统计模型应用于实际数据分析中。这些方法和技术的应用,提升了医学数据学的研究水平和应用效果,推动了这一新兴学科的不断进步。

(2)提供医学数据学的数据思维技能

①数据敏感度。数据思维的核心之一是数据敏感度,即感知数据是否合理以及发现异常的能力。当数据异常时,研究人员需要探查问题所在并追溯其原因。在医学数据学中,数据敏感度尤为关键。医疗数据复杂且多变,通过机器学习算法,研究人员可以自动检测出电子健康记录中的异常数据,如异常的生理指标或不一致的医疗记录。这种高数据敏感度使研究人员能够及时发现潜在问题,确保数据的准确性和可靠性,从而提高医学研究和临床决策的质量。

②数据方法成熟度。数据方法成熟度指的是利用机器学习等方法解决实际问题的能力。在医学数据学中,机器学习技术广泛应用于疾病预测、个性化治疗和医学图像分析等领域。例如,通过深度学习算法,可以从医学影像中自动检测疾病,提高诊断的准确性和效率。数据方法的成熟度体现在掌握整个数据处理过程,包括数据预处理、特征选择和模型评估。这种方法论的成熟度,使研究人员能够高效地从数据中提取有用信息,解决实际医学问题。

③设计数据驱动的解决方案。数据思维强调从数据中直接提取问题和解决方案。在医学数据学中,这意味着研究人员可以通过数据分析,发现潜在的健康风险和治疗方案。例如,通过分析大量患者的健康数据,机器学习算法可以识别出影响疾病发展的关键因素,从而为设计个性化治疗方案提供依据。

④机器学习与设计思维相结合。数据思维将机器学习与设计思维相结合,强调以应用为中心的科学设计。在医学数据学中,这种结合体现在对数据分析技术和数据收集方法的优化上。例如,在开发新的医疗设备时,研究人员可以通过机器学习算法分析设备收集的数据,不断优化设备的性能和准确度。设计思维帮助他们从用户需求出发,设计出更符合临床实际应用的设备和解决方案。

⑤数据驱动的探索和验证。数据思维强调探索、设计、开发和验证数据驱动的解决方案和框架。在医学数据学中,这意味着研究人员需要不断探索新的数据分析方法,设计和开发新的算法,并通过实际数据进行验证。例如,通过对基因组数据的分析,研究人员可以探索新的疾病标志物,并通过实验验证其有效性。这种探索和验证过程,不仅推动了医学研究的进步,还确保了研究成果的可靠性和可重复性。

总之,数据思维通过提高数据敏感度和数据方法成熟度,为医学数据学提供了强有力的支撑。它强调从数据中直接提取问题和解决方案,结合机器学习和设计思维,以应用为中心进行科学设计。通过这种数据驱动的探索和验证方法,数据思维帮助医学数据学研究人员从庞杂的数据中提取有用的信息,解决实际的医学问题,推动个性化医疗和预防医学的发展。这种以数据为中心的思维模式,促进了医学数据学的不断进步和创新。

3. 流行病学/循证医学

(1)架起数据到证据的桥梁

①数据到证据的转换。医学数据学的核心任务是将"数据"转化为"证据",这一过程依赖于因果思维。流行病学和循证医学在这一过程中扮演着关键角色。流行病学通过系统性观察和分析,帮助识别疾病的风险因素和预防措施;循证医学则通过严格的研究设计和证据评价,确保临床决策的科学性和

有效性。因果思维结合流行病学和循证医学的方法,使医学数据学能够从庞大的数据集中提取有价值的证据,为医学研究和临床决策提供坚实的基础。

②控制混杂因子,确保因果推断的准确性。流行病学和循证医学在识别和控制混杂因子方面具有丰富的经验和方法。混杂因子可能干扰因果关系的正确识别,而因果思维通过流行病学方法识别这些因子,并通过循证医学方法进行控制和校正。例如,在研究吸烟与肺癌的关系时,流行病学方法帮助识别如年龄和职业等潜在混杂因子,而循证医学进一步验证和控制这些因子。这样,因果推断的准确性得到了保证,提高了研究结果的可靠性。

③实现内部和外部有效性的统一。因果思维强调内部有效性和外部有效性的统一,这一理念在流行病学和循证医学中得到了充分体现。内部有效性确保在研究的数据集中正确地确定因果关系,外部有效性则确保研究结果在不同数据集和环境中的可推广性。例如,通过在不同人群和条件下重复实验,研究人员可以验证研究结果的普适性和可靠性。流行病学提供了多样化的研究设计(如队列研究、病例对照研究),循证医学则提供了严格的证据评价体系,两者结合,确保了医学数据学研究成果的科学性和应用价值。

④从观察性研究到试验性研究的过渡。因果思维指导医学数据学从观察性研究过渡到试验性研究,这一过程在流行病学和循证医学中得到了广泛应用。通过观察性研究(如队列研究),研究人员可以初步识别因果关联,并基于此设计进一步的试验研究(如随机对照试验)来验证这些因果关系。例如,流行病学观察到某种生活方式与疾病风险的关联,然后循证医学通过随机对照试验验证其因果关系,从而为临床实践提供可靠的指导。

⑤构建因果预测模型,支持因果决策。因果思维帮助医学数据学工作者构建因果预测模型,支持因果决策。这一过程在医学数据学中尤为重要。从数据中发现因果关联,建立预测模型,然后基于这些模型做出干预决策。例如,通过分析患者数据,预测某种治疗方案在不同患者中的效果,帮助医生制定个性化治疗计划,提高治疗效果和患者满意度。流行病学提供了丰富的因果关系研究方法,循证医学则确保了这些研究的适用性和科学性。

总之,将流行病学和循证医学方法有机结合,通过控制混杂因子、实现内部和外部有效性的统一、从观察性研究到试验性研究的过渡、构建因果预测模型,为医学数据学提供了坚实的支撑。流行病学和循证医学在这一过程中发挥了关键作用,帮助研究人员从数据中提取可靠的因果证据,指导临床决策,推动医学研究和实践的发展。

(2)提供医学数据学的因果思维技能

①关联(Association)。在医学数据学中,因果推断的第一阶梯是识别数据中的关联。通过关联分析,研究人员可以从庞大的数据集中发现潜在的因果关系。例如,通过对大规模患者数据的观察,发现某种生活方式(如吸烟)与特定疾病(如肺癌)之间的关联。这种关联分析帮助确定研究方向和假设,为后续的深入研究提供线索。医学数据学利用大数据技术和机器学习算法,可以更快速、精确地识别这些关联,提高数据分析的效率和准确性。

②干预(Intervention)。因果推断的第二阶梯是通过干预措施验证因果关系。在医学数据学中,循证医学的方法,如随机对照试验(RCT),是验证因果关系的关键手段。RCT通过随机分配参与者到实验组和对照组,消除混杂因素的影响,从而准确评估干预措施的效果。例如,验证某种新药的疗效和安全性。通过在数据中引入实验设计,医学数据学可以从关联走向因果验证,确保研究结论的科学性和可信度。这不仅帮助确定治疗方法的有效性,还为临床决策提供坚实的证据基础。

③反事实(Counterfactual)。因果推断的第三阶梯是反事实分析,即通过假设分析评估不同干预措施的潜在效果。在医学数据学中,反事实思维帮助研究人员预测和评估各种治疗方案的可能结果。例如,通过数字孪生和因果迁移学习等评估如果患者未接受某种治疗,疾病发展可能会如何。反事实推理在个性化医疗中尤为重要,因为它能够基于患者的具体情况,预测不同治疗方案的效果,从而优化治疗决策。利用机器学习和高级模拟技术,医学数据学可以构建反事实模型,提供更为精准的治疗建议。

④医学数据学的核心任务与因果推断的结合。医学数据学的核心任务是将"数据"转化为"证据",而因果推断的三个阶梯层级在这一过程中发挥了重要作用:①数据到知识(关联)。通过流行病学的观察性研究,识别数据中的潜在因果关系,形成初步的科学假设。②知识到证据(干预)。通过循证医学的实验性研究,验证这些因果关系,确保研究结论的科学性和可验证性。③证据到决策(反事实)。通过反事实分析,评估不同干预措施的效果,为临床决策和个性化医疗提供科学依据。

总之,因果推断的三个阶梯层级(关联、干预和反事实)为医学数据学提供了系统的研究框架和方法论支持。通过流行病学和循证医学的结合,医学数据学不仅能够识别和验证因果关系,还能通过反事实分析优化临床决策。这些方法的应用,不仅提高了医学研究的科学性和准确性,增强了研究成果的实用性和推广性,还推动了个性化医疗和精准医学的发展。因果思维的系统性和方法论优势,使医学数据学在处理复杂医疗数据和问题时,具备了强大的理论和实践支撑。

二、医学数据学的其它交叉支撑学科

基因组学为医学数据学提供了丰富的生物数据资源,包括基因序列、基因表达和表观遗传数据等,支撑疾病关联分析和个性化医疗。生物信息学利用各种生物组学数据资源和高效的数据处理技术,支持医学数据学。计算生物学通过高级数据解析与建模、跨组学数据整合、精准医学支持、健康医疗大数据链接和新药研发等,为医学数据学提供全面支撑。

1. 基因组学

(1)数据资源的丰富性。基因组学研究生成了庞大的生物数据,这些数据成为医学数据学的重要基础。包括基因序列数据、基因表达数据、表观遗传数据等,这些数据为医学研究提供了丰富的资源。例如,利用基因组数据可以进行疾病关联分析,识别疾病相关基因,为个性化医疗提供依据。

(2)高效的数据处理与分析。基因组学产生的大规模数据需要高效的处理和分析技术。生物信息学和计算生物学的发展,为医学数据学提供了强大的数据处理和分析工具。这些工具可以快速、准确地处理和分析海量基因组数据,提高了医学研究的效率和精确度。例如,基因组组装、基因注释和变异检测等技术可以在短时间内处理大量数据,为医学数据学提供了技术支持。

(3)培养统计思维。医学数据学通过统计思维,利用基因组数据进行基因关联分析和遗传变异的统计模型建立。统计方法帮助研究人员理解基因与疾病之间的关系,量化基因对疾病的影响。例如,多变量统计分析可以揭示复杂疾病的多基因遗传模式,提供疾病预测和风险评估的依据。

(4)培养计算思维。计算思维在医学数据学中用于开发处理基因组大数据的算法和软件工具。这些工具可以进行基因组数据的建模和模拟,提升数据处理的效率和准确性。例如,基因组组装算法可以快速拼接基因序列,基因表达分析软件可以精确分析基因表达水平,为医学研究提供可靠的数据支持。

(5)培养数据思维。数据思维强调从基因组数据中直接提取有用信息和知识。医学数据学利用数据思维,通过机器学习和数据挖掘技术,从基因组数据中发现新的生物标记物和治疗靶点。例如,机器学习算法可以从基因组数据中识别疾病相关基因,数据挖掘技术可以发现潜在的治疗靶点,为疾病诊断和治疗提供新思路。

(6)培养因果思维。因果思维在医学数据学中用于分析基因与疾病之间的因果关系。通过建立基因－环境－疾病的因果模型,研究人员可以理解疾病的发生机制和发展过程。例如,因果模型可以帮助识别疾病的关键基因,揭示基因如何通过复杂的生物通路影响疾病,为精准医学提供科学依据。

总之,基因组学为医学数据学提供了丰富的数据资源和高效的数据处理技术,并在统计思维、计算思维、数据思维和因果思维中得到广泛应用。这些支撑作用不仅推动了医学数据学的发展,也为揭示生物医学奥秘、解决医学实践问题提供了强有力的工具和方法。

2. 生物信息学

(1)丰富的数据资源。生物信息学以各种生物组学数据为资源,通过数据搜索(收集和筛选)、处理(编辑、整理、管理和显示),为医学数据学提供了丰富的数据基础。这些数据包括基因组、转录组、蛋白质组和代谢组数据,涵盖了从DNA到疾病表型的完整生物学系统。这些数据资源为医学数据学进行疾病关联研究、个性化医疗、疾病预防和治疗策略的制定提供了坚实的基础。

(2)数据处理与分析技术。生物信息学利用计算机技术进行高效的数据处理和分析,推动了医学数据学的发展。常用方法包括序列比对、序列组装、基因识别、基因重组、蛋白质结构预测、基因表达分析和蛋白质反应预测。这些技术不仅提高了数据处理的效率和准确性,还为医学数据学提供了先进的分析工具。例如,序列比对可以识别基因变异,序列组装可以重构完整基因组,基因识别可以定位功能基因,所有这些都为医学数据学提供了精准的数据支持。

(3)培养统计思维。在医学数据学中,统计思维用于理解和解析基因组数据中的模式和关联。生物信息学通过应用统计方法进行基因关联分析、遗传变异的统计模型建立和多变量分析,揭示基因与疾病之间的关系。例如,统计模型可以量化基因对疾病风险的贡献,帮助识别高风险基因,为疾病预测和个性化医疗提供科学依据。

(4)培养计算思维。计算思维在医学数据学中至关重要,生物信息学通过开发和应用复杂的算法和软件工具,实现对海量组学数据的高效处理和分析。计算思维强调问题分解、模式识别和算法设计,应用于基因组组装、基因注释和变异检测等领域。这些技术使得医学数据学能够快速处理和分析大规模生物数据,揭示复杂生物系统的规律和机制。

(5)培养数据思维。数据思维强调从大量生物数据中直接提取有用的信息和知识。生物信息学通过数据挖掘和机器学习技术,从组学数据中发现新的生物标记物和潜在治疗靶点。例如,机器学习算法可以从基因表达数据中识别疾病相关基因,数据挖掘技术可以发现新的基因－疾病关联,这些发现为医学数据学提供了丰富的研究和应用前景。

(6)培养因果思维。因果思维在医学数据学中用于理解基因与疾病之间的因果关系。生物信息学通过通路分析方法,帮助识别疾病发生的关键因素。例如,通过生物通路分析,可以确定某些基因变异如何导致疾病发生,揭示基因与环境因素的交互作用,这为精准医学提供了科学依据和理论支持。

总之,生物信息学通过丰富的数据资源、高效的数据处理与分析技术,以及在统计思维、计算思维、数据思维和因果思维中的培养,为医学数据学提供了全面而坚实的支撑。这些支撑作用不仅推动了医学数据学的发展,也为解析生物医学奥秘和解决医学实践问题提供了科学方法和技术手段。

3. 计算生物学

(1)通过高级数据解析与建模培养计算思维和技能。计算生物学通过数学建模和计算机仿真技术,深入解析生物信息学的分析结果,揭示生物学系统的复杂运行机制。这些技术利用计算思维,将复杂的生物学问题转化为计算模型,帮助研究人员理解基因、蛋白质、细胞及其相互作用。例如,通过数学建模,可以模拟疾病的传播过程,预测疾病的流行趋势,帮助制定有效的疾病防控策略,这直接应用于医学数据学的计算思维。

(2)通过跨组学数据整合培养数据思维和技能。计算生物学不仅局限于单一组学数据的分析,更侧重于整合不同组学数据(如基因组、转录组、蛋白质组、代谢组等),这种跨组学数据的整合能够揭示不同生物层次间的相互作用和调控机制,为医学数据学提供全面的系统生物学视角。这种整合运用了数据思维,通过整合分析,发现新的生物标记物和潜在治疗靶点,为个性化医疗提供依据。

(3)通过精准医学培养统计思维的应用。计算生物学通过大规模计算模拟技术,从海量组学数据中提取信息和知识,支持精准医学的发展。基于统计思维,计算生物学利用统计模型和算法,实现对个体化治疗方案的预测和优化,提升治疗效果,降低副作用。例如,通过模拟药物与靶标蛋白的相互作用,可以预测药物的疗效和毒性,为新药研发提供科学依据。

(4)通过健康医疗大数据链接培养因果思维。计算生物学在医学数据学中不仅关注组学数据,还将常规健康医疗大数据与组学数据进行链接,形成完整的生物医学大数据因果链。这种数据整合利用因果思维,全面反映个体的健康状态和疾病风险,推动医学研究和临床应用。例如,通过将电子健康记录(EHR)与基因组数据进行整合,可以识别遗传因素对疾病的影响,提供个性化的健康管理方案,并利用因果模型分析环境与基因的交互作用对疾病的影响。

(5)通过新药研发和高端检测技术培养多思维融合技能。计算生物学的技术和方法为新药研发和高端检测设备的开发提供了重要支持。这些应用结合统计思维、计算思维和数据思维,通过计算模拟和虚拟筛选,高效筛选潜在药物靶点,加速新药的研发进程。此外,通过对组学数据的深度解析,开发出更加灵敏和特异的检测技术,提高疾病早期诊断的准确性。例如,基于计算生物学的蛋白质结构预测和相互作用分析,可以设计出高效的抗体和诊断试剂。

(6)创新理论和方法。计算生物学为医学数据学提供了丰富的理论和方法创新。通过构建复杂生物系统的动态模型,研究生物过程的时空动态变化,揭示疾病的发生和发展机制。这些创新方法结合了统计思维、计算思维、数据思维和因果思维,为医学数据学的研究提供了强有力的工具。例如,通过数学建模,可以研究基因调控网络的动态变化,预测基因突变对疾病的影响。

4. 健康信息学

健康信息学(Health Informatics)是信息学、计算机和健康学科的交叉学科,优化健康信息的获取、存储和使用。其工具包括计算机、临床指导原则、医疗术语和信息通讯系统。健康信息学是健康医疗大数据生产、存储和传输的载体学科。它制定电子病历、医院信息系统、决策支持系统、影像信息技术、远程医疗和互联网医疗的数据标准,为医学数据学提供基础架构和标准化支持。这一领域确保学生能熟练掌握和应用各种健康信息系统,提高数据管理和利用效率,增强医疗服务的质量和效果。

5. 数据工程

数据工程(Data Engineering)专注于数据收集和分析的实际应用,主要任务是建立数据管道(Data Pipeline),包括数据的摄入、处理、存储和访问。通过数据工程,学生学习如何设计、开发和评估信息系统,确保数据在整个生命周期内的完整性和可用性。数据工程提供的技术和方法,使学生能够高效地采集、整理和管理大规模医疗数据,为后续的数据挖掘和分析打下坚实的基础。掌握数据工程技能的学生,能够构建和维护复杂的数据处理系统,确保医疗数据的高效流动和利用。

6. 机器学习/人工智能

机器学习(Machine Learning)是人工智能(Artificial Intelligence)的一个分支,通过设计和分析自动学习算法,从数据中自动获得信息,对未知数据进行预测。机器学习在医学数据学中扮演重要角色,应用于疾病预测、个性化治疗、医疗影像分析等领域。学生通过学习机器学习和人工智能,掌握利用统计理论进行统计学习的方法,能够开发和应用先进的算法解决复杂的医学问题。机器学习的应用,使学生能够从大数据中提取有价值的信息,提高医学研究和临床决策的准确性和效率。

7. 因果推断

因果推断(Causal Inference)在医学数据学中起着关键作用,通过分析数据中变量之间的因果关系,帮助理解疾病的发生机制和发展过程,它包括以下几个方面。

(1)识别因果关系。通过流行病学和循证医学的方法,因果推断能够揭示健康数据中的潜在因果关联,识别疾病的风险因素和预防措施。

(2)控制偏倚。因果推断技术,如随机对照试验(RCT)和倾向得分匹配(PSM),有效控制混杂因素,提高因果结论的准确性。

(3)支持决策制定。因果推断模型帮助预测不同干预措施的效果,支持个性化治疗方案的制定,提升临床决策的科学性和可靠性。

8. 统计学习

统计学习(Statistical Learning)是机器学习的基础,通过从数据中构建统计模型进行预测和推断,推动医学数据学的发展,其支撑作用包括以下几个方面。

(1)模型构建与验证。统计学习利用回归分析、分类方法和聚类分析等技术,从医学数据中构建预测模型,并通过交叉验证和自助法等方法进行模型验证,提高模型的可靠性和泛化能力。

(2)高维数据分析。统计学习在处理高维生物医学数据(如基因表达数据、影像数据)方面具有优势,通过降维技术(如主成分分析)和正则化方法(如Lasso回归)有效处理高维数据,提取关键特征。

(3)预测与分类。统计学习算法如支持向量机(SVM)和随机森林(Random Forest)广泛应用于疾病预测、患者分类和治疗效果评估,提升医学研究和临床实践的精度和效率。

总之,多学科资源为医学数据学专业提供了全面的支撑,使其能够高效处理和分析复杂的医疗数据,推动医学研究和临床实践的进步。这些学科资源的整合与应用,不仅提升了医学数据学的研究水平,也为医疗技术的创新和患者健康水平的提高提供了重要保障。

第二节　医学数据学的数据科学实验室

医学数据学专业教学实验室,包括数据科学实验室(Data Science Laboratory,缩写为DataLabs)和生物学功能验证实验室(Biological Function Verification Laborator,缩写为FunctionLabs)。数据科学实验室的主要功能是支撑数据操作和科学计算,俗称为"干实验室(Dry Lab)"。生物学功能验证实验室的主要功能是支撑数据证据的实验室生物学功能验证,俗称为"湿实验室(Wet Lab)",主要是在实验室产生的数据证据基础上,通过分子、细胞、生理学试验、动物实验等方法对数据证据进行功能验证。本节阐述数据科学实验室的联邦医学科学大数据资源协作网、联邦分布式医学科学大数据平台、医学科学大数据标准体系、全栈式健康医疗大数据智能系统、医学科学大数据队列仓库、跨组学大数据云服务平台、大数据循证医学证据分析平台共7个实验教学模块,以及它们对医学数据学专业的支撑作用。

一、联邦医学科学大数据资源协作网

联邦医学科学大数据资源协作网络为医学数据学专业培养提供了教学场景,数据资源方面,协作网提供丰富的健康医疗大数据资源,确保数据标准化和集成。科研与产业需求方面,协作网的科研项目和实践机会帮助学生增强科研素养,应用研究成果于实际。跨学科合作与创新方面,协作网鼓励多单位联合提出临床问题并申报科研项目,培养学生跨学科思维和创新能力。实习与就业方面,协作网提供丰富的实习和就业机会,提升学生操作能力和实践经验,推动其全面发展成为健康医疗大数据领域的高级人才。

1. 组织机构及运行机制

以国家健康医疗大数据开发应用联盟数据科学创新工作委员会为例,其组织机构与运行机制如下。

(1)组织机构

①需求层面。(a)科研服务。委员会致力于为科研机构提供服务,满足其在健康医疗数据研究中的需求。(b)产业需求。委员会关注医疗行业的实际需求,确保研究成果能够应用于实际生产和服务中。(c)强调了科研和产业的需求,这表明委员会不仅关注学术研究,还致力于解决实际问题,促进产业应用。

②数据层面。(a)科研项目。委员会组织和管理健康医疗大数据相关的科研项目,推动数据驱动的科学研究。(b)服务项目。提供基于健康医疗大数据的各类服务项目,支持临床研究和数据分析。(c)强调了科研和产业的需求,这表明委员会不仅关注学术研究,还致力于解决实际问题,促进产业应用。

③产出层面。(a)科研成果。委员会致力于将科研项目的成果进行转化,形成可实际应用的技术和方法。(b)转化成果。通过转化科研成果,推动其在医疗和健康领域的应用,实现科研价值的最大化。(c)强调了科研成果的转化,确保研究不仅停留在理论阶段,而是能够转化为实际应用,产生实际效益。

(2)运行机制

①服务机制。(a)任务设定。由医院、高校、国家健康医疗大数据中心(北方)(以下简称为"北方中心")中心及国家健康医疗大数据研究院(以下简称为"国研院")等联合提出临床问题,组织申报科研项目。(b)协作与执行。协作联盟内的任何成员单位均可发起多中心的科研需求,通过委员会统筹实施,北方中心及医院等执行科研服务项目。(c)确保了各成员单位能够根据临床需求和科研需求发起项目,委员会负责统筹和管理,确保项目的有效实施。

②攻关机制。(a)任务设定。围绕健康医疗大数据的平台建设与治理,设定相关任务。(b)管理与执行。北方中心和委员会负责管理,国研院和医院等执行具体任务,确保数据平台的高效建设和运行。(c)确保了数据平台的建设和治理工作有条不紊地进行,北方中心和委员会的管理职责明确,执行单位确保了任务的落地。

③收益机制。(a)任务设定。聚焦临床研究和数据服务,设定相应任务。(b)管理与执行。由北方中心和委员会管理,医院、高校和国研院等单位共同执行。(c)成果共享。联盟内医院均可单独或联合协作单位发布科研成果,联盟内高校和医院联合发布"共研、共享、共用"成果,北方中心、医院、高校及国研院共享科研成果及收益。(d)通过明确的任务设定、管理和执行流程,确保科研成果能够在联盟内外得到共享和应用,最大化科研价值和收益。

2.联邦医学科学大数据资源协作网对医学数据学专业的重要支撑作用

（1）数据资源的支持

①健康大数据的获取与管理。协作网为医学数据学专业的学生提供了丰富的健康医疗大数据资源，涵盖从数据采集、整理、优化到挖掘分析的各个环节。这些数据资源为学生在学习和实践中提供了真实、丰富的素材，使其能够更好地理解和应用医学数据学理论。

②数据标准化和集成。协作网内的数据经过标准化和集成处理，保证了数据的高质量和一致性，学生可以直接使用这些数据进行科研项目和服务项目，提升其实践能力。

（2）科研与产业需求的对接

①科研项目与实践机会。协作网内的科研项目为医学数据学专业的学生提供了丰富的实践机会。学生可以参与到多中心的科研需求中，通过实际项目锻炼其数据处理和分析能力，增强其科研素养。

②产业需求的引导。协作网关注医疗行业的实际需求，确保研究成果能够应用于实际生产和服务中。这一机制使学生不仅能够在学术研究中获得成果，还能够将研究转化为实际应用，培养其解决实际问题的能力。

（3）跨学科合作与创新

①多学科协作。协作网的运行机制鼓励医院、高校、研究院等多单位联合提出临床问题并申报科研项目。医学数据学专业的学生可以通过参与这些跨学科的合作项目，培养其跨学科的思维和协作能力，提升其创新能力。

②创新平台的建设。协作网内的数据平台建设与治理任务为学生提供了参与创新平台建设的机会。学生可以在平台的搭建和优化过程中，学习先进的数据管理和治理技术，提升其技术创新能力。

（4）科研成果的转化与共享

①成果转化平台。协作网致力于将科研项目的成果进行转化，形成可实际应用的技术和方法。医学数据学专业的学生通过参与这些成果转化项目，可以学习如何将科研成果应用于实际，提升其成果转化能力。

②成果共享机制。协作网内的成果共享机制确保科研成果能够在联盟内外得到共享和应用。学生可以通过这一机制，了解最新的研究动态和成果，增强其学术视野和行业敏感度。

（5）实习与就业机会

①行业实践能力。协作网的成员单位包括医院、高校和研究院等，提供了丰富的实习和就业机会。医学数据学专业的学生可以通过在这些单位的实习和工作，提升其实际操作能力和行业实践经验。

②职业发展支持。协作网内的资源和平台为学生提供了广泛的职业发展支持，帮助其在健康医疗大数据相关领域内成为业务骨干和业界精英。

总之，联邦医学科学大数据资源协作网，通过提供丰富的数据资源、科研与产业需求对接、跨学科合作与创新、科研成果转化与共享、实习与就业机会等多方面的支持，全面支撑了医学数据学专业的培养目标。它不仅为学生提供了理论学习的基础，还通过实际项目和行业需求的引导，培养其解决实际问题的能力，推动其全面发展，最终成为健康医疗大数据领域的高级专门人才。

二、联邦分布式医学科学大数据平台

联邦分布式医学科学大数据平台结合了中心化和去中心化的优势，形成了一个全面、高效的医学数据管理和研究网络。该平台通过中心化的大数据中心和全国多个协作中心的联动，实现了数据的标准化、集成、创新和转化,为医学数据学的研究和应用提供了坚实的基础。

1. 中心化布置

(1)北方中心基础设施。作为数据存储和管理的核心,国家健康医疗大数据中心(北方)汇集了山东省7000万人健康医疗大数据,形成国家健康医疗大数据研究院中心化大数据平台。

(2)数据标准化与集成。中心化节点负责数据的标准化处理和集成,确保数据的一致性和高质量,为后续分析和研究奠定基础。

(3)数据创新与转化。通过中心化平台,数据能够被更高效地创新和转化,形成可实际应用的技术和方法。

2. 去中心化布置

(1)全国协作中心。在全国11个省市建立65个协作中心,这些中心负责本地数据的收集和处理。去中心化节点的设立能够提升数据采集的效率和覆盖面,充分利用地方资源。

(2)数据协作与共享。去中心化节点之间以及与中心化节点之间保持密切的数据交换和协同工作,形成一个互联互通的网络,确保数据的广泛共享和利用。

3. 跨组学数据仓库

(1)大规模数据存储。平台拥有17TB的跨组学大数据,包括从DNA到RNA再到蛋白质的表达数据,这些数据为生物组学研究提供了重要资源。

(2)多组学研究。平台支持流行病学队列设计和高通量跨组学设计,通过整合基因组、表观组、转录组、蛋白质组等数据,开展系统生物学研究。平台支持高通量跨组学设计,通过暴露组学、基因组学、表观组学等技术,全面研究健康与疾病的关系。

4. 优势互补

(1)高效数据管理

①中心化节点的高效性。北方中心通过统一的数据标准和集成,确保数据质量和管理效率。

②去中心化节点的广覆盖性。全国协作中心的设立,确保数据采集的广泛性和及时性,提升数据资源的全面性。

(2)资源优化利用

①地方资源的充分利用。去中心化节点充分利用地方资源,提升数据采集和处理的效率。

②中心化平台的整合与创新。中心化节点通过整合和创新,提升数据的价值,实现数据的高效转化。

(3)广泛的协作与共享

①多中心协作。各协作中心之间及其与中心化节点之间保持密切的协作,实现数据和资源的共享,推动科研和临床应用。

②共享机制的建立。平台内的数据和科研成果能够在联盟内外广泛共享,促进学术研究和产业应用的融合。

5. 平台对医学数据学专业的支撑作用

联邦分布式医学科学大数据平台通过结合中心化和去中心化的优势,形成了一个高效的医学数据管理和研究网络,全面支持医学数据学专业的培养目标。

(1)中心化部署

①北方中心基础设施。学生可以在丰富的数据环境中进行研究和实践。跨组织大数据云平台,通

过整合不同来源的数据,确保数据的全面性和多样性,帮助学生理解和处理复杂的生物医学数据集。

②数据标准化与集成。(a)数据一致性与高质量,标准化处理和集成确保了数据的一致性和高质量,为学生提供了高质量的数据资源,奠定了坚实的数据分析基础;(b)数据处理技能,通过学习和应用数据标准化技术,学生能够掌握数据处理的基本技能,增强数据整合和分析能力。

③数据创新与转化。中心化平台高效地进行数据创新和转化,学生可以学习如何将数据转化为实际应用的技术和方法,提升创新思维。

(2)去中心化部署

①全国协作中心。学生可以接触到广泛的数据来源和类型,增强数据采集和管理能力。

②数据协作与共享。去中心化节点之间以及与中心化节点之间的数据交换和协同工作,形成互联互通的网络,培养学生的协作和共享意识,提升数据协同处理能力。

(3)跨组学数据仓库

①多种组学数据。学生可以在基因组学、表观组学、转录组学和蛋白质组学等多个层面进行深入研究。

②多组学研究。通过整合多组学数据,开展系统的生物学研究,培养学生在多组学研究中的技能和方法。

(4)优势互补

①高效数据管理。(a)学生能够在高效的数据管理环境中学习和实践;(b)广覆盖性,去中心化节点提升数据采集的广泛性和及时性,帮助学生理解和应用广泛的数据采集技术。

②资源优化利用。(a)地方资源利用,去中心化节点充分利用地方资源,提升数据采集和处理效率,学生可以学习如何高效利用地方数据资源,(b)整合与创新,中心化节点通过整合和创新,提升数据价值,实现数据高效转化,帮助学生掌握数据整合与创新技术。

③广泛的协作与共享。(a)多中心协作,推动数据和资源共享,学生能够在多中心协作环境中学习和应用数据协作技术;(b)共享机制,促进学术研究和产业应用的融合,学生能够了解并参与数据共享机制,提升科研和实际应用能力。

总之,联邦分布式医学科学大数据平台,通过其中心化与去中心化的优势互补,提供了高效的数据管理、标准化处理、多组学研究和广泛的协作共享支持,为医学数据学专业的学生提供了一个全面的学习和实践平台,助力其在数据密集型医学、数字医学和智能医学领域的发展,培养出具备全面素养和实践能力的高级专门人才。

三、医学科学大数据标准体系

针对数据治理缺乏全流程标准体系的痛点,创建了数据采集融汇通用数据模型RCDM、医学科学数据通用数据模型CCDM和循证图谱通用数据模型GCDM,解决了数据贯标不力、弥补了队列标准缺失、填补了循证图谱空缺,打通了数据治理路径。医学科学大数据标准体系,涵盖了数据来源、数据集成、通用科学数据模型、循证因果知识图谱和国际标准等多个方面。

1. 数据采集融汇通用数据模型(RCDM)

(1)数据源

①医院系统。如HIS(医院信息系统)、LIS(实验室信息系统)、PACS(影像归档与通信系统)、EMR(电子病历)等。

②公卫系统。如 EHR(电子健康记录)、传染病、死亡、疾病预防控制等。

③疾控系统。如死亡库、肿瘤报告等。

④医保系统。如登记库、结算库等。

⑤近人体空间:包括毫米雷达波、压力传感器、音视频等健康感知信息。

⑥跨组学信息。包括基因组、表观组、转录组、蛋白组、代谢组、微生物组等。

⑦行业外系统:包括社会、经济、环境等数据。

(2)数据资源索引(DRI)

①基础数据。包括61个数据集和49个值域编码表,涵盖机构、经营等基本信息。

②个体索引库(EMP)。包括人口基本信息、社会保障、就业等数据,共4个数据集和20个值域编码表。

③公共卫生(RCDM-3)。包含144个数据集和70个值域编码表,涵盖基本公共卫生的11个领域等信息。

④电子病历(RCDM-4)。包括72个数据集和34个值域编码表,涵盖诊疗记录、治疗方案等信息。

⑤跨组学数据。按 TCGA 标准表结构。

⑥近人体空间数据。按照国家健康医疗大数据研究院近人体健康感知数据采集标准。

2. 通用科学数据模型(SCDM)

(1)社会经济/环境地理元数据变量。399个变量,涵盖地理编码、污染物等信息。

(2)疾病诊断元数据变量。37289个变量,涵盖 ICD-10 编码、疾病描述等信息。

(3)手术操作元数据变量。18255个变量,涵盖 ICD-9-CM-3 编码、手术名称等信息。

(4)药品元数据变量。15846个变量,涵盖药品编码、剂量等信息。

(5)检查检验元数据变量。2410个变量,涵盖检验项目、结果等信息。

(6)医学术语元数据变量。65535个变量,涵盖 SNOMED-CT 编码、术语定义等信息。

(7)中医学术语元数据变量。3387个变量,涵盖中医编码、诊断标准等信息。

(8)近人体空间元数据变量。包括从毫米雷达波、压力传感器、音视频等多模态数据中提取的海量数字生物标记。

(9)跨组学元数据变量。按照 TCGA 数据标准定义的海量组学变量。

3. 循证因果知识图谱通用数据模型(GCDM)

(1)循证知识概念图谱。利用自然语言处理(NLP)和深度学习,构建循证知识三元组,例如:吸烟是冠心病的冠心病危险因子等。

(2)知识图谱展示。通过知识图谱展示各种数据的关系和联系,帮助研究者理解和利用数据进行因果分析和推理。

4. 国际标准

(1)临床试验数据交换标准(CDISC)。用于规范和标准化临床试验数据的交换。

(2)真实世界证据研究数据交换标准(OMOP-CDA)。用于真实世界研究和分析。

(3)以患者为中心的结局研究通用数据模型(PCORnet CDM)。用于患者结局研究的数据标准。

5. 数据标准体系对医学数据学专业的支撑作用

医学科学大数据标准体系通过系统化的数据治理、标准化的数据处理以及多种数据模型的应用,全面支持了医学数据学专业的培养目标,帮助学生在数据密集型医学、数字医学和智能医学领域内全面发展,形成稳固的专业素养。

(1)数据采集融汇通用数据模型(RCDM)

①多样化数据源。通过医院信息系统(如HIS、LIS、PACS、EMR等),学生可学习从各类医疗系统中获取和处理数据。公共卫生系统(如EHR、传染病、死亡报告等),帮助学生理解公共卫生数据的采集与应用。疾控系统(如死亡库、肿瘤报告等),增强学生对疾病监测数据的处理能力。行业外系统(如社会、经济、环境数据),使学生具备跨领域的数据整合能力。

②数据资源索引(DRI)。提供了基础数据、个体索引库、公共卫生数据、电子病历数据等多种数据集,学生能够掌握从基础数据到复杂数据的索引与管理技巧。

(2)通用科学数据模型(SCDM)

①社会经济/环境地理元数据。培养学生处理和分析社会、经济和环境数据的能力。

②疾病诊断、手术操作、药品元数据。帮助学生深入理解和应用ICD−10、ICD−9−CM−3等国际标准,掌握医学数据的标准化处理。

③检查检验、医学术语、中医学术语元数据。通过学习这些不同类型的元数据变量,学生能够具备管理各种医学数据的技能。

④跨组学员数据。培养学生生物信息学素养与技能,支持多组学研究。

⑤近人体空间元数据。如毫米雷达波、压力传感器等多模态数据,培养学生在新兴技术下的数据采集和处理能力。

(3)循证因果知识图谱通用数据模型(GCDM)

①自然语言处理(NLP)和深度学习。学生学习通过NLP和深度学习技术构建循证知识三元组,如吸烟−危险因子−冠心病,提升因果分析能力。

②知识图谱展示。通过知识图谱展示各种医疗数据的关系和联系,帮助学生理解复杂数据之间的关系,提升因果推理和分析能力。

(4)国际标准

①临床试验数据交换标准(CDISC)。生学习如何规范和标准化临床试验数据交换,提升临床研究的数据处理能力。

②真实世界研究数据交换标准(OMOP−CDA)。学生能够掌握处理和分析真实世界数据的技能,提升研究和实践能力。以患者为中心的结局研究通用数据模型(PCORnet CDM),使学生能够更好地进行以患者为中心的研究,提升个性化医疗研究的能力。

总之,医学科学大数据标准体系通过提供全面的标准化数据处理流程、丰富的多维元数据变量和先进的数据分析技术,支持了医学数据学专业培养目标的实现。学生在这一体系下能够掌握数据采集汇聚−整理优化的关键技术,具备行业实践能力,为成为健康医疗大数据领域的业务骨干和业界精英奠定了坚实基础。

四、全栈式健康医疗大数据智能系统

针对数据治理应用,缺乏集成化全栈式工具的痛点,研发了健康医疗大数据全栈式工程智能系统(SMART_MSDW),实现了流程化分析,解决了数据工具集成不够、填补了设计分析流程缺失、降低了专业使用槛门高;实现了数据的全栈式服务。它是一个从数据源到数据产业化应用的完整技术流程,涵盖了数据采集、处理、标准化、分析和应用的各个环节。

1. 技术流程

(1)数据源。来自多种系统,包括医院系统、公卫系统、疾控系统和医保系统及行业外系统。

(2)数据采集与处理。通过ETL(提取、转换、加载)工具和边缘计算工具进行数据采集和初步处理。

(3)数据标准化。使用上述各种标准化工具对数据进行标准化处理。

(4)数据分析与建模。利用循证因果图谱和大数据分析工具进行数据分析和建模。

(5)数据应用。通过各种应用终端实现数据的实际应用和产业化。

2. 标准化工具

(1)数据采集融汇汇通用数据模型(RCDM)及软件。用于整合和管理来自不同数据源的数据。镜像库ETL智能工具专门备份数据,标准库ETL智能工具,是基于标准化数据采集边缘计算工具箱,用于边缘设备的数据采集和处理。

(2)科学数据用数据模型(SCDM)及软件。是标准化数据编码工具,包括疾病编码、手术编码、检验编码、药品编码和术语编码工具。

(3)循证因果图谱标准体系(GCDM)。测量(M)-诊断(D)-治疗(T)-评估(E)图脑模型用于临床数据的综合治理和分析,循证知识三元组提取工具包用于从数据中提取循证医学知识图谱。

(4)大数据因果推断预测决策方法体系及工具。大数据随机临床设计分析流程工具用于随机临床试验的数据分析,大数据真实世界设计分析流程工具用于现实真实数据的分析,精准医学设计分析流程工具用于精准医学的数据分析,大数据流行病学设计分析流程工具用于流行病学数据的分析。

通过上述流程和工具,该系统不仅提升了数据处理和分析的效率,还扩展了数据的应用范围,为医学数据学专业人才培养、医学研究和实践提供了强大的支持。

3. 软件工具

医学科学大数据队列仓库(Smart Medical Science Data Warehouse, SMART_MSDW)是由国家健康医疗大数据研究院在中心化与去中心化优势互补的联邦大数据协作网上所部署的面向健康医疗大数据治理和应用专用软件工具。

(1)总体构架及优势

医学科学大数据队列仓库包括镜像数据库、观察数据库、科学数据仓库、科学文献库、领域数据库和队列数据库。

①SMART_MSDW是一个集成了多种数据模型和数据治理工具的综合平台,旨在提供高效、安全和可靠的健康医疗大数据存储和处理解决方案。其设计体现了"五个一"特性,包括一套完整的数据管理和计算系统、一组可信计算方案、一张数据共享网络和一个大数据因果推断框架。这些特性共同构建了一个面向健康医疗领域的数据科学基础设施,支持多样化的科研和应用需求。

②SMART_MSDW的数据存储库分为业务镜像库、标准资源库和科学数据仓库,分别对应不同的数据类型和用途。业务镜像库用于存储与实际业务相关的原始数据,标准资源库基于通用数据模型RCDM提供标准化的数据资源,科学数据仓库则采用SCDM涵盖了观察数据库、科学数据仓库、文献库、领域数据库和队列数据库等多种数据存储形式。这种多层次的数据存储结构确保了数据的多样性和高效利用。

③通过OMOP CDM的映射,SMART_MSDW实现了数据的标准化和统一管理,增强了数据的可访问性和共享性。此外,SMART_MSDW提供了强大的数据治理工具,包括ETL工具、自动标准化编

码工具、医学自然语言处理工具和研究分析工具。这些工具为数据的抽取、转换、加载、编码和分析提供了全面支持，提升了数据处理的效率和精度。

总之，SMART_MSDW通过其创新的数据模型和强大的数据治理工具，为健康医疗大数据的存储、管理和应用提供了一个全面的解决方案，助力科研和产业的高效发展。

（2）数据治理技术流程

利用SMART_MSDW进行数据治理的技术流程如下。

①业务数据的提取和转换。从业务数据库中提取原始数据表，经过ETL（抽取、转换、加载）过程，转换成适合存储和分析的格式，存入业务镜像库（BMDB）。

②标准化和资源管理。BMDB中的数据通过CDA文档和NLP（自然语言处理）等技术进行标准化（RCDM）处理，形成标准资源库。标准化的数据表保证了数据的一致性和质量，便于后续的结构化处理。

③多层次数据存储。标准化后的数据表被存入观察数据库，用于存储和管理临床观察数据。数据还会进一步传递到科学数据库和领域数据库，以支持数据结构化和科学研究和特定领域的分析需求。科学数据库的领域数据库是一个专用领域（如糖尿病）数据库，根据特定临床问题所形成的科学问题，从该领域数据库中集成到创建队列数据库，进行统计分析。

④智能数据采集和支持。科学数据库的数据通过CRF自动填写，形成智能CRF（病例报告表）数据集，用于特定疾病的数据支持。智能CRF数据集提供了对特定疾病的专门数据支持，提升了数据的实用性和针对性。

⑤综合平台和工具支持。平台还包括多个中心（管理中心、资源中心、优化中心、分析中心和个人中心），提供全面的支持和服务。这些中心提供了从数据管理、资源优化到数据分析的全流程支持，确保数据的高效利用和管理。

⑥科研和实际应用。平台搭建了科研创新平台的基础，服务全院科研团队，构建全院科学数据仓库。

总的来说，SMART_MSDW通过系统的技术流程和多层次的数据管理，确保了数据的高质量和高效利用，支持了数据驱动的科学研究和实际应用。

4. 全栈式健康医疗大数据智能系统对医学数据学专业的支撑作用

全栈式健康医疗大数据智能系统（SMART_MSDW）对医学数据学专业的重要支撑作用如下。

（1）培养数据思维。数据思维强调对数据进行"采集－整理－分析－应用"的全面过程。SMART_MSDW系统覆盖了从数据源到数据应用的完整技术流程，通过数据采集、处理、标准化、分析和应用等多个环节的集成化管理，为学生提供了全面了解和掌握数据治理全流程的机会。这种全栈式的数据处理能力对于医学数据学专业学生培养数据思维至关重要，帮助他们熟练掌握数据治理的关键技术和方法。

（2）锻炼计算思维。计算思维要求学生具备利用计算工具和方法解决复杂问题的能力。SMART_MSDW系统集成了ETL工具、边缘计算工具、循证因果图谱和大数据分析工具等多种先进的计算工具，学生可以通过这些工具进行数据的采集、处理、标准化和分析，培养他们在复杂数据环境下进行计算和问题求解的能力。

（3）训练统计思维。统计思维包括对数据进行描述、推断、分析和解释的能力。SMART_MSDW系统提供了多种数据分析与建模工具，如大数据随机临床设计分析流程工具、大数据真实世界设计分析流程工具、精准医学设计分析流程工具和大数据流行病学设计分析流程工具。这些工具能够帮助学生进行数据的统计分析和因果推断,强化他们的统计思维,培养他们通过数据分析解决实际问题的能力。

(4)强化因果思维。因果思维强调通过数据寻找因果关系并进行干预和决策。SMART_MSDW系统中的循证因果图谱标准体系和大数据因果推断预测决策方法体系,帮助学生掌握因果推断的理论和方法,提升他们在健康医疗大数据领域进行因果推断和决策的能力。通过这些工具和流程,学生能够更好地理解和应用因果推断的方法,进行有效的健康医疗数据分析和决策。

(5)提升实践能力。SMART_MSDW系统的全栈式服务覆盖了数据的采集、处理、分析和应用的各个环节,使学生在实际操作中能够掌握完整的技术流程和工具应用。这种实践能力对于培养具备行业实践能力的高级专门人才至关重要。通过对系统中各项工具的实际操作和项目实践,学生能够在毕业后迅速适应并胜任健康医疗大数据相关领域的工作,成为业务骨干和业界精英。

(6)塑造综合素养。SMART_MSDW系统不仅提供了技术工具,还构建了一个支持科研和产业应用的综合平台。学生通过参与平台上的实际项目和科研活动,能够培养出全面的专业素养和实践能力,提升他们的人文科学素养与社会责任感。这种综合素养的培养符合医学数据学专业的培养目标,帮助学生全面发展,成为具备德智体美劳全面素养的高级专门人才。

总之,全栈式健康医疗大数据智能系统(SMART_MSDW)通过其全面的数据治理和分析工具,以及覆盖数据全生命周期的技术流程,为医学数据学专业的学生提供了强大的技术支持和实践平台。这不仅有助于他们掌握数据思维、计算思维、统计思维和因果思维,还能够提升他们的实践能力和综合素养,助力其成长为健康医疗大数据领域的高级专门人才和业界精英。

五、医学科学大数据队列仓库

医学科学大数据队列仓库通过身份证索引全面链接个人健康数据,确保数据一致性和完整性。仓库提供多源数据整合和标准化管理,涵盖多个领域,支持综合性研究,帮助学生掌握数据思维、计算思维、统计思维和因果思维,提升实践能力和综合素养,培养其成为健康医疗大数据领域的高级专门人才。

1. 数据连接

健康医疗大数据在个人生命周期各阶段的链接,以身份证为唯一索引,沿着围产期—婴儿期—儿童少年期—成年期—老年期—临终期的生命历程,连接生物组学数据、环境暴露(如空气污染和绿色覆盖等)数据、移动健康/医疗检测数据、居民健康档案数据、基本公共卫生数据、健康体检数据、健康/疾病检测数据、临床诊疗数据、健康保险(社保、商保)数据、健康保险(社保、商保)数据、死因数据等。

所有这些数据都以身份证为唯一索引进行链接,确保个人健康信息在整个生命周期内的一致性和完整性。这种数据链接方式使得从围产期到临终的各个阶段的健康医疗数据能够被系统地收集和管理,有助于全面了解个体的健康状况及其变化,提供精准的医疗和健康管理服务。

2. 数据映射

沿着从健康到疾病发生、发展到转归的过程中,将上述链接好的各种健康医疗数据映射到生命历程上,见图10—1所示。

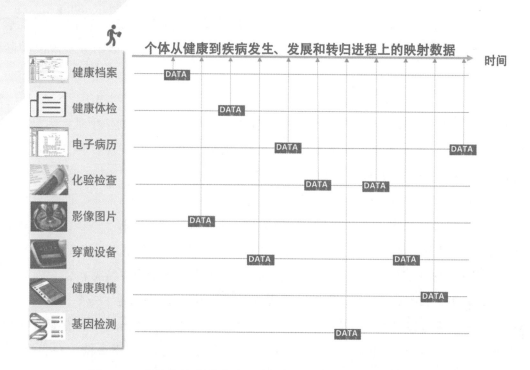

图 10-1 个体从健康到疾病发生、发展和转归进程上的映射数据

（1）数据映射过程。纵向轴表示不同类型的健康数据来源。横向轴表示时间，从健康状态开始，经历疾病发生、发展，直到最后的转归。每一种数据类型都通过箭头与时间轴相连，表示在疾病不同阶段的数据贡献。各种数据在疾病发展的不同阶段被收集和分析，形成全方位、多层次的健康数据映射。

（2）时间轴。时间轴从左到右表示健康到疾病的发展过程。用箭头指示疾病从健康状态到发病，再到疾病发展的各个阶段，最后到疾病转归（治愈或其他结果）的整个过程。不同时间点上收集的数据贯穿整个过程，形成对疾病发展的全面监控和分析。

（3）模型应用。这个数据映射模型展示了如何在疾病发展的不同阶段，通过多源数据的收集和分析，全面掌握患者的健康状态和疾病进展。它强调了多源数据整合的重要性、时间轴上数据的连续性和阶段性分析、数据在疾病管理、预防和治疗中的关键作用。

这种数据映射模型对于医学数据科学研究、精准医疗、个性化健康管理等领域具有重要的指导意义。

3. 队列仓库

医学科学大数据队列仓库是一种高度结构化的数据库系统，旨在系统化、标准化地存储和管理来自不同领域的医学数据。这种仓库不仅为研究人员提供了统一的数据结构和变量命名规范，还支持多种数据类型的集成和分析，从而提升医学研究的效率和数据的可靠性，见图10-2所示。

（1）数据结构。每一个合作中心均构建有相同结构、变量命名一致、标准统一的科学数据队列仓库，以下是仓库的主要特点。

①第一列加密的身份证号码，用于保护患者隐私和索引。

②第二列记录数据的发生时间，确保数据的时序性和可追溯性。

（2）数据覆盖范围。主要涵盖以下七个主要领域，共包含143121个元数据变量。

①流行病学（社会、经济、环境、地理）。用于研究疾病在人群中的分布及其影响因素。

②疾病。记录各种疾病的详细信息，包括诊断、症状、病程等。

• 医学科学大数据队列仓库

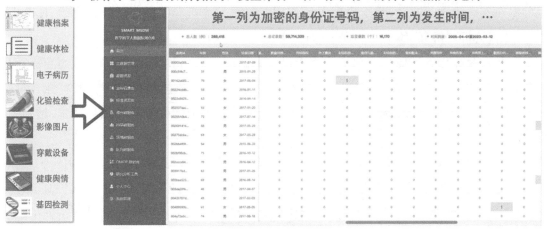

图10-2　医学科学大数据队列仓库

③手术。手术类型、过程、术后恢复等信息。

④药品。药物使用情况,包括药物名称、剂量、使用频率等。

⑤检验。实验室检验结果,如血液、尿液等生物样本的分析数据。

⑥术语(含影像等)。医学术语及其定义,包含影像数据的标注和解读。

⑦中医症候。记录中医诊疗中的症候信息,体现中医理论在现代医学中的应用。

(3)齐鲁全生命周期电子健康研究型数据库(Cheeloo Lifespan Electronic－Health ReseArch Data－library ,Cheeloo LEAD)。Cheeloo LEAD 是从山东省136个县(区)1.01亿人口中,采用整群随机抽样方法抽取39个县(区)的500万人(5152597),链接融合2009年1月1日至今的全生命周期居民健康档案、基本公共卫生、电子病历、健康体检、疾病监测、医疗保险记录、死因监测、环境生态等149个数据表而构建的大型研究型数据库。Cheeloo LEAD 以国研院的数据采集融汇通用数据模型(RCDM)和科学数据通用数据模型(SCDM)为标准建立纵向队列,样本量达5152597人,总记录数1227393条,总变量数76712个,依托联邦健康大数据联盟网络,进行智能化、电子化更新随访,随访时间长达15年以上。

(4)应用价值。这种大数据队列仓库在医学研究中的应用价值体现在以下几个方面。

①数据标准化。统一的数据格式和命名规范,提升数据的兼容性和可比较性。

②隐私保护。通过加密身份信息,确保患者隐私的安全。

③全面覆盖。涵盖多领域的数据,支持综合性研究。

④支持多种研究类型。从流行病学研究到临床研究,从传统中医到现代医学,均可在此仓库中找到相应的数据支持。

⑤高效管理。系统化的数据管理功能模块,提升研究人员的数据处理效率。

4.医学科学大数据队列仓库对医学数据学专业的支撑作用

(1)支持数据思维的培养。医学科学大数据队列仓库通过身份证索引将个人生命周期内的健康数据全面链接,这样的全面连接确保数据的一致性和完整性,有助于培养学生的数据思维,使其掌握数据采集、整理、分析和应用的全过程。这种能力使学生能够处理复杂数据,提升在健康大数据领域的竞争力。

（2）强化统计思维的训练。数据仓库将健康到疾病发展的各阶段数据映射到时间轴上,形成全方位、多层次的健康数据监控和分析。学生通过这种数据映射模型,能够理解疾病发展过程中的数据贡献,掌握数据在疾病管理、预防和治疗中的关键作用。这种训练培养了学生的统计思维,使其能够通过数据描述、推断、分析和解释,解决实际研究中的问题。

（3）提升数据标准化管理能力。数据仓库提供统一的数据结构和变量命名规范,涵盖流行病学、疾病、手术、药品、检验等多个领域。标准化的数据管理系统提高了数据的可靠性和兼容性,帮助学生形成稳固的医学数据学专业素养。学生在这个过程中掌握了数据标准化和隐私保护技术,增强了处理和分析大规模数据的能力。

（4）促进理论与实践结合。通过Cheeloo LEAD等大型研究型数据库,学生能够进行大规模数据分析和随访研究。这个数据库通过数据采集融汇通用数据模型(RCDM)和科学数据通用数据模型(SCDM)建立纵向队列,涵盖多领域数据,支持综合性研究。学生在实际项目和科研活动中,提升了实践能力和综合素养,培养了解决实际问题的能力。

（5）培养综合研究能力。数据仓库涵盖多源数据,支持流行病学研究、临床试验、传统中医和现代医学研究等多种研究类型。通过系统化的数据管理功能模块,学生能够高效处理和分析数据,提升研究效率。这种多源数据整合和标准化管理方式,有助于培养学生的计算思维和因果思维,使其在实际工作中能够进行因果推断和决策。

总之,医学科学大数据队列仓库通过其全面的数据连接、标准化管理和多源数据整合,为学生提供了强大的技术支持和实践平台。这不仅帮助学生掌握数据思维、计算思维、统计思维和因果思维,还提升了他们的实践能力和综合素养,助力其成长为健康医疗大数据领域的高级专门人才和业界精英。

六、跨组学大数据云服务平台

国家健康医疗大数据研究院跨组学大数据共享云服务平台集成多种组学数据,支持药物靶向和个体化治疗研究,旨在发现和验证治疗靶点。平台通过17TB数据和先进分析工具,帮助医学数据学专业学生掌握数据处理、分析和应用,培养数据、计算、统计和因果思维,提升实践能力,助力其成为健康医疗大数据领域的高级专门人才。

1. 核心流程与模型

（1）遗传工具变量(Genetic variants)。从基因变异(Genetic variants)出发,利用其作为工具变量进行分析。

（2）药物靶向(Drug targeting, P)。将药物靶向信息整合到分析中,通过孟德尔随机化方法研究药物靶点的效果。

（3）混杂因素(Confounders, U)。考虑可能存在的混杂因素,以确保研究结果的可靠性。

（4）生物标志物(Biomarker, X)。通过识别和验证生物标志物,建立基因—生物标志物—临床结局的关联。

（5）临床结局(Outcome, Y)。最终目标是分析和预测临床结局,提供有效的治疗策略。

2. 数据来源

平台集成了大量的组学数据资源,包括:

（1）GWAS数据源。如GWAS Catalog, ieu open gwas project, FINNGEN等,提供广泛的基因组关联研究数据。

（2）eQTL数据源。如eQTLGen phase I，GTEx Portal，PsychENCODE等，提供表达数量性状位点数据。

（3）pQTL数据源。如deCODE genetics，ARIC，UK Biobank等，提供蛋白质数量性状位点数据。

（4）基因注释数据源。如GeneCards，PHAROS，The Human Protein Atlas等，提供基因和蛋白质的功能注释数据。

3. 数据分析

平台提供了17TB的数据存储和分析能力，支持以下三种因果关系的研究：①pQTL与结局。蛋白质数量性状位点与临床结局之间的关系。②生物标志物与结局。生物标志物（例如RNA水平）的变化与临床结局之间的关系。③eQTL与结局。表达数量性状位点与临床结局之间的关系。

4. 平台应用

①发现新的治疗靶点。通过分析基因与疾病之间的关系，发现潜在的治疗靶点。

②验证治疗靶点。利用现有数据验证已知的治疗靶点，提高研究的可信度。

③药物重定位。通过分析药物与基因的关系，发现旧药的新用途。

④个体化治疗。根据患者的基因和生物标志物信息，制定个性化的治疗方案，提高治疗效果。

5. 跨组学大数据云服务平台对医学数据学专业的支撑作用

跨组学大数据云服务平台对医学数据学专业的培养目标具有重要支撑作用。以下从多个方面进行详细阐述。

（1）促进数据思维发展。数据思维是医学数据学专业的重要基础，强调对数据的全方位处理和应用。平台集成了大量组学数据资源，包括GWAS、eQTL、pQTL和基因注释数据源，提供了17TB的数据存储和分析能力。这些数据资源和分析工具能够帮助学生深入理解和掌握数据的采集、整理、分析和应用全过程，培养他们的数据思维能力，使其能够熟练应对复杂的数据环境。

（2）提升计算思维能力。计算思维要求学生具备利用计算工具和方法解决复杂问题的能力。平台的核心流程涵盖从基因变异分析、药物靶向研究、生物标志物验证到临床结局预测的全过程。这些流程需要强大的计算支持，学生通过使用平台提供的孟德尔随机化方法和大数据分析工具，能够锻炼其在大数据环境下进行计算和因果问题求解的能力。

（3）强化统计思维。统计思维包括对数据进行描述、推断、分析和解释的能力。平台支持pQTL与结局、生物标志物与结局、eQTL与结局三种因果关系的研究，学生通过使用平台的分析工具进行数据的统计分析和因果推断，能够强化其统计思维，提升其在实际研究中通过数据分析解决问题的能力。

（4）增强因果思维。因果思维强调通过数据寻找因果关系并进行干预和决策。平台利用遗传工具变量、药物靶向信息和生物标志物的综合分析，帮助学生掌握因果推断的方法。通过平台提供的孟德尔随机化方法进行因果关系研究，学生能够提升其在健康医疗大数据领域进行因果推断和决策的能力，增强其在实际工作中的应用能力。

（5）提高实践能力。平台提供的核心流程和数据分析能力使学生在实际操作中能够掌握完整的技术流程和工具应用。这种实践能力对于培养具备行业实践能力的高级专门人才至关重要。通过在平台上进行实际项目和科研活动，学生能够在毕业后迅速适应并胜任健康医疗大数据相关领域的工作，成为业务骨干和业界精英。

（6）培养综合素养。平台不仅提供了技术工具，还构建了一个支持药物靶向研究和个体化治疗的综合平台。学生通过参与平台上的实际项目和科研活动,能够培养出全面的专业素养和实践能力,提升他们的人文科学素养与社会责任感。这种综合素养的培养符合医学数据学专业的培养目标,帮助学生全面发展,成为具备德智体美劳全面素养的高级专门人才。

总之,跨组学大数据云服务平台通过其丰富的数据资源、先进的计算工具和强大的数据分析能力,为医学数据学专业的学生提供了强大的技术支持和实践平台。这不仅有助于他们掌握数据思维、计算思维、统计思维和因果思维,还能够提升他们的实践能力和综合素养,助力其成长为健康医疗大数据领域的高级专门人才和业界精英。

七、大数据循证医学证据分析平台

大数据循证医学证据分析平台结合了中心端数据、协作端数据和跨组学云平台的数据,旨在通过系统化的数据分析和孟德尔随机化分析,获得高级别的循证医学证据。该平台整合了多种数据资源和分析工具,以支持药物靶向研究和个性化治疗等诸多类型的研究。

1. 核心数据资源

平台依托医学科学大数据队列仓库,提供了丰富的数据资源。

(1)中心端数据。主要来自于医院、实验室等医疗机构,涵盖广泛的临床和生物标志物数据。

(2)协作端数据。通过与多家研究机构和医疗中心的合作,获得外部数据支持,增强数据的广泛性和代表性。

(3)跨组学云平台。集成了多种组学数据(如基因组、转录组、蛋白质组等),支持多层次的数据分析和整合。

2. 分析步骤与流程

平台通过以下五个关键步骤,系统化地分析数据,获取可靠的循证医学证据:

(1)关联分析(Association Analysis)。利用观察性队列数据,初步探索药物、基因变异、生物标志物和临床结局之间的关联。

(2)因果关联分析(Mendelian Randomization, MR)。采用孟德尔随机化方法,以基因变异作为工具变量,验证观察到的关联是否具有因果关系。该方法通过减少混杂因素的影响,提高因果推断的可靠性。

(3)药物靶点因果关联分析(Drug Target Mendelian Randomization)。将药物靶点信息整合到因果关联分析中,进一步验证药物靶点与临床结局之间的因果关系。该步骤包括药物匹配、靶点识别和代谢物筛选。

(4)临床验证(Clinical Validation)。在临床试验或模拟目标试验中,验证药物的有效性和安全性。通过真实世界的数据和模拟实验,确保分析结果的临床应用价值。

(5)实验验证(Experimental Validation)。在实验室条件下,通过动物实验或细胞实验,进一步验证药物靶点的生物学效应和临床意义。实验验证是确保数据分析结果的可靠性和科学性的关键步骤。

3. 大数据循证医学证据分析平台对医学数据学专业的支撑作用

(1)培养数据思维。大数据循证医学证据分析平台结合中心端数据、协作端数据和跨组学云平台的数据,提供了一个综合性数据资源库。这些数据资源包括医院和实验室的临床数据、生物标志物数据、多家研究机构的外部数据支持以及多种组学数据。这种多源数据整合的方式帮助学生全面掌握数据采集、汇聚和整理的全过程,培养其数据思维能力,确保其在复杂数据环境中能够系统性地处理和应用数据。

（2）锻炼计算思维。平台提供了系统化的数据分析流程,包括关联分析、因果关联分析、药物靶点因果关联分析、临床验证和实验验证。这些分析步骤需要强大的计算支持,学生通过使用这些分析工具和方法,可以锻炼其计算思维,提升其在大数据环境下进行复杂计算和问题求解的能力。平台的计算工具和流程为学生提供了实践机会,帮助其熟练掌握数据挖掘和分析技术。

（3）践行统计思维。平台通过关联分析和孟德尔随机化方法,系统地分析数据并获取可靠的循证医学证据。这些步骤需要学生具备扎实的统计知识和技能,以进行数据的描述、推断、分析和解释。通过参与平台的实际数据分析工作,学生能够强化其统计思维,提升其在实际研究中进行因果推断和数据分析的能力,确保其能够准确解读和应用统计结果。

（4）强化因果思维。平台的核心分析步骤之一是因果关联分析,通过孟德尔随机化方法,利用基因变异作为工具变量,验证观察到的关联是否具有因果关系。这种方法减少了混杂因素的影响,提高了因果推断的可靠性。学生通过参与这些因果分析工作,能够掌握因果推断的方法和技术,提升其因果思维能力,使其在实际工作中能够进行有效的因果推断和决策。

（5）提升实践能力。平台的临床验证和实验验证步骤,通过真实世界的数据和模拟实验,以及实验室的动物或细胞实验,进一步验证药物靶点的有效性和安全性。这些步骤为学生提供了实践机会,帮助其掌握从数据分析到临床和实验验证的全过程,提高其实践能力和行业实践技能。

（6）培养综合素养。大数据循证医学证据分析平台不仅提供了技术工具,还为学生提供了实际项目和科研活动的机会,帮助其培养全面的专业素养和社会责任感。这种综合素养的培养符合医学数据学专业的培养目标,帮助学生全面发展,成为具备德智体美劳全面素养的高级专门人才。

总之,大数据循证医学证据分析平台通过其丰富的数据资源、先进的计算工具和系统化的数据分析流程,为医学数据学专业的学生提供了强大的技术支持和实践平台。这不仅有助于学生掌握数据思维、计算思维、统计思维和因果思维,还能够提升其实践能力和综合素养。

第三节　医学数据学的功能验证实验室

医学数据学功能验证实验室在从数据证据到实验证据的重要性方面对医学数据学专业的支撑作用显著。该实验室通过基因敲除、基因过表达、RNA干扰和基因编辑等技术,将数据分析结果转化为生物学实验验证,确保数据证据的可信性。这些技术验证了通过大数据分析获得的假设和关联,使学生不仅能在数据采集、整理、分析和应用中形成数据思维,还能在实际实验中提升计算思维、统计思维和因果思维。通过参与基因操作和功能验证实验,学生能将理论知识与实验技能相结合,全面理解数据与生物学现象之间的关系。通过实验室的实际操作经验培养了学生的实践能力和专业素养,使其具备从理论到实践的全方位技能。这种从数据证据到实验证据的转化过程,帮助学生形成稳固的医学数据学专业素养,提升其解决实际问题的能力。毕业后,学生将能够胜任健康医疗大数据相关领域的工作,成为推动医学研究和个性化治疗的业务骨干和业界精英。

一、基因敲除技术实验平台

基因敲除实验平台通过验证数据分析提出的假设,将数据证据转化为实验证据。通过大数据分析,研究人员可以识别潜在的基因功能关联,但仅靠数据分析无法完全确认这些关联的真实性。基因敲除技术允许研究人员在实验室环境中,通过敲除特定基因来观察其功能失活后对生物体的影响,从而验证和补充数据分析结果。这样,学生能够理解并验证基因功能和生物学过程之间的复杂关系,增强数据分析的可信性。

1.基因敲除(Gene knock-out)技术原理

基因敲除技术是20世纪80年代发展起来的建立在基因同源重组技术基础以及胚胎干细胞技术基础上的一种分子生物学技术。该技术是用含有一定已知序列的DNA片段与受体细胞基因组中序列相同或相近的基因发生同源重组,整合至受体细胞基因组中,并得到表达的一种外源DNA导入技术。它是针对某个序列已知但功能未知的序列,改变生物的遗传基因,令特定的基因功能丧失其作用,从而使部分功能被屏蔽;并可进一步对生物体造成影响,以推测出该基因的生物学功能。目前,用于基因敲除的技术有FLP—FRT系统、Cre/loxP系统等。基因敲除技术主要应用于动物模型的建立,目前最成熟的实验动物是小鼠。

2.基因敲除实验平台对医学数据学专业的重要支撑作用

(1)培养全面的数据思维。基因敲除实验平台通过基因同源重组和胚胎干细胞技术,使学生能够将数据分析结果应用于实际生物实验中。这种实际操作经验培养了学生的数据思维,使其能够从数据采集、汇聚、整理、优化、挖掘分析到转化应用的全过程中,理解和验证基因功能及其对生物体的影响。

(2)强化计算思维。基因敲除实验需要复杂的计算和设计,例如基因序列的选择、同源重组位点的确定等。学生在参与这些实验时,需要利用计算工具和生物信息学方法,设计和优化实验流程。这一过程锻炼了学生的计算思维,使其能够在大数据环境下解决复杂问题,提升其数据处理和分析能力。

(3)提升统计思维。在基因敲除实验中,学生需要进行大量的数据分析和结果解读,统计思维在这一过程中至关重要。通过基因敲除实验,学生能够学习如何设计实验、收集数据、进行统计分析,并从实验结果中推断基因功能。这一过程不仅强化了学生的统计思维,还提升了其进行科学研究和数据分析的能力。

(4)强化因果思维。基因敲除实验平台使学生能够直接观察基因功能丧失对生物体的影响,从而验证数据分析提出的假设。这种因果验证过程,培养了学生的因果思维,使其能够在复杂的生物数据中识别和验证因果关系,提升其在实际工作中进行因果推断和决策的能力。

(5)提供实践机会。基因敲除实验平台为学生提供了宝贵的实践机会,使其能够在实际实验中验证数据分析结果,提升其行业实践能力。通过参与基因敲除实验,学生不仅掌握了先进的分子生物学技术,还能够将数据学理论应用于实践,培养其解决实际问题的能力。

(6)支持医学研究和个性化治疗研究。基因敲除实验平台在医学研究和个性化治疗研究中发挥重要作用。通过验证基因功能,研究人员可以更准确地理解疾病机制,发现新的治疗靶点,为个性化治疗提供科学依据。学生通过参与这些研究,不仅能够掌握先进的实验技术,还能够了解医学研究的前沿动态,为其未来的职业发展打下坚实基础。

总之,基因敲除实验平台通过培养数据思维、计算思维、统计思维和因果思维,提升实践能力,为医学数据学专业的学生提供了强大的技术支持。这不仅有助于学生全面发展,掌握从数据采集到实际应用的关键技术,还能够培养其成为健康医疗大数据领域的高级专门人才和业界精英。

二、基因过表达技术实验平台

基因过表达(Over—expression)技术实验平台在验证数据证据方面,提供了医学数据学专业不可缺少的支持。通过将特定基因导入细胞并观察其功能变化,这一平台为医学数据学专业学生提供了验证基因功能与生物学效应的可靠实验手段,提升了他们的科研能力和实践技能。

1. 基因过表达技术原理

该技术是将目的基因的全部编码区片段整合转入特定的细胞中,进而根据细胞生物学行为的相应变化,分析该外源基因的相应功能。该方法是目前应用最为广泛、最成熟的功能验证的技术手段之一。考虑到基因的转染效率和持续稳定表达情况的影响,过表达载体系统的选择需谨慎。

目前常用的基因过表达载体系统分为非病毒性表达载体以及病毒性表达载体两类。非病毒性表达载体目前主要通过脂质体介导、磷酸共沉淀法、显微注射法、电穿孔等方法,将携带外源基因的目的质粒导入到受体细胞中,最终实现目的基因在细胞中的相应表达。尽管这类载体具有省时省力、操作简便等优势,但是也存在一些局限性。主要问题是:利用质粒载体转染获得稳定表达外源基因的细胞培养,所需时间长、适用于增殖较快的细胞;不同细胞类型对外源DNA的摄取能力有所不同,尤其对原代细胞而言,这种转染方法几乎是无效的。病毒载体是以病毒穿梭颗粒为载体感染宿主细胞的技术,具有转染效率高以及目的基因可稳定表达等优势。现已被广泛应用,特别适用于难转染的原代细胞。目前,成功构建的病毒载体具有独特的优势,常用的病毒载体有慢病毒载体、单纯疱疹病毒和逆转录病毒载体腺病毒等,应在实际应用中,综合考虑细胞类型和实验目的,以灵活选择适合的病毒载体,达到实验目的。同时,选择合适的强启动子、增强子、标记基因、终止子和多聚腺苷酸信号等元件,均能使表达效率明显提高。

2. 基因过表达技术实验平台对医学数据学专业的支撑作用

(1)数据证据的生成与验证。基因过表达技术通过将目的基因整合到特定细胞中,并分析其生物学行为变化,生成直接的实验证据。这些数据证据为学生提供了丰富的研究素材,使他们能够通过实验观察和验证基因的功能和作用机制。例如,通过观察细胞的增殖、分化、凋亡等生物学行为,学生可以验证某一基因在特定生物过程中的具体作用。这种数据证据的生成与验证过程,不仅强化了学生的数据思维和因果思维,也使他们能够在真实的实验环境中理解和应用所学知识。

(2)提高数据采集和分析能力。基因过表达技术实验平台涉及从数据采集到数据分析的完整流程。学生在实验过程中,需要设计实验、选择合适的载体系统、优化转染条件并进行数据采集和分析。这一过程锻炼了学生的实验设计能力和数据处理能力,使他们能够熟练掌握数据"采集汇聚—整理优化—挖掘分析—转化应用"的关键技术。这对于培养学生的计算思维和统计思维具有重要意义,使他们在处理大规模健康数据时更加得心应手。

(3)实验数据的实证推断。通过基因过表达技术生成的实验数据,学生能够进行深入的统计分析和因果推断,验证科学假设。例如,学生可以使用这些数据进行基因表达水平与疾病表型之间的关联分析,或者通过因果推断方法确定某一基因在疾病发生过程中的关键作用。这些实验证据为学生提供了强有力的数据支持,使他们能够在实验中验证和深化理论知识,提升科研能力。

(4)实践能力的提升。基因过表达技术实验平台不仅提供了丰富的数据证据,还为学生提供了实际操作和科研训练的机会。通过参与这些实验,学生能够在真实的实验环境中应用所学知识,培养解决实际问题的能力。这种从理论到实践的转化,使学生在毕业后能够迅速适应健康医疗大数据领域的工作,成为具备行业实践能力的高级专门人才。

总之,基因过表达技术实验平台在验证数据证据方面的强大支撑作用,不仅提升了学生的科研和实践能力,也为医学数据学专业的全面发展提供了重要保障。通过这一平台,学生能够在真实的实验环境中深刻理解和应用医学数据学理论,为未来的职业发展奠定坚实基础。

三、RNA干扰(RNAi)技术实验平台

RNA干扰(RNAi)技术实验平台通过特异性剔除或关闭特定基因的表达,提供了验证健康医疗大数据分析所产生的数据证据的强大工具。

1.RNA干扰(RNAi)技术原理

研究表明,将与mRNA对应的正义RNA和反义RNA组成的双链RNA(double-stranded RNA,dsRNA)导入细胞,可以使mRNA发生特异性的降解,导致其相应的基因沉默。这种转录后基因沉默机制(PTGS)被称为RNA干扰(RNA interference,RNAi)。因此,RNAi技术可以用于特异性剔除或关闭特定基因的表达,其中,参照靶向mRNA或cDNA序列设计小分子干扰RNA片段(small interfering RNA,siRNA)。RNAi技术可以利用siRNA或siRNA表达载体,形成快速、经济、简便的基因表达特征,且其抑制基因表达具有高效性、特异性和实效性的特点。这已经成为探索基因功能的重要研究手段。

2.RNA干扰(RNAi)技术平台对医学数据学专业的支撑作用

(1)数据证据生成与验证。RNAi技术通过特异性降解目标mRNA实现基因沉默,生成的数据证据验证健康医疗大数据分析的基因功能假设。学生利用RNAi技术在模型中沉默基因,观察生物学效应,培养数据思维和因果思维能力,将数据分析结果转化为实验数据。

(2)提升数据采集和分析能力。RNAi技术实验平台提供从数据采集到分析的完整流程。学生设计siRNA序列、选择载体、优化转染条件并进行数据采集和分析,锻炼实验设计和数据处理能力,掌握数据"采集汇聚-整理优化-挖掘分析-转化应用"的关键技术,提升计算思维和统计思维。

(3)强化实践能力。RNAi技术实验平台通过实际操作和科研训练机会,使学生在真实环境中应用所学知识,培养解决实际问题的能力。这种从理论到实践的转化,使学生能迅速适应健康医疗大数据领域的工作,成为行业实践能力强的高级专门人才。

总之,RNAi技术实验平台在验证健康医疗大数据分析所产生的数据证据方面,发挥了重要作用。它不仅提高了学生的科研能力和实践技能,还为医学数据学专业的发展提供了坚实的基础。通过这个平台,学生能够在真实的实验环境中应用医学数据学理论,为未来的职业发展奠定坚实的基础。

四、基因编辑技术实验平台

基因编辑技术实验平台通过精准的基因改造,提供了验证健康医疗大数据分析结果的有效工具。

1.基因编辑技术原理

基因编辑通过核酸酶定点改造靶基因,实现特定DNA的敲除、敲入和突变,调控基因表达,改变细胞表型。广泛应用于基因结构和功能研究、基因工程改造、疾病模型建立和基因治疗研究。主要工具包括锌指核酸酶(ZFN)、转录激活因子样效应物核酸酶(TALEN)和CRISPR系统。这些工具使基因组在特定位点产生DNA双链断裂(DSB),随后通过非同源末端连接(NHEJ)或同源重组修复(HDR)实现编辑。

(1)锌指核酸酶(ZFN)技术。由锌指蛋白和FokⅠ核酸内切酶组成。通过识别特定基因序列并产生双链断裂,利用细胞内的修复机制进行基因编辑。ZFN应用广泛,技术成熟,适用于多种生物细胞的基因定点修饰。

(2)转录激活因子样效应物核酸酶(TALEN)技术。由 TALE 和 FokⅠ核酸内切酶组成。通过特异性识别 DNA 序列并引发双链断裂,激活细胞修复机制,进行基因编辑。TALEN 广泛用于病毒、酵母、鸡、小鼠等多种生物的基因组编辑。

(3)CRISPR/Cas 系统技术。由成簇的间隔短回文重复序列(CRISPR)和 Cas 核酸酶组成的 RNA－蛋白质复合体。通过 RNA 指导 Cas 蛋白修饰靶基因,CRISPR/Cas9 作为Ⅱ型,应用最广泛,可用于转基因模型、调节转录和表观遗传研究,广泛应用于医学研究。

2.基因编辑技术对医学数据学专业的支撑作用

(1)数据证据生成与验证。基因编辑技术如 CRISPR/Cas9 通过精确编辑基因生成实验数据,验证健康医疗大数据分析假设。学生在实验中将数据分析与生物学效应结合,深化对数据证据的理解,培养数据思维和因果思维。

(2)提升数据处理与分析技能。在基因编辑实验平台,学生参与实验设计、工具选择、数据采集和分析,锻炼从数据采集到应用的全流程技能,提升数据处理和分析能力,适应数据密集型医学需求。

(3)提供实验证据的价值。基因编辑技术提供实验证据,验证假设并进行统计分析和因果推断。学生通过实验积累操作经验,强化数据证据生成和验证能力,提升科研水平。

(4)增强实践能力。实验平台提供实践机会,学生在设计、操作、分析和验证过程中全面训练,增强解决复杂问题的能力,提高实际工作中的竞争力。

总之,基因编辑技术实验平台通过全面训练,支撑医学数据学专业培养目标。学生在平台上结合理论与实际操作,锻炼出色的专业素养和实践能力,确保毕业后在健康医疗大数据领域成为行业精英。

第四节　数字智能工程训练平台

数字智能工程训练平台,着眼于培养学生人工智能素养和训练"数据－证据－工程－产品"的转化路径和行业实践能力。包括 4 个工程训练平台:①基于 Biodesign 流程的医疗科技创新实训平台:涵盖识别、发明和实施阶段,培养学生在医疗科技领域的创新和实践能力。②数字智能医学工程实验平台:汇聚 7000 万居民健康数据,通过高性能计算资源和干湿实验室,提升学生数据分析和实验能力,培养数据、计算、统计和因果思维。③数字智能治理与挖掘分析软件工程训练平台:依托 AI 大模型,整合多种数据源,通过数据清洗、标准化和分布式存储,利用统计分析、机器学习和深度学习进行数据分析和决策支持;真实世界研究平台通过高通量模拟,帮助学生掌握多模态大数据队列的建立与整合,提高数据分析技能;临床试验设计与分析平台模拟真实世界临床场景,提升学生的数据管理和个性化医疗分析技能;智慧医学平台处理海量医疗数据,生成因果知识图谱,增强学生的数据、计算、统计和因果思维,提升行业实践和创新研究能力。④AI 大模型训练与测评教学平台:依托国家健康医疗大数据中心(北方)和国家超级计算济南中心的资源,创建面向医学数据学专业的教学平台,培养学生在心脑血管病等领域的 AI 大模型应用能力。

一、医疗科技创新流程实训平台

医疗科技创新实训平台基于 Biodesign 流程,旨在通过系统化的创新流程培训,培养学生在医疗科技领域的创新能力和实践能力。平台涵盖识别阶段、发明阶段和实施阶段的各个步骤和活动,为学生提供全面的实践指导和支持。

1. 医疗科技创新流程

医疗科技创新流程(Biodesign)主要分为识别阶段、发明阶段和实施阶段,每个阶段包含若干步骤和活动,具体如下。

(1)识别阶段

需求发现与规划。①战略重点,确定创新方向和目标,识别关键问题和机会;②需求探索,深入研究医疗需求,通过市场调研、文献分析和专家访谈,找出潜在需求;③需求开发陈述,将发现的需求具体化,形成需求陈述,明确问题的核心和范围。

(2)发明阶段

①无偏见地生成可能的概念。(a)创意,集思广益,生成多个解决方案和创意,确保创新过程的多样性和开放性;(b)初步概念选择,评估生成的创意,根据可行性、有效性和市场潜力,筛选出初步概念。

②概念细化与验证。(a)知识产权基础,研究相关专利和知识产权,确保创新具有法律保障和独特性;(b)法律基础,了解相关法规和标准,确保创新符合行业要求和规范;(c)报告基础,形成详细的概念报告,包含技术描述、市场分析和潜在影响;(d)商业模式,设计可行的商业模式,确保创新具有经济可行性;(e)概念与探索测试,对初步概念进行测试和验证,收集反馈并优化设计;(f)最终概念选择,综合考虑测试结果和市场反馈,选择最优概念进入实施阶段。

(3)实施阶段

产品生产与销售。①战略发展,制定详细的产品开发计划和市场推广策略,确保创新顺利实施;②临床战略,设计和实施临床试验,验证产品的安全性和有效性;③法规范畴,确保产品符合所有相关法律和监管要求;④质量管理,建立完善的质量管理体系,确保产品质量和安全;⑤知识产权战略,保护创新成果,确保知识产权不受侵害;⑥商业规划,制定详细的商业计划,涵盖运营、财务和市场策略,确保产品成功上市;⑦营销与利益相关者策略,制定营销策略,与利益相关者保持沟通,确保产品市场推广成功;⑧销售与分销,建立销售渠道和分销网络,确保产品顺利进入市场;⑨竞争优势商业战略,持续优化产品和商业策略,保持市场竞争优势。

通过以上各阶段的系统化流程,医疗科技创新能够有效地从需求识别到产品上市,确保创新具有科学性、实用性和市场竞争力。

2. 医疗科技创新实训平台对医学数据学专业的重要支撑作用

(1)数据驱动的需求识别。医疗科技创新实训平台基于Biodesign流程,通过系统化创新步骤,帮助学生在数据驱动环境中识别和验证健康医疗大数据分析结果。学生利用数据分析工具和市场调研,精准定位医疗需求,形成明确需求陈述,为创新方向和目标提供科学依据。

(2)数据分析与概念生成。在发明阶段,平台引导学生通过数据分析生成多样化创新概念。学生利用健康医疗大数据进行创意生成和初步概念选择,筛选出具有市场潜力的可行性解决方案。知识产权和法律基础培训确保这些概念的独特性和竞争力,通过实际数据验证和优化设计,提升方案科学性和有效性。

(3)实验数据的验证与优化。平台在实施阶段提供广泛的实际操作机会,使学生通过设计和实施临床试验,验证健康医疗大数据分析假设。实验数据收集和分析帮助学生理解数据证据在实际医疗应用中的价值。质量管理体系和知识产权战略确保创新项目符合行业标准,具备高质量和法律保障。

(4)强化数据处理与实践能力。通过系统化的商业规划和市场推广训练,学生将数据驱动的理论知识转化为实际操作。平台帮助学生制定详细的产品开发计划,设计并实施临床试验,建立销售渠道和分销网络。学生在实践中学习如何运用数据优化产品和商业策略,提升市场竞争力,增强解决复杂问题的能力。

总之,医疗科技创新实训平台通过数据驱动的创新流程,全面支撑了医学数据学专业的培养目标。学生在需求识别、概念生成、概念验证和产品实施各阶段进行深入学习和实践。这种全方位培养确保学生在毕业后能够迅速适应健康医疗大数据领域的工作,成为行业业务骨干和精英,为医疗科技创新提供持久动力。

二、数字智能医学工程实验平台

数字智能医学工程实验平台为医学数据学专业提供全面支持,平台通过高性能计算资源提升学生数据分析能力,算法开发平台增强算法创新,培养学生数据、计算、统计和因果思维,确保他们成为具备行业实践能力的高级人才。

1. 实验平台资源

数字智能医学实验室以数据、算力、算法和实验室&临床四大资源为基础,全面支撑医学数据学专业的建设和发展。

(1)数据资源。中心化平台汇聚山东省7000万居民的生命周期健康医疗大数据,确保支撑大模型所需的数据资源。去中心化网络数据覆盖全国11省市65家健康大数据协作中心,为大模型验证提供场景。

(2)算力资源。拥有国家健康医疗大数据研究院高性能计算中心、国家健康医疗大数据中心(北方)、山东省高性能计算中心等计算资源。与国家超级计算济南中心、复旦大学CFFF智能计算平台签订战略合作协议,提供强大的计算能力支持。

(3)算法资源。具备可信人工智能研究中心、山东大学－南洋理工大学人工智能国际联合研究院等算法资源。与重庆邮电大学等单位联合建设大数据智能计算全国重点实验室,提升算法研发能力。

(4)实验室&临床资源。拥有国研院功能验证实验室、公共卫生学院实验室和齐鲁医院临床现场。设有干实验室和湿实验室,满足不同类型的实验需求。

2. 实验室设施

国家健康医疗大数据中心(北方)以技术转化和社会服务为己任,打造健康大数据产业孵化和创新创业两大平台(面积2万平方米)。国家健康医疗大数据研究院设有功能实验室、生物标本库、高性能计算中心和模拟仿真平台,学科建设以"医学数据学"和"健康大数据共享"双轮驱动(面积4000平方米)。

(1)干实验室。配备先进的计算设备和数据处理设施,适用于大数据分析、算法开发和高性能计算。提供数据验证与可视化中心,支持复杂数据的处理和展示。

(2)湿实验室。配备现代化的生物实验设备,适用于分子生物学、细胞生物学等实验研究。提供实验中心,支持广泛的生物医学研究活动。

3. 数字智能医学工程实验平台对医学数据学专业的支撑作用

(1)强化计算与分析能力。平台的高性能计算资源,包括国家健康医疗大数据中心(北方)和国家超级计算济南中心,提供强大的计算能力支持。学生在大规模数据分析和复杂计算任务中得到充分训练,提升了计算思维和数据处理能力,使他们能够高效应用计算机科学和软件科学的理论知识。

(2)先进的算法开发训练。拥有可信人工智能研究中心和大数据智能计算全国重点实验室,平台为学生提供开发和测试最新算法的机会。学生能够进行数据挖掘、机器学习和人工智能算法的设计、优化和验证,增强统计思维和创新能力,将复杂算法应用于实际医疗数据分析中。

(3)多样化的实验室与临床资源。平台设有干实验室和湿实验室,支持不同类型的实验需求。干实验室配备先进计算设备和数据处理设施,湿实验室提供现代化生物实验设备。学生在真实实验环境中验证健康医疗大数据的理论假设,提升实验操作技能和实践能力。

总之,平台通过系统化的资源和设施配置,全面支撑医学数据学专业的培养目标。学生获得从数据采集、处理、分析到实验验证的全方位训练,增强专业素养和社会责任感,确保他们在毕业五年左右成为健康医疗大数据领域的业务骨干和业界精英。

三、数字智能治理与挖掘分析软件工程训练平台

数字智能治理与挖掘分析软件工程训练平台,依托AI大模型驱动的联邦分布式医学科学大数据编织网络智能系统集成多个系统。AI大模型驱动的数据治理与分析工程训练平台,整合多种数据源,通过数据清洗、标准化和分布式存储技术,确保数据一致性和高效管理,利用统计分析、机器学习和深度学习进行数据分析和决策支持,帮助学生掌握数据采集、整理、分析和应用全过程,提升综合思维能力。真实世界研究平台,通过多步骤的研究设计和高通量模拟,帮助学生掌握多模态大数据队列的建立与整合,提高数据分析技能。临床试验设计与分析平台,模拟和分析真实世界临床试验,提升学生的数据管理、随机化试验设计和个性化医疗分析技能。智慧医学平台,通过处理海量医疗数据,生成因果知识图谱,增强学生的数据思维、计算思维、统计思维和因果思维,提升行业实践能力和创新研究能力。总之,AI大模型驱动的各类软件平台在数据处理、思维培养、实践能力和创新研究方面全面支持医学数据学专业,培养健康医疗大数据领域的精英。

1.AI大模型驱动的数据治理与分析工程训练平台

AI大模型驱动的数据治理与分析系统,主要用于学生学习全栈式多模态大数据队列及研究设计与分析智能工程,它是一个复杂且综合的系统,旨在利用多种数据源和先进的分析技术进行全面的医学研究和临床应用,以下是其详细阐述。

(1)系统结构与功能

①数据采集与整合。(a)多源数据集成,系统整合了包括健康档案、健康体检、电子病历、化验检查、影像图片、穿戴设备、健康舆情和基因检测等多种数据源;(b)数据标准化处理,通过标准化处理确保数据的一致性和可比性,为后续分析打下坚实基础。

②数据治理与管理。(a)数据清洗与预处理,利用高级算法对原始数据进行清洗、去重和预处理,确保数据的质量;(b)数据存储与管理,采用分布式存储技术,确保大规模数据的高效存储和管理。

③综合思维整合。(a)统计思维,通过描述性统计和推断性统计分析数据,发现数据中的规律和趋势;(b)数据思维,利用机器学习和深度学习技术,从数据中挖掘有价值的信息,实现预测和分类;(c)计算思维,设计高效算法,优化计算资源,实现复杂数据处理任务;(d)因果思维,通过因果推断技术,理解数据中的因果关系,提供科学决策支持。

④多模态数据分析。(a)统计分析,采用传统统计方法,对数据进行描述性分析和推断性分析,发现数据中的模式和关系;(b)机器学习与深度学习,利用机器学习和深度学习技术,从数据中提取有价值的信息,实现预测和分类任务;(c)自然语言处理(NLP),对文本数据进行处理和分析,提取关键信息和语义关系。

⑤研究设计与实验。(a)研究队列构建,根据研究需求,构建科学的研究队列库,确保研究对象的代表性和多样性;(b)实验设计与验证,设计科学合理的实验方案,通过实际数据验证研究假设和结论。

⑥结果应用与转化。(a)临床应用,将分析结果应用于临床决策支持系统,提升医疗服务质量和效率;(b)公共卫生政策制定,利用研究成果支持公共卫生政策的制定和实施,促进全民健康。

⑦智能工程支持。(a)自动化分析流程,建立自动化的数据分析流程,减少人为干预,提高分析效率和准确性;(b)可视化工具,提供直观的可视化工具,帮助研究人员和临床医生理解和解释分析结果。

(2)技术特点

①全栈式解决方案。从数据采集、处理、分析到应用,提供全方位的技术支持,覆盖研究的各个环节。

②多模态大数据队列。能够处理结构化数据、非结构化数据和半结构化数据,适应不同类型的医学数据需求。

③智能化分析。利用AI和机器学习技术,实现数据驱动的智能分析,提供精准的研究结论和决策支持。

④高效的计算能力。采用先进的计算架构和算法,确保在大数据环境下的高效计算和分析。

(3)工程训练平台对医学数据学专业的支撑作用

①培养全面发展的高级专门人才。平台通过大数据和AI大模型支持培养高级专门人才。整合健康档案、电子病历和基因检测等多种数据源,利用AI大模型进行数据处理和分析。学生通过实践掌握数据采集、整理、分析和应用全过程,提升在数据密集型医学领域的竞争力。

②强化综合思维能力。平台结合大数据和AI大模型,通过数据思维、统计思维、计算思维和因果思维的综合应用提升学生的分析能力。AI大模型在数据思维中通过机器学习和深度学习挖掘信息;在统计思维中通过大数据分析发现规律;在计算思维中优化算法设计和计算资源;在因果思维中通过因果推断理解数据关系。

③促进理论与实践结合。平台利用大数据和AI大模型提供全流程训练,帮助学生将理论知识与实际应用相结合。学生通过构建研究队列、设计和验证实验方案,利用AI大模型进行高效的数据处理和分析,提升实际操作和决策能力,确保毕业后迅速适应行业需求。

④推动教学成果转化。平台利用AI大模型支持学生将研究成果快速转化为实际应用,提升创新能力和产业化水平。通过临床决策支持系统和公共卫生政策应用,AI大模型帮助学生看到研究如何改善医疗服务和公共健康,激发创新热情和社会责任感。

总之,平台结合大数据和AI大模型的多功能和综合性,契合医学数据学专业的培养目标。帮助学生在筑牢数据思维、计算思维、统计思维和因果思维基础上,掌握数据"采集－整理－挖掘－转化"的关键技术,具备行业实践能力。通过平台训练,毕业生将具备成为健康医疗大数据领域业务骨干和业界精英的潜力。

2.AI大模型驱动的真实世界研究工程训练平台

AI大模型驱动的真实世界研究系统,该系统通过多步骤的研究设计和分析流程,利用大数据和AI大模型进行医学研究和临床应用。

(1)系统构架

①多模态大数据队列。整合多种数据源,包括电子病历、健康档案、基因检测等,形成丰富的数据基础,为研究提供全面的数据支持。

②高通量模拟目标试验。利用AI大模型进行高通量模拟和目标试验,通过对比组数字孪生体,模拟真实世界中的实验场景。

(2)核心技术

①大数据队列建立。(a)建立新的使用者队列,收集和整理大数据,确保数据的完整性和代表性;(b)使用L1正则化倾向性得分匹配,进行随机化模拟,确保数据的平衡性和准确性。

②控制混杂因素。(a)控制患者特征、医生指示和时间相关的混杂因素,估计效应(ACE),确保研究结果的可靠性;(b)阴性对照/合成阳性对照,检测剩余混杂因素,确保数据分析的严谨性。

③效应估计与模型验证。(a)通过P值校准和置信区间校准,校准剩余混杂因素和系统误差,提高模型的准确性;(b)进行个性化因果效应估计,利用AI大模型进行个性化分析,提供精准医疗支持。

④模拟与验证。(a)高通量模拟目标试验,通过AI大模型对比组数字变生体进行模拟和验证,评估模型的有效性和可靠性;(b)模型评估,对AI大模型进行评估,确定其在临床应用中的有效性和适用性。

⑤实际应用。将模型应用于癌症患者的生物标记分析,结合治疗和评估,提升临床决策的科学性和准确性。

(3)工程训练平台对医学数据学专业的支撑作用

①多模态大数据队列的建立与整合

(a)数据丰富性和代表性。通过整合电子病历、健康档案、基因检测等数据源,学生接触多样化和大规模的真实数据,提升数据采集、整理和优化能力。

(b)数据整合技术。学生学习整合不同来源的数据,理解数据互补性和关联性,增强数据处理和管理能力。

②高通量模拟目标试验的应用

(a)模拟真实实验场景。利用AI大模型进行高通量模拟,学生掌握复杂实验设计和变量控制技术。

(b)提升数据分析技能。通过模拟试验,学生学习设计、运行和分析大规模实验,提高大数据环境中的分析能力。

③大数据队列的建立与管理

(a)数据收集与整理。学生学习建立和管理大规模数据集,确保数据完整性和代表性。

(b)随机化模拟技术。使用L1正则化倾向性得分匹配进行随机化模拟,学生掌握高级数据随机化和匹配技术。

④混杂因素的控制与效应估计

(a)混杂因素控制。学生学习控制患者特征、医生指示和时间相关混杂因素。

(b)效应估计方法。通过P值校准和置信区间校准,学生掌握效应估计和模型校准方法。

⑤模型验证与评估

(a)高通量模拟与验证。平台提供高通量模拟目标试验,学生学习模型验证和评估技术。

(b)个性化因果效应估计。利用AI大模型进行个性化分析,学生理解和应用个性化医疗和精准医学概念。

总之,AI大模型驱动的真实世界研究工程训练平台全面支持医学数据学专业学生,提升分析和决策能力,为培养高级专门人才奠定基础。

3. AI 大模型驱动的临床试验设计与分析工程训练平台

(1)原理

大模型驱动的临床试验设计与分析平台旨在利用 AI 大模型和多模态大数据,模拟和分析真实世界中的临床试验。通过生成数字孪生体,平台可以创建虚拟试验组和对照组,进行高通量模拟和效应估计,最终优化个性化医疗方案。

(2)方法

①数据收集与管理。(a)临床数据输入,将参与临床试验的个体数据系统化输入到招募数据库中;(b)唯一编码,为每个参与者分配唯一编码,确保数据的独立性和可追溯性。

②多模态大数据队列。(a)数据源整合,整合电子病历、健康档案、基因检测等多种数据源,形成多模态大数据队列;(b)数字孪生模型。创建 RCT 样本数字模型,通过 AI 生成数字孪生,为试验提供虚拟对照。

③随机化分组与模拟。(a)随机化分组,计算机将参与者随机分为试验组和对照组,平衡所有混杂因素;(b)高通量模拟,利用 AI 大模型进行高通量模拟,通过数字孪生体模拟真实世界实验场景,评估模型的有效性和可靠性。

④个性化治疗效果预测。(a)治疗效果预测,利用数字孪生 AI 模型,指导个性化医疗方案的制定和治疗效果预测;(b)疗效比较,比较试验组和对照组的治疗效果,进行疗效因果迁移学习。

(3)技术流程

①临床数据输入与数据库管理。(a)将所有临床试验参与者的数据输入到招募数据库中;(b)通过计算机为每个参与者分配唯一编码。

②多模态大数据队列的构建。(a)整合各种数据源,形成多模态大数据队列;(b)创建数字孪生模型,模拟 RCT 样本,生成虚拟对照组和试验组。

③高通量模拟和分析。(a)计算机将参与者随机分为试验组和对照组,平衡混杂因素;(b)利用 AI 大模型进行高通量模拟,通过数字孪生体进行模拟和验证。

④个性化治疗方案的制定和验证。(a)通过数字孪生 AI 模型,预测个性化治疗效果;(b)将模型应用于实际临床治疗方案设计,通过疗效比较进行验证。

⑤临床决策支持。将个性化治疗方案应用于临床,通过生物标记分析提升临床决策的科学性和准确性。

(4)工程训练平台对医学数据学专业的支撑作用

①提升数据管理和整合能力。(a)数据系统化管理与唯一编码分配,平台将临床试验数据系统化输入数据库,并为每个参与者分配唯一编码,保障数据独立性和可追溯性,提升学生的数据管理和标识技术能力;(b)多模态大数据队列,整合电子病历、健康档案、基因检测等数据源,形成多模态大数据队列,使学生掌握多源数据整合和处理技能。

②强化实验设计与分析能力。(a)随机化分组与高通量模拟,平台利用 AI 大模型进行高通量模拟,通过数字孪生体模拟真实世界实验场景,随机分为试验组和对照组,帮助学生掌握随机化试验设计和高通量数据分析技术;(b)个性化治疗效果预测,通过数字孪生 AI 模型指导个性化医疗方案的制定和治疗效果预测,学生掌握个性化医疗分析技能。

③应用关键技术提升分析能力。(a)数据收集与整理,平台帮助学生学习收集和整理多种数据源的

大数据,确保数据完整性和代表性,掌握高效管理和处理大规模数据的技术;(b)混杂因素控制与效应估计,教授学生控制混杂因素和进行效应估计,校准混杂因素和系统误差,提升数据分析的严谨性和模型准确性。

④增强实际应用与决策支持能力。(a)高通量模拟与模型验证,通过高通量模拟和验证评估模型有效性和可靠性,学生学习模型验证和评估技术,提升数据模拟能力;(b)临床决策支持,应用个性化治疗方案于临床,通过生物标记分析提升临床决策的科学性和准确性,增强学生临床应用能力。

总之,AI大模型驱动的临床试验设计与分析工程训练平台,通过综合训练全面支撑医学数据学专业的教育目标,提升学生技术能力和实践水平,培养具备行业实践能力的高级专门人才。

4.AI大模型驱动的智慧医学工程训练平台

(1)设计原理

AI大模型是智慧医学工程训练平台的核心驱动力。通过集成多种先进技术和算法,该平台能够模拟人脑的功能分区,处理海量医疗数据,生成因果知识图谱,并进行复杂的因果推理和决策支持。

①基础架构与容器化部署。利用AI大模型的强大计算能力和灵活的容器化部署技术,确保系统的稳定性和可扩展性。

②图脑模型部署与维护。AI大模型模仿人脑功能分区,实现对疾病的多维度分析和处理。

③数据处理部件。通过AI大模型实现高效的数据抽取、转换和加载,以及复杂的数据管理和处理。

④因果知识图谱生成部件。利用AI大模型生成并维护因果知识图谱,辅助临床决策和科学研究。

⑤因果贝叶斯网络及因果推理部件。AI大模型驱动因果推理和决策支持,提升决策的准确性。

(2)方法及应用

该平台的方法论主要依托于AI大模型的强大计算能力和智能化处理能力。

①临床诊断。AI大模型实时分析患者数据和最新研究成果,提供精准的诊断建议。

②鉴别诊断。AI大模型对不同疾病的症状进行智能化分析,提供详细的鉴别诊断信息,减少误诊率。

③个性化治疗。基于AI大模型的分析结果,为每位患者提供个性化的治疗建议,优化治疗方案。

④病程管理。利用AI大模型持续监控患者病情,记录病程发展,并提供动态调整建议。

⑤辅助查房。AI大模型通过智能终端系统,实时为医生提供患者的最新数据和病情分析,辅助临床查房。

⑥辅助病历书写。AI大模型自动记录和生成病历,提高病历书写效率和准确性。

⑦疗效评估。通过AI大模型分析患者数据和治疗效果,生成疗效评估报告,帮助医生调整治疗方案。

⑧标准电子病历自动生成。AI大模型分析和处理数据,自动生成符合标准的电子病历,提高工作效率。

⑨出院随访。利用AI大模型提供出院后的随访服务,实时监控患者康复情况,提供健康管理建议。

⑩风险预测预警。基于AI大模型的健康数据分析,提供风险预测和预警服务,提前预防潜在风险。

⑪全科医生AI助手。AI大模型为全科医生提供智能助手服务,辅助诊断、治疗和管理患者。

（3）技术流程

AI大模型驱动的智慧医学工程训练平台的技术流程通过以下步骤实现：

①数据采集与预处理。AI大模型从多源数据中抽取、转换和加载数据，进行初步预处理。

②模型训练与优化。利用AI大模型对预处理后的数据进行训练，不断优化模型参数，提升模型的准确性和实用性。

③因果知识图谱构建。AI大模型生成因果知识图谱，辅助临床决策和科学研究。

④实时数据分析与决策支持。通过AI大模型实时分析患者数据，提供诊断、治疗和管理建议。

⑤结果输出与反馈。AI大模型生成分析结果，输出到智能终端，并根据反馈不断优化模型和决策支持系统。

通过这些原理、方法和技术流程，AI大模型驱动的智慧医学工程训练平台能够在临床诊疗决策、健康管理和疾病研究中发挥关键作用，提高诊疗效果和效率，并推动医学研究的进展。

（4）工程训练平台对医学数据学专业的支撑作用

AI大模型驱动的智慧医学工程训练平台对医学数据学专业的支撑作用主要体现在以下几个方面：

①提升数据处理能力。AI大模型能够处理海量医疗数据，并生成因果知识图谱和进行复杂因果推理。这让学生在学习过程中能够熟练掌握数据"采集汇聚－整理优化－挖掘分析－转化应用"全过程的关键技术，提升其数据处理能力和技术素养。

②强化多种思维方式。平台通过高效的数据管理和处理，增强了学生的数据思维、计算思维、统计思维和因果思维的培养。这些思维方式是医学数据学专业培养目标中的核心要素，能够帮助学生在健康大数据的理论体系下更好地理解和应用所学知识。

③提高行业实践能力。平台的临床诊断、个性化治疗、病程管理等实际应用场景，让学生能够接触到真实的医疗数据和决策过程。通过这些实践训练，学生能够提升其行业实践能力，具备在实际工作中解决复杂问题的能力。

④培养创新研究能力。AI大模型驱动的平台支持因果知识图谱的生成和因果推理，辅助临床决策和科学研究。这为学生提供了一个创新研究的环境，使他们能够将理论知识应用到实际问题的解决中，培养其创新研究能力。

⑤实现个性化学习。通过平台的个性化治疗建议和病程管理功能，学生可以了解如何根据不同患者的具体情况进行个性化的诊断和治疗。这不仅提高了学生对个性化医疗的理解，也使他们具备了个性化处理实际问题的能力。

总之，AI大模型驱动的智慧医学工程训练平台在数据处理能力、思维方式培养、行业实践能力、创新研究能力、个性化学习等方面为医学数据学专业的培养目标提供了强有力的支撑。

四、AI大模型训练与测评教学平台

AI大模型训练与测评教学平台，是依托国家健康医疗大数据中心（北方）的海量优势大数据资源和国家超级计算济南中心的强大算力资源，充分发挥国家健康医疗大数据研究院所依托的山东大学多学科交叉资源，以心脑血管病为例，所创建的面向医学数据学专业培养的AI大模型教学平台。

1. 平台设计原理及关键技术

平台提供10PB级健康大数据，依托国家超级计算济南中心及国家健康医疗大数据中心（北方）资源，整合多方技术，创建多模态大数据队列和心脑血管病AI大模型训练体系。涵盖智慧医疗、科研服务、临床试验、真实世界研究和精准用药等领域,全面支持医学数据学专业的教学和应用。

(1)面向医疗场景的AI大模型训练与测评平台

①AI大模型机密计算工程教学系统。保障数据隐私和安全,确保模型在训练和推理过程中不会泄露敏感信息。主要教学内容:(a)性能与安全平衡,设计高效机密计算架构;(b)优化加密技术处理大数据,支持同态加密;(c)密钥管理系统,实现安全高效的密钥全周期管理;(d)可扩展高效的安全多方计算(SMC)技术;(e)协同优化硬件和软件,开发利用硬件安全特性的软件工具和框架。

②大模型驱动的多模态大数据队列设计教学系统。设计和创建多模态数据队列,以提高模型对不同类型数据的处理和理解能力。利用AI大模型技术简化传统大数据队列构建流程,直接支持医学研究。主要教学内容:(a)多模态数据融合,开发AI模型有效融合异构数据;(b)采用自监督和迁移学习,从未标注数据中学习循证医学证据;(c)提升模型解释性,使其预测符合循证医学逻辑。

③AI大模型循证医学图谱工程教学系统。构建循证医学图谱,支持模型在临床决策中的应用。基于临床指南和个体电子病历知识图谱,遵循MDTE医学图脑知识工程模型,教授如下内容:(a)数据整合与预处理,清洗、格式化和标准化多源数据;(b)信息抽取,从非结构化文本中提取医学信息;(c)知识表示,建立本体论表示实体关系;(d)关系抽取和推理,识别并推理实体间复杂关系;(e)质量控制,确保知识图谱准确性和可靠性;(f)知识融合,解决不同来源知识冲突;(g)动态更新和维护,实现自动更新;(h)保证可解释性与透明度,增强用户信任。

④AI大模型深度因果学习工程教学系统。通过深度因果学习技术,提高模型对复杂因果关系的理解和推理能力。教学案例:(a)超图学习算法,捕捉临床和组学数据中的复杂关系;(b)超图神经网络(HyperGNN)和超图卷积网络(HyperGCN),提高因果推断的准确性;(c)超图嵌入网络(Hyper EN)和超图注意力网络(HyperAN),利用嵌入技术和注意力机制提升因果结构识别能力,并优化多款软件产品的集成。

⑤AI大模型训练及测评服务交易教学系统。提供按需定制的医疗AI大模型训练和测评服务,训练学生多场景、规模化和全链条的AI大模型服务及产业化范式。教学内容:(a)数据管理与处理,包括数据融合、清洗、标注、增强和隐私保护;(b)计算资源管理,优化分布式计算和资源调度;(c)模型训练与优化,实现分布式训练、AutoML和模型压缩;(d)模型评估与对比,设计评估指标和自动化测试;(e)用户体验与服务,提升平台易用性和技术支持;(f)安全与合规,确保多层次安全和隐私保护;(g)效率与成本控制,优化训练算法和资源利用。

(2)AI大模型驱动的多模态大数据队列

①样本资源。依托国家健康医疗大数据中心(北方),按照ICD-10编码标准,对2616种心脑血管病各选择1000例标准病例,共计261.6万例,确保数据广泛且具有代表性。

②数据资源。通过RCDM标准体系,从医院系统(如HIS、LIS、PACS、EMR等)、公卫系统(如EHR、传染病、死亡等)、疾控系统(如死亡库、肿瘤报告等)以及社会、经济、环境等行业外系统获取数据。数据资源索引(DRI)涵盖基础数据、个体索引库、公共卫生数据、电子病历数据、跨组学数据和近人体空间数据,确保数据全面且准确。

③多模态大数据队列教学系统。融合多模态数据资源,设计原理包括数据融合、嵌入表示和深度学习。教学内容包括多源数据融合、数据清洗与标准化、文本和影像嵌入、深度学习、模型解释和可视化、数据隐私保护等。技术流程涵盖数据采集、预处理、融合、嵌入表示、模型构建与训练、评估与优化、应用与验证,以及隐私与安全保护。通过这些技术的训练,培养学生构建多模态大数据队列的技能。

（3）AI大模型建模教学案例

针对心脑血管病的临床诊疗实践需求和脑血管病的药物靶点发现需求,依托上述平台和多模态大数据队列,按照以下算法和训练流程,将预训练模型、指令微调模型、奖励模型和强化学习模型有机结合,教授心脑血管病AI大模型构建技术:

①面向临床诊疗实践的AI大模型教学系统。通过数据汇集、预训练模型构建、微调、奖励函数设计、虚拟临床环境构建、强化学习训练等关键技术,实现对心脑血管病的精准诊断和个性化治疗。教学内容包括数据汇集、预训练模型构建、微调、奖励函数设计、虚拟临床环境构建和强化学习训练。关键知识点包括多源数据融合、Transformer结构预训练、自监督学习任务、模型微调、任务相关奖励设计、虚拟环境模拟和策略优化。

②面向疾病分子机制研究的AI大模型。整合单细胞组学、空间转录组学、转录组学及蛋白质组学数据,采用多模态数据整合与预处理、自监督学习与预训练、有监督微调、奖励建模与强化学习等技术,实现高精度的分子机制研究。教学内容包括多模态数据整合、奖励函数设计、虚拟研究环境构建、自监督和强化学习优化,提升分子机制研究的准确性。关键知识点包括数据预处理、多模态融合、特征提取、自监督预训练、有监督微调、奖励建模、虚拟环境构建和强化学习。通过混杂表征、超图干预建模、结局预测和生成对抗网络(GAN)等。

（4）AI大模型转化应用教学案例

①AI大模型驱动的心脑血管病智慧医疗系统。通过整合多源数据和AI大模型,提供精准的诊断、个性化治疗和健康管理。系统实时提供诊疗建议,优化临床决策,涵盖病程管理、辅助查房、病历书写、出院随访和风险预测预警等功能,提高了诊疗效率和效果。

②AI大模型驱动的心脑血管病科研服务系统。支持从数据到知识的转化,揭示心脑血管病的分子机制。系统为科研设计、数据分析、临床试验和循证医学提供全流程支持,加速科研成果转化。

③AI大模型驱动的心脑血管病临床试验设计与分析系统。通过智能数据处理、随机分组、高级随机化算法和混杂因素控制,AI大模型提高了临床试验的效率和准确性。系统生成的数字孪生体用于模拟和验证不同治疗方法的效果,确保个性化治疗方案的有效性和安全性。

④AI大模型驱动的心脑血管病真实世界研究系统。AI大模型通过大数据处理和标准化技术,建立高质量的患者队列。系统利用因果推断和混杂因素控制技术,分析治疗效果和潜在机制,提供精准的个性化因果效应预测,推动个性化医疗的发展。

⑤AI大模型驱动的心脑血管病精准用药研究平台。整合药物代动力学、药物效动力学、基因检测和量子芯片技术,AI大模型建立药物行为和疗效预测模型,指导个性化用药策略。系统通过分析药物与受体的相互作用,优化治疗方案,最大化疗效,最小化副作用。

⑥AI大模型驱动的心脑血管病分子机制研究平台。通过构建超图数据库,利用复杂网络分析和聚类算法,AI大模型揭示心脑血管病的生物学通路和机制,识别关键节点和潜在治疗靶点。系统支持从数据整合、通路映射到跨层级数据聚类分析,为心脑血管病的精准研究提供全面支持。

2.AI大模型训练与测评教学平台对医学数据学专业的支撑作用

（1）培养数据思维。平台通过大数据资源和强大算力支持,为学生提供了丰富的实际案例和数据集,涵盖数据"采集汇聚－整理优化－挖掘分析－转化应用"的全流程。学生可以学习如何从多源异构数据中进行数据融合、清洗、标准化和预处理,培养他们的数据思维能力。

（2）培养计算思维。平台的AI大模型机密计算工程教学系统,通过性能与安全平衡、加密技术、密钥管理和多方计算技术的教学,帮助学生掌握高效的计算方法,培养他们解决复杂计算问题的能力。学生可以通过实践,理解如何在大规模数据处理中保障数据安全与隐私。

(3)培养统计思维。平台通过大模型驱动的多模态大数据队列设计教学系统,教学生如何设计和创建多模态数据队列,提升对不同类型数据的处理和理解能力。学生可以通过自监督和迁移学习,从未标注数据中学习循证医学证据,提升他们的统计思维和数据分析能力。

(4)培养因果思维。平台的AI大模型深度因果学习工程教学系统,通过超图学习算法、超图神经网络和超图嵌入网络等技术的教学,帮助学生掌握因果推断和因果关系建模的能力。学生可以学习如何利用深度学习技术,理解和推理复杂因果关系,提升他们的因果思维能力。

(5)提升多模态数据处理和应用能力。平台提供的多模态大数据队列和AI模型实际训练案例,使学生能够实践数据融合、特征提取、模型训练和优化等关键技术。通过心脑血管病AI大模型教学案例,学生可以学习如何构建和应用AI模型进行精准诊断和个性化治疗,增强他们在医疗场景中的实际应用能力。

(6)训练循证医学和临床决策支持。平台的AI大模型循证医学图谱工程教学系统,通过数据整合、信息抽取和知识图谱构建,帮助学生理解如何将AI技术应用于循证医学和临床决策支持。学生可以学习如何从非结构化文本中提取有用信息,构建医学知识图谱,并利用这些图谱进行临床决策。

(7)拓展实践能力和行业应用。平台提供的多场景、规模化AI大模型服务及产业化范式,为学生提供了丰富的实践机会。通过参与智慧医疗系统、科研服务系统、临床试验设计与分析系统等实际项目,学生可以将所学知识应用于实际问题,提升他们的行业实践能力。

总之,AI大模型训练与测评教学平台,通过提供理论与实践相结合的教学内容,全方位支撑了医学数据学专业的培养目标。学生在数据思维、计算思维、统计思维和因果思维方面得到了全面培养,掌握了数据"采集汇聚-整理优化-挖掘分析-转化应用"关键技术,具备了行业实践能力,为成为健康医疗大数据领域的业务骨干和业界精英奠定了坚实基础。

本章总结

医学数据学专业融合了医学、统计学/数学、计算科学等多学科资源,为学生提供全面的理论和实践基础。医学提供数据源和方法论,如流行病学和生物统计学;计算科学通过机器学习和数据工程实现高效分析,确保数据的深度处理和应用。数据科学实验室包括"干实验室"和"湿实验室",支持数据操作和科学计算,通过基因操作和功能验证实验,将数据分析结果转化为生物学实验验证,提升学生的实践技能和综合思维能力。数字智能工程训练平台通过多个子平台培养学生的人工智能素养和实践能力。其中,医疗科技创新实训平台基于Biodesign流程,涵盖识别、发明和实施阶段;数字智能医学工程实验平台通过高性能计算和大规模数据分析提升学生能力;数字智能治理与挖掘分析软件工程训练平台利用AI大模型进行数据分析和决策支持,模拟真实世界研究和临床试验,提高数据管理和个性化医疗分析技能。AI大模型训练与测评教学平台依托国家大数据中心资源,培养学生的AI应用能力。总体,这些平台为医学数据学专业提供了全面的支撑,确保学生具备扎实的理论基础和强大的实践能力。

第十一章　医学数据学专业评估

医学数据学专业评估是专业建设的重要任务。医学数据学专业评估理论涵盖五种核心理论,包括行动者－系统－动力学(ASD)、委托代理与管家理论、一致性陷阱理论、大学治理现代化理论和发展性评价理论;这些理论强调通过多方参与、激励和监督机制、深度挖掘学科交叉点、多元主体参与和协同合作,确保评估的全面性、公正性和科学性,推动专业改进和高质量发展。评估方案以习近平新时代中国特色社会主义思想为指导,采用"两类四种"柔性分类方法,专业可根据办学定位和需求自主选择评估类型,设计定性和定量指标,量身定制常模,找准问题和差距。评估方法包括线上与入校结合、定性与定量结合、明察与暗访结合,确保全面、客观、公正地评估教学质量。通过评估报告、问题清单、督查问责与示范案例结合,促进专业持续改进,培养具备高素质和行业实践能力的高级专门人才。评估策略重点在于建立质量保障体系,涵盖机构人员配置、目标标准制定、制度执行、资源配置、监测评价和反馈改进,形成闭环管理。通过设立专业委员会、制定详细培养方案、强化教学管理和监测评价,确保教学质量和专业发展。迎评策略包括自选评估类型、自主设计指标体系、用好常态数据资源,打破评估与认证界限,统一评估策略,持续改进和创新。本章从专业评估理论、评估方案和迎评策略三个方面详细阐述。

第一节　医学数据学专业评估理论

医学数据学专业评估主要依据如下5种理论。行动者－系统－动力学(ASD)强调行动者、制度、环境的互动对系统变革的重要性;通过多方参与、完善评估制度、利用先进技术,提升医学数据学专业评估的全面性和效率。委托代理理论与管家理论结合,通过激励和监督机制确保评估公正性,优化评估过程,提升评估机构积极性。一致性陷阱理论揭示组织在寻求差异化时的常见问题,强调深度挖掘学科交叉点、关注外部需求、实现民主化决策、鼓励创新思维。大学治理现代化理论提升治理能力,强调多元主体参与,采用科学治理手段,注重学生综合发展。发展性评价理论通过多元化评估与协同合作,确保评估科学、公正,推动专业改进和发展,培养具备竞争力的高级人才。

一、行动者-系统-动力学理论

行动者－系统－动力学(ASD)理论强调行动者、制度、环境的互动对系统变革的重要性。在医学数据学专业评估中,通过教师、学生等多方参与,完善评估制度和标准化流程,利用先进技术和物质支持,提升评估的全面性和效率,推动专业持续发展和教学质量提升。

1. 理论解读

行动者－系统－动力学(ASD)理论,由社会学家汤姆·R.伯恩斯提出,强调社会系统的变化和发展动力源自行动者、制度和环境三类因果力的互动。行动者具有创造性和自我变革的能力,制度规范其行为和结果,环境则限制或促进其行为。ASD理论认为,三者与系统的相互作用能促进系统优化和变革。

(1)ASD理论下医学数据学教学审核评估运行逻辑

①行动者的能动性

(a)角色定位。在医学数据学教学审核评估中,行动者包括教师、学生、管理人员和外部评估专家。他们是评估工作的核心力量。

(b)积极参与。行动者通过积极参与评估过程,如反馈教学效果、改进教学方法、调整课程设置等,推动专业的持续优化。

(c)创新变革。行动者通过引入创新教学模式和技术,如大数据分析、机器学习等,提升教学质量和效果。

②制度的完善

(a)评估制度。建立科学、合理的评估制度,如课程评价标准、教师绩效考核标准等,确保评估的客观性和公正性。

(b)标准化流程。制定标准化的评估流程,包括数据采集、分析、反馈和改进等环节,确保评估工作的有序进行。

(c)政策支持。通过政策支持,推动评估制度的实施,如提供评估所需的资源、技术支持和培训等。

③环境的支持

(a)技术环境。利用先进的技术手段,如大数据分析、人工智能技术等,提升评估的精准性和效率。

(b)物质环境。提供良好的物质条件,如高性能计算资源、实验设备等,支持教学和评估工作的顺利进行。

(c)学术氛围。营造积极的学术和研究氛围,鼓励创新和合作,推动专业发展。

2. ASD理论对医学数据学专业评估的重要指导意义

(1)激发行动者的能动性。①ASD理论强调行动者在系统变革中的重要作用,激发教师、学生和管理人员的积极性和创造性,推动教学质量的提升。②通过行动者的积极参与和反馈,发现教学中的不足,及时调整和改进,提高教学效果。

(2)完善评估制度。①ASD理论指导下,建立科学、合理的评估制度和流程,确保评估工作的规范化和标准化。②通过完善的评估制度,促进教学资源的优化配置,提升教学效率和质量。

(3)优化支持环境。①ASD理论强调环境对系统变革的支持作用,通过优化技术和物质环境,提供评估工作的必要支持。②营造良好的学术和研究氛围,鼓励创新和合作,推动专业的持续发展。

总之,在ASD理论指导下,医学数据学教学审核评估的运行逻辑以行动者的能动性、制度的完善和环境的支持为核心,通过三者的相互作用,推动专业的持续优化和发展。ASD理论为评估工作提供了系统化的指导框架,通过激发行动者的积极性、完善评估制度和优化支持环境,有效提升评估工作的质量,确保医学数据学专业的教学质量和人才培养水平。

二、委托代理理论与管家理论

委托代理理论与管家理论结合,为医学数据学专业评估提供全面指导。委托代理理论解决所有权与管理权分离带来的信息不对称问题,通过激励和监督机制确保公正性。管家理论强调管理者倾向于集体主义和利他行为,优先考虑集体利益。两者融合优化评估过程,通过透明、公正的流程建立信任,减少信息误差,采用"先授权,后监控"策略,提升评估机构积极性和责任感,确保评估科学、公正,有助于专业的高质量发展。

1. 理论解读

(1)委托代理理论

委托代理理论源于经济学与金融学,解释所有权与管理权的分离。企业所有者(委托人)无法全面管理企业事务,高薪聘请管理者(代理人)运营企业。信息不对称是关键问题,分为"逆向选择"和"道德风险"。前者指代理人在签约前利用信息优势隐瞒或扭曲信息,使合约对其有利;后者指代理人在管理过程中利用信息优势追求个人利益,损害公司利益。为解决这些问题,需建立激励和监督机制,保护委托人利益,降低代理成本,确保双方利益调和。

医学数据学专业评估中的委托代理关系表现为教育管理部门(委托人)与评估机构或专家(代理人)之间的关系。教育管理部门无法直接监督所有评估过程,需聘请专业评估机构或专家进行全面、客观评价,签订评估合同后,教育管理部门为委托人,评估机构或专家为代理人。信息不对称可能导致"逆向选择"和"道德风险",评估机构或专家可能利用信息优势隐瞒或扭曲评估能力,签约后可能牺牲评估质量以满足个人利益。

目标相左、利益冲突是委托代理关系中的关键问题。评估机构或专家可能未能完全实现教育管理部门的评估目标和要求。为保护教育管理部门利益、降低代理成本,并确保评估过程和结果公正,需要建立激励和监督机制。激励机制通过合理报酬体系调动评估机构或专家的积极性和责任感;监督机制通过透明评估流程和定期报告制度,使教育管理部门能实时监控评估过程,及时发现和纠正问题。

通过这些机制,可以有效应对评估中的逆向选择和道德风险,确保医学数据学专业评估的科学性和客观性。这种基于委托代理理论的评估体系将提升医学数据学专业的教育质量和管理水平,推动健康医疗大数据领域的持续发展。

(2)管家理论

管家理论源自心理学和社会学,补充委托代理理论。基于"社会人"假设,认为管理者(管家)倾向于集体主义和利他行为,与委托人共享目标,优先考虑集体利益。管家理论强调精神认同和内在激励,管理者更期待通过共同目标实现组织成功,而非追求个人利益。

在医学数据学专业评估中,教育管理部门(所有者)与评估机构或专家(管家)基于共同目标和一致利益。评估机构或专家作为管家,会优先考虑集体利益,确保评估工作的公正性和科学性,以实现教育管理部门的教育目标和质量标准。即使存在利益冲突,评估机构或专家也会首先考虑集体利益,确保评估的最大效益。这种模式促使评估机构或专家在执行评估任务时,更注重协同促进和充分授权,而非依赖严格监督和控制。管家理论强调评估机构或专家在以下方面的表现:①个人与集体目标一致,确保个人成就与专业评估成功紧密联系,实现共同进步。②协同合作与授权,提升积极性和创新能力,在宽松环境中施展才华,实现自我突破,促成评估目标达成。③集体利益优先,即使面临利益冲突,优先考虑教育管理部门的整体利益,确保评估公正性和科学性,维护高标准和高质量。④自我激励与责任感,愿意承担更多责任,通过高质量的评估工作实现自我价值和专业成就。

总之,在管家理论指导下,医学数据学专业评估能够在共同目标和一致利益的基础上,建立信任和合作关系。这不仅提升评估机构或专家的工作积极性和责任感,还确保评估工作的公正性和科学性,促进医学数据学专业的持续发展和提升。

(3)委托代理理论与管家理论的协同激励

委托代理理论与管家理论的融合为医学数据学专业评估提供了全面指导,优化了评估过程,实现更好治理成效。

①角色行为的协同。评估机构(代理人)和教育管理部门(委托人)若建立委托人—管家关系,将更容易实现效益最大化。这意味着评估机构在执行任务时,优先考虑集体目标和专业发展,提升效率和公正性,进而提高医学数据学专业的整体质量。

②心理因素与环境因素的影响。融合两种理论需要考虑行为倾向及变化性。心理动机、身份认同和权力使用等心理因素,以及管理哲学、文化氛围和权力距离等环境因素都会影响行为选择。在制定评估标准和流程时,要考虑评估机构的动机和文化背景,增强其责任感和认同感。

③风险承受与信任度。风险态度和信任程度对理论融合至关重要。风险规避型的教育管理部门可能倾向于委托代理模式,而高信任度的双方则易建立管家关系。评估过程中需兼顾风险承受能力,通过透明、公正的流程建立信任,减少信息不对称带来的误差。

④先授权后监控。完全控制代理人不利于最佳治理效果。医学数据学专业评估可采用"先授权,后监控"策略,给予评估机构自由裁量权,发挥其专业判断和自主性,并在监控和反馈中不断优化评估过程。

总之,委托代理理论与管家理论的协同激励机制在医学数据学专业评估中具有重要指导意义。通过优化角色行为、考虑心理和环境因素、调和风险态度和增强信任,以及采用"先授权后监控"策略,可以提升评估的有效性和公正性,促进医学数据学专业的高质量发展。

2. 理论对医学数据学专业评估的指导意义

(1)委托代理理论。在医学数据学专业评估中,教育管理部门(委托人)与评估机构或专家(代理人)之间的关系应用了委托代理理论。由于信息不对称,教育管理部门通过激励和监督机制确保评估的公正性和科学性。合理的报酬体系和透明的评估流程确保评估机构在评估时不仅关注个人利益,还考虑整体利益,从而提升评估的客观性和全面性,进而提高医学数据学专业的教育质量和管理水平,推动健康医疗大数据领域的发展。

(2)管家理论。管家理论强调评估机构或专家(管家)与教育管理部门(所有者)之间的共同目标和一致利益。评估机构优先考虑集体利益,确保评估工作的最大化效益。这种治理结构使评估机构能够在宽松环境中施展才华,提升评估工作的公正性和科学性,同时激发其积极性和创新能力,有助于培养具有责任感和专业素养的高级人才,推动专业持续发展。

(3)委托代理理论与管家理论的协同激励。结合两种理论为医学数据学专业评估提供了全面指导。协同激励机制优化评估过程,通过透明、公正的流程建立信任,减少信息不对称带来的误差。采用"先授权,后监控"的策略,给予评估机构自由裁量权,发挥其专业判断能力和自主性,确保评估结果可靠且科学。这种融合提升了评估机构的积极性和责任感,确保评估工作的高效和公正,全面提升医学数据学专业的教育质量和管理水平,培养出在健康医疗大数据领域内的行业精英。

总之,通过委托代理理论和管家理论的融合,医学数据学专业评估可以实现科学、客观和高效的评估体系,提升教育质量和管理水平,培养全面发展的专业人才,为健康医疗大数据领域输送高素质的行业骨干和业界精英。

三、一致性陷阱理论

一致性陷阱理论揭示了组织在寻求差异化时,常陷入独特性悖论、自恋动力学、领导权垄断和路径依赖。医学数据学专业需深度挖掘数据学、统计学、计算科学和医学的交叉点,通过与医疗机构合作,展示实际应用效果。避免自恋动力学,关注外部需求,融入行业最新需求,培养实际应用能力和社会责任感的人才。防范领导权垄断,实现民主化决策,吸纳不同意见。摆脱路径依赖,鼓励创新思维,适应行业和技术变化。通过动态调整机制,定期评估专业特色和培养目标,及时调整课程设置,确保专业领先。

1. 理论解读

(1)一致性陷阱理论及其四大盲点

一致性陷阱理论(Consistency Trap Theory)指的是在组织或机构试图建立独特品牌或特色项目的过程中,尽管组织极力强调其独特性和差异性,但最终的结果往往是趋同和陈词滥调。这一理论揭示了组织在寻求差异化和独特性时,普遍存在如下四个盲点和内在动力学,这些因素使组织的特色阐述变得平庸,并使组织陷入低效率的模式。

①独特性悖论。组织希望通过表达其独特性来与其它组织区分开来,但这些表达往往沦为陈词滥调,无法真正体现其差异。

②自恋动力学。组织在寻找独特性的过程中,容易陷入自我迷恋,忽视外部环境的变化和需求,从而导致特色项目的自我吹嘘和空洞化。

③领导权垄断。特色项目的决定往往集中在少数领导者手中,缺乏广泛的参与和民主决策,导致特色项目的单一化和低效率。

④路径依赖。过去的选择和决定对当前行为产生决定性影响,使组织在需要变革时依然沿用旧有路径,难以突破和创新。

(2)规避一致性陷阱理论四大盲点的措施

①规避独特性悖论。独特性悖论指出,组织在表达其独特性时,常陷入陈词滥调,无法真正区别于其它组织。在提炼医学数据学专业特色时,各校可能使用类似表达,如"数据驱动"、"跨学科融合",导致趋同。避免措施:(a)深度挖掘学科内涵。结合自身优势,挖掘数据学、统计学、计算科学和医学的交叉点,提出具体且具有深度的特色项目。(b)结合实际应用。将特色与实际应用结合,通过案例和场景展示专业独特优势,避免抽象泛化。

②规避自恋动力学。自恋动力学指出,组织在追求独特性时,可能过于关注自身,忽视外部需求。这在专业特色项目提炼中常见,学校可能更多关注自身成就,而非外部需求。避免措施:(a)强化行业互动。加强与医疗健康行业的互动,通过合作研究和实践项目,了解行业需求,并融入专业特色。(b)关注社会责任。将社会责任作为专业特色的重要组成部分,培养具有社会责任感和人文素养的专业人才,避免自我陶醉。

③规避领导权垄断。领导权垄断指特色项目的提炼过程常由少数领导者决定,缺乏广泛参与。这在医学数据学专业建设中常见,可能导致项目单一化和低效率。避免措施:(a)民主化决策。建立开放的决策机制,鼓励师生员工广泛参与,确保特色项目的多样性和科学性。(b)防范群体思维。避免决策

过程中的群体思维,注重外部信息获取和交流,确保决策客观准确。

2. 一致性陷阱理论对医学数据学专业特色发展的指导意义

医学数据学专业的培养目标是面向数据密集型医学、数字医学和智能医学"新医科",在数据思维、计算思维、统计思维和因果思维的基础上,以健康大数据为抓手,培养全面发展的高级专门人才。一致性陷阱理论对专业特色发展的指导意义主要体现在以下方面:

(1)克服独特性悖论,实现真正的专业独特性。简单标榜"数据驱动"或"跨学科融合"可能导致趋同。医学数据学专业需深度挖掘数据学、统计学、计算科学和医学的交叉点,提出具体且具有学科深度的特色项目。通过与医院和医疗机构的合作项目,展示实际医疗场景中的应用效果,使学生切身体验专业的独特性和实际价值。

(2)避免自恋动力学,关注外部需求和社会责任。过于自我陶醉会忽视外部需求。医学数据学专业应加强与医疗健康行业的互动,了解行业最新需求,并将其融入专业特色中。通过定期举办行业研讨会和校企合作项目,培养具有实际应用能力的人才。社会责任作为专业特色的重要组成部分,通过开设医学伦理课程和鼓励学生参与社会公益项目,增强学生的社会责任感和服务意识。

(3)防范领导权垄断,实现民主化决策。决策集中在少数领导者手中可能导致单一化和低效率。医学数据学专业应建立开放的决策机制,鼓励师生员工广泛参与,确保专业特色项目的多样性和科学性。通过设立专业建设委员会,吸纳不同意见和建议,共同探讨专业发展的方向。此外,邀请外部专家参与评审和决策,确保专业特色项目的科学性和前瞻性。

(4)摆脱路径依赖,鼓励创新与变革。过度依赖过去的路径可能阻碍创新和发展。医学数据学专业应鼓励创新思维,建立灵活的机制,适应行业和技术的快速变化。通过设置创新实验室和创意工作坊,探索新方法和新技术,不断优化和调整专业特色。

(5)动态调整机制。定期评估专业特色和培养目标,根据外部环境的变化和反馈,适时调整和优化。通过建立反馈机制,收集毕业生和用人单位的意见,及时调整课程设置和教学内容,确保专业始终处于领先地位。

总之,一致性陷阱理论为医学数据学专业的特色发展提供了重要指导。通过克服独特性悖论,避免自恋动力学,防范领导权垄断,摆脱路径依赖,医学数据学专业可实现真正的独特性和差异化发展,培养具备行业竞争力的高级专门人才,为健康医疗大数据领域的发展作出贡献。

四、大学治理现代化理论

大学治理现代化理论通过完善大学治理结构和提升治理能力,涵盖目的向度、方法向度和主体向度。其核心目标是提升人才培养质量,以学生的综合发展为中心,强调将人文精神纳入教育体系。医学数据学专业应采用科学化的治理手段,注重学生在学习过程中的成长,通过创新项目和实习实践提高综合素质。治理现代化还强调多元主体的平等参与,医学数据学专业应建立开放的决策机制,广泛听取各方意见,加强与外部资源的合作,通过校企合作和科研合作提升专业建设水平。

1. 理论解读

大学治理现代化理论是在新时代背景下,通过完善大学治理结构和提升治理能力,实现大学综合管理和发展水平的提升。这一理论涵盖三个主要向度:目的向度、方法向度和主体向度。

(1)目的向度:以"善治"为目标,提升人才培养质量

①以学生为中心。大学治理现代化的核心目标是提升人才培养质量,强调以学生的综合发展为中

心。医学数据学专业在这一点上高度契合,通过数据思维、计算思维、统计思维和因果思维的综合运用,培养全面发展的高级专门人才。

②人文精神培育。治理现代化强调将人文精神纳入教育体系,超越单纯的技术教育。医学数据学专业在培养学生专业知识的同时,也注重人文科学素养和社会责任感的培育,使学生成为有智慧、有理想、有道德的文化人。

(2)方法向度:现代化的治理手段与方法

①系统化和科学化的治理手段。大学治理现代化要求采用科学和系统化的治理手段。医学数据学专业应通过引入先进的教学管理系统、加强教学质量监控和反馈机制,以及实施科学的评价体系,确保教学和科研的高质量发展。

②注重教育增值过程。除了关注教学成果,还应重视学生在学习过程中的成长与进步。医学数据学专业可以通过创新项目、实习实践和科研训练等方式,丰富学生的学习经历,提高他们的综合素质和实践能力。

(3)主体向度:多元主体的协同治理

①多元主体的平等参与。大学治理现代化强调多元主体的平等参与和协同治理。在医学数据学专业的建设过程中,应建立开放的决策机制,鼓励师生员工、行业专家和用人单位等多方参与。例如,可以定期召开专业建设委员会会议,广泛听取各方意见,确保专业建设的科学性和前瞻性。

②内部治理与外部治理的协同合作。专业建设不仅需要校内的努力,还需与外部资源紧密结合。医学数据学专业应加强与医疗机构、科研院所和企业的合作,通过校企合作、联合培养和科研合作等方式,提升专业建设水平和学生的就业竞争力。

总之,大学治理现代化理论为医学数据学专业建设提供了系统化和科学化的指导。通过明确以"善治"为目标,提升人才培养质量;采用现代化的治理手段与方法,注重教育增值过程;强调多元主体的协同治理,确保决策的民主性和科学性,医学数据学专业可以实现全面发展,培养出具备行业竞争力的高级专门人才,为健康医疗大数据领域的发展做出贡献。

2. 大学治理现代化理论对医学数据学专业评估的指导意义

(1)聚焦学生综合发展。大学治理现代化理论强调以学生为中心的教育理念,为医学数据学专业评估提供了指导。评估应考查学生在数据思维、计算思维、统计思维和因果思维等方面的能力,关注学生的全面发展,确保他们在专业知识和技能上有突出表现,并具备良好的人文素养和社会责任感。

(2)强调过程和结果并重。治理现代化理论指导评估时,注重最终成果和教育过程中的增值。医学数据学专业评估应涵盖教学质量监控、课程设置合理性、师生互动效果和实践环节参与度,通过评估学生在创新项目、实习实践和科研训练中的表现,确保教育过程的高质量和学生能力的全面提升。

(3)多元主体协同参与。治理现代化理论强调多元主体的协同治理,医学数据学专业评估应广泛吸纳师生员工、行业专家和用人单位等多方意见,通过开放透明的决策机制,确保评估的科学性和公正性。多元主体的参与提升评估的全面性,为专业建设提供多角度的反馈和建议。

(4)内外部资源的协同利用。治理现代化理论指导下,医学数据学专业评估应加强校内外资源的结合。评估需考察与医疗机构、科研院所和企业的合作效果,通过这些合作项目的实际成果评价学生的实践能力和就业竞争力。评估还应关注校企合作、联合培养和科研合作等项目对学生综合素质提升的作用。

(5)注重创新与灵活调整。治理现代化理论提倡灵活、创新的治理手段。在医学数据学专业评估中,应鼓励创新教学方法和管理模式,动态调整评估标准和方法,确保其适应快速变化的行业需求。通过创新评估机制,及时发现和解决教育教学中的问题,推动专业持续改进和优化。

总之,大学治理现代化理论为医学数据学专业的评估提供了系统、全面的指导。通过聚焦学生综合发展、强调过程和结果并重、多元主体协同参与、内外部资源的协同利用,以及注重创新与灵活调整,医学数据学专业评估可以实现科学性和公正性,推动专业的全面发展,培养出符合健康医疗大数据领域需求的高级专门人才。

五、发展性教育评价理论

教育评价基于教育目标,运用评价技术对教育过程和结果进行测定、分析、比较,并作出价值判断。其发展经历了四个阶段。第一代(19世纪末至20世纪30年代)以测量理论和技术应用为标志。第二代(20世纪30年代)由泰勒开创,形成泰勒模式。第三代(20世纪50年代末至70年代末)受前苏联卫星上天后美国教育改革影响,强调"判断"。第四代(20世纪80年代)在美国兴起,以"回应"和"协商"为标志,提出"共同建构""全面参与""价值多元化"和"建构主义评价法"等思想和方法,形成了发展性教育评价理论。

1. 理论解读

在医学数据学专业评估中,可将发展性教育评价理论(即第四代评价理论)解读如下:

(1)多元化与参与性。强调在评价过程中融合多元化价值观,注重参与者的互动;应当充分考虑学生、教师、管理者及行业专家的不同观点和价值观,通过协商和互动,形成共同的评价框架。通过多方参与,确保评估过程的全面性和深入性,避免单一标准的限制,反映出专业的多样化和复杂性。

(2)建构主义与协同合作。基于建构主义,认为评价是一个主观的、互动的过程。医学数据学专业评估应当强调师生之间、校企之间的互动与合作,通过共同参与形成评价结果。这意味着评估不仅仅是对学生学习成果的客观测量,更是师生共同成长、相互促进的过程。通过这种协同合作,评估过程能够更加贴近实际,反映出教学和学习的真实状态。

(3)以发展性评价为目的。核心在于促进改进而非证明优劣。医学数据学专业评估应以未来发展为导向,关注学生能力的持续提升和专业建设的改进。评估的目标应包括促进教学质量的提升、改进课程设置和教学方法、增强学生实践能力和创新能力等。通过这样的评估,专业不仅能够识别当前的不足,更能够制定切实可行的改进方案,推动整体发展的进步。

(4)综合性与整体性。注重评价内容的全面性和整体性,这对于医学数据学专业尤为重要。评估过程中,应全面考查学生在数据采集、整理、分析和应用等各个环节的表现,同时关注他们在实践中的综合素质和专业能力。此外,还需考虑学生的人文素养和社会责任感,确保评估结果全面反映学生的综合能力和发展潜力。

(5)多样化的评价方法。主张评价方法的多样化。医学数据学专业评估应结合定量与定性方法,通过考试成绩、项目作业、实习表现、问卷调查、面试等多种方式,全面评估学生的学术能力和实践能力。多样化的方法能够更全面地反映学生的真实水平,避免单一评价方法的局限性。

总之,发展性教育评价理论为医学数据学专业的评估提供了全面、深入的指导。通过多元化与参与性、建构主义与协同合作、发展性评价的目的、综合性与整体性以及多样化的评价方法,医学数据学专业评估能够更全面、客观地反映学生的实际能力和专业建设的成效,推动专业的持续改进和发展,为培养具备行业竞争力的高级专门人才提供坚实保障。

2.发展性评价理论对医学数据学专业评估的指导作用

(1)准备多元化与广泛参与的评估。医学数据学专业需要融合多元化价值观,确保广泛参与。通过建立多方代表的评估委员会,收集学生、教师、行业专家和管理者的意见,形成包容性的评价框架。这有助于在评估过程中展现专业的全面性和多样性,避免单一视角的局限。

(2)强调建构主义与协同合作。应注重师生以及校企之间的互动与合作。设计合作性项目,鼓励师生共同完成任务,建立校企合作平台,让学生参与实际项目。这种互动和合作能够使评估结果更加贴近实际,真实反映教学和学习的状态,展示整体教育质量。

(3)以改进为导向进行准备。发展性评价的核心在于促进改进。应以未来发展为导向,关注学生能力的持续提升和专业建设的改进。通过定期评估课程和教学方法,建立反馈机制,收集学生和教师的改进建议,根据评估结果制定改进计划,并定期跟踪和评估其实施效果。

(4)综合性与整体性的评估准备。应全面覆盖学生在数据采集、整理、分析和应用等各个环节的表现。同时,关注学生的综合素质和专业能力,以及人文素养和社会责任感。设计全面的评估指标体系,采用多维度的评估工具,确保评估内容的全面性和整体性。

(5)多样化的评估方法准备。应设计灵活多样的评估方案,结合定量与定性方法,通过考试成绩、项目作业、实习表现、问卷调查和面试等多种方式,全面反映学生的学术能力和实践能力。组织多样化的评估活动,如模拟实训、案例分析和行业调研,定期分析评估数据,综合各种评估结果,形成全面的学生能力档案。

总之,发展性评价理论为医学数据学专业提供了全面的指导。通过准备多元化与广泛参与的评估、强调建构主义与协同合作、以改进为导向进行准备、综合性与整体性的评估准备以及多样化的评估方法准备,医学数据学专业能够确保评估过程科学、公正、全面地反映学生的实际能力和专业建设成效。这不仅提升了教学质量和学生能力,也推动了专业的持续改进和发展,为培养具备行业竞争力的高级专门人才提供了坚实保障。

第二节　医学数据学专业评估方案

医学数据学专业评估以习近平新时代中国特色社会主义思想为指导,服务国家战略,落实立德树人任务,培养全面发展的社会主义建设者和接班人。评估采用"两类四种"指标体系的柔性分类方法,专业可根据办学定位和发展需求自主选择评估类型。通过自主设计定性和定量指标,评估专业的教育教学质量和改革成效,量身定制常模,找准问题和差距,推动教学质量提升。评估方法包括线上与入校结合、定性与定量结合、明察与暗访结合,确保全面、客观、公正地评估教学质量。通过评估报告与问题清单、督查问责与示范案例结合,促进专业持续改进,培养具备高素质和行业实践能力的高级专门人才。

一、医学数据学专业评估的指导思想

医学数据学专业评估的指导思想以习近平新时代中国特色社会主义思想为指导,全面贯彻党的教育方针,服务于人民、党治国理政、社会主义制度以及改革开放和现代化建设。评估旨在落实立德树人根本任务,摒弃不科学的教育评价导向,强化人才培养和本科教育教学的核心地位。通过分类评估,推动高校建立该专业质量文化,构建中国特色、世界水平的医学数据学教育教学质量保障体系,促进内涵、特色和创新发展,培养德智体美劳全面发展的社会主义建设者和接班人。

医学数据学专业评估应聚焦数据思维、计算思维、统计思维和因果思维的综合运用,确保学生掌握健康大数据"采集汇聚－整理优化－挖掘分析－转化应用"关键技术,具备行业实践能力,形成稳固的专业素养。评估标准注重学生的全面发展、人文科学素养和社会责任感,确保他们在毕业五年左右成为健康医疗大数据领域的骨干和精英。通过评估,推动医学数据学专业在学科交叉点上深度挖掘、关注外部需求、实现民主化决策、鼓励创新思维,确保专业独特性和持续发展。

二、医学数据学专业评估的基本原则

新时期,立德树人是高校办学的根本任务,把立德树人的成效这项软指标变成为评价高校建设医学数据学专业情况的硬标准。

1. 立德树人

立德树人是高校办学的核心任务,在评估中应作为首要原则。医学数据学专业的培养目标强调德智体美劳全面发展和社会责任感,这与立德树人的要求高度契合。评估指标应包括课程思政建设、师德师风建设、思想政治教育等方面,确保学生不仅在专业知识和技能上得到提升,还能在思想道德和社会责任感方面全面发展。具体措施可以包括课程思政的融入、师德师风的考核、思政课程的质量保障等。

2. 立德树人成效

评估应以立德树人成效作为检验高校办学成效的根本标准。医学数据学专业评估应注重人才培养质量,突出学生的综合素质和实际应用能力。评估指标应覆盖学生在数据思维、计算思维、统计思维和因果思维方面的能力发展,注重培养学生的创新精神和实践能力。具体可以通过项目作业、实习实践、科研训练等方式评估学生的综合素质和职业素养。此外,应强化社会需求导向,重视用人单位对高校人才培养的反馈评价,确保人才培养与行业需求紧密结合,推动专业持续改进和优化。

三、医学数据学专业评估的指标体系

为科学评估医学数据学专业,根据中华人民共和国教育部《普通高等学校本科教育教学审核评估实施方案(2021－2025年)》和本章第一节医学数据学专业评估理论,面向医学数据学专业培养目标,制定了两类四种评估指标体系,以全面考察专业发展和教学质量。

1. 两类四种指标体系

基于医学数据学专业普及化阶段高等教育多样化发展的趋势,采取柔性分类方法,制定两类四种评估指标体系,即将评估指标体系分类供高校自主选择其中一种,避免了通过行政行为将高校分类进行审核评估的弊端。第一类审核评估指标体系有一级指标4个,二级指标13个,审核重点38个;定量指标35个,其中必选指标22个,可选定量指标13个。第二类审核评估指标体系分为三种,有一级指标7个,二级指标27个,审核重点78个,其中可选审核重点36个;定量指标46个,其中必选30个,可选16个。各高校可依据大学章程和发展规划,综合考虑自身医学数据学专业的办学定位、人才培养目标和质量保障体系建设与运行情况等自主选择两类四种评估指标体系中的其中一种,同时自主选择二级指标和审核重点中的"统一必选项""类型必选项""特色可选项""首评限选项",然后连同"双一流"建设动态监测指标、国家基本办学条件监测指标、教育部关于本科人才培养相关要求的定量指标和同类高校有关指标的常模值,形成个性化的一校一评估指标体系,专家以此为依据对学校进行审核评价。旨在引导高校自主分类"站队",科学合理定位,用自己选择的"尺子"量自己,促进医学数据学专业教育的多样化发展、特色发展、高水平发展。

(1)第一类评估指标体系

适用于以建设世界一流大学为办学定位、培养拔尖创新人才的高校建设医学数据学专业。评估指标主要关注内容包括以下几个方面。

①质量保障能力。评估学校在提升内部质量保障、加强质量文化建设方面的措施和成效。依据行动者－系统－动力学(ASD)理论,通过多方参与和完善评估制度,提升评估的全面性和效率。评估维度包括师生参与度、制度完善度和技术应用效果。学校需展示在推动制度完善和技术应用方面的具体举措,如引入先进教学管理系统,加强数据分析工具的应用等。同时,根据委托代理理论,通过激励和监督机制确保评估公正性;评估维度包括激励机制设计、监督机制有效性。学校应展示在教师激励、教学监督方面的具体措施,如绩效奖励、教学评估反馈机制等。

②教育教学改革。考察医学数据学教育教学的综合改革举措与成效,重点评估创新教学方法和跨学科融合。基于一致性陷阱理论,避免趋同,强调学科交叉点的深度挖掘和外部需求的关注。评估维度包括医学数据学专业的学科交叉研究深度、行业需求响应度。学校需展示在跨学科融合、行业合作项目中的具体成果,如与医疗机构合作的案例研究、跨学科课程设置等。同时,根据发展性评价理论,确保评估科学、公正,推动专业改进和发展;评估维度包括多元化评估方法、协同合作成效;学校应展示在评估反馈与改进方面的举措,如课程改进计划、学生反馈机制等。

③立德树人。评估学校在医学数据学专业中落实立德树人根本任务、培养学生人文素养和社会责任感方面的举措。依据大学治理现代化理论,提升治理能力,注重多元主体参与;评估维度包括治理结构科学性、师生员工和行业专家参与度;学校需展示在治理结构优化、参与度提升方面的具体措施,如设立专业建设委员会、定期召开师生座谈会等。同时,利用发展性评价理论,推动学生全面发展,评估维度包括学生人文素养培养、社会责任感教育;学校应展示在课程设置、人文教育活动方面的具体成果,如开设数据伦理核对医学伦理课程、组织社会公益活动等。

④服务国家战略。评估学校医学数据学专业在服务国家重大发展战略、推动健康医疗大数据领域发展的贡献和成效。依据一致性陷阱理论,关注外部需求,强调行业前沿需求响应;评估维度包括行业需求响应度、国家战略服务能力。学校需展示在服务国家战略、推动行业发展的具体成果,如参与国家重大项目、提供政策咨询等。

(2)第二类评估指标体系

适用于以学术型或应用型人才培养为主的院校评估医学数据学专业,分为三种具体类型。

①理论基础型。(a)目标:适合研究教学型或学术型大学建设医学数据学学科,重点培养高素质医学数据学专业创新型人才。(b)审核重点:评估学校在夯实医学数据学专业的理论基础、科教融合、学生创新能力培养方面的表现。(c)评估维度:依据ASD理论,通过多方参与、完善评估制度;评估维度包括师生参与度、制度完善度;学校需展示在医学数据学专业理论教学、科研创新中的具体成果,如理论课程设置、科研项目参与等。

②实践应用型。(a)目标:适合应用型或教学型大学建设医学数据学专业,重点培养高素质健康大数据应用型人才。(b)审核重点:评估学校在强化医学数据学专业实践教学、产学研合作、学生实践应用能力培养方面的举措。(c)评估维度:依据委托代理理论与管家理论,通过激励和监督机制确保评估公正性,优化评估过程;评估维度包括激励机制设计、监督机制有效性。学校应展示在实践教学、产学研合作中的具体成果,如实习基地建设、校企合作项目等。

③首次审核型。(a)目标:适合首次参加医学数据学专业审核评估的高校。(b)审核重点:评估学校在医学数据学专业教育教学条件建设、基础设施、师资队伍建设等方面的投入和成效,确保能够保障应用型人才培养需求。(c)评估维度:依据大学治理现代化理论,提升治理能力,注重多元主体参与;评估维度包括治理结构科学性、基础设施建设;学校需展示在基础设施投入、师资队伍建设方面的具体成果,如实验室建设、教师培训计划等。

2. 指标设置的专业侧重点

(1)数据思维、计算思维、统计思维和因果思维的培养。在评估教学改革和质量保障能力时,特别注重这些核心思维能力的教学效果。

(2)健康大数据应用能力。在实践应用型指标中,重点评估学生在健康大数据"采集汇聚－整理优化－挖掘分析－转化应用"方面的实际操作能力。

(3)德智体美劳全面发展。在立德树人和学生综合素质评价中,评估学生的人文科学素养、社会责任感和综合素质的培养效果。

(4)行业实践能力。在各项评估中,注重学生参与行业实践、校企合作和产学研结合项目的情况,确保学生具备实战能力和行业竞争力。

通过上述评估指标体系的制定,医学数据学专业将全面提升教学质量,培养符合健康医疗大数据领域需求的高级专门人才。

四、医学数据学专业评估的评估方法

医学数据学专业评估方法包括线上与入校结合、定性与定量结合、明察与暗访结合。评估过程应全面覆盖学生在数据思维、计算思维、统计思维和因果思维等方面的能力发展,并关注其在行业实践中的表现。评估结果将通过评估报告与问题清单结合、督查问责与示范案例结合,确保教学质量和学生综合素质的全面提升,推动专业的持续改进和优化,培养能够在健康医疗大数据领域成为业务骨干和业界精英的高级专门人才。

(1)继承和发展相结合。继承方面,延续了"用自己的尺子量自己"的理念,强调人才培养目标的达成度、社会需求适应度、师资和条件保障度、质量保障体系运行有效度、学生和用人单位满意度("五个度")的标准。发展方面,借鉴国际教育新理念,强调学生发展和产出导向,适应高等教育新要求,解决新问题,确立以评促建、以评促改、以评促管、以评促强的新方针,采用线上与入校结合、定性与定量结合、明察与暗访结合的方法,推动医学数据学专业高质量发展。

(2)线上与入校结合。线上评估充分利用互联网技术,通过审核评估信息管理系统,专家审阅学校提供的《医学数据学专业自评报告》和相关支撑材料,及教育部提供的《本科教学状态数据分析报告》等,进行在线访谈与交流。线上评估的灵活性使更多专家能参与,确保评估的广度和深度。入校评估则针对线上评估未能解决的问题,通过现场考察、实地调研、文档查阅、听课看课等方式,进一步核实,确保评估的全面性和准确性。两者结合,既发挥了线上评估的优势,又补充了入校评估的不足,全面评估医学数据学专业的教学质量和成效。

(3)定性与定量相结合的方法。定性评估通过审核《自评报告》,专家依据学校提供的自评材料,进行全面分析,评价办学理念、教学效果、育人模式和德育成果。定量评估则通过《本科教学状态数据分析报告》《教师教学体验调查报告》《学生学习体验调查报告》等数据分析报告,对教师教学投入、学生学业投入、毕业生就业质量等关键指标进行量化分析。通过结合定性和定量方法,确保评估过程科学、全

面、公正,有效反映学校的实际办学水平和教育教学质量。

(4)明察与暗访相结合。明察主要通过线上审阅《自评报告》和其它来自校内外的"1+3+3"报告,查阅学校文件、访谈师生、听课看课、现场考察等,重点关注学校是否说到做到,做得是否有效。暗访则根据审核需要,专家组长安排1—3名专家分散入校听课看课,或随机访谈教师和学生,核查相关问题,也可以通过电话或视频访谈校友和用人单位。评估过程中吸纳教师和学生代表,确保评估客观、公正、全面,反映学校实际办学水平。

(5)评估报告与问题清单结合。线上评估和入校评估结束后,专家组长综合两者的结果,撰写专家组组审核评估报告。报告包括参评高校的总体印象、教育教学改革与建设成效、主要问题及改进建议、问题清单等内容。报告经教育部高等学校评估委员会审定后在适当范围内公开。审核评估注重问题导向,深入查找和列出参评高校存在的问题,特别是影响立德树人、改革、建设和人才培养质量的问题。问题清单依据学校办学定位和人才培养目标,结合自选审核评估指标体系,提出精准改进建议,确保审核评估为高校提供实质性指导。

(6)督查问责与示范案例结合。评估方案设置相关指标的常模数据供参评高校对照比较,帮助找准差距与不足;设置国家对专业教育教学工作的强制性底线,审核关键办学指标是否达标;强化评估结果的使用和督导复查,推动高校落实主体责任,建立持续改进机制,对整改效果不佳的高校采取约束措施。对于本科教育教学综合改革成效卓越或某一方面办学特色突出的高校,专家组推荐为"本科教育教学示范案例",经审定后公开宣传,激励先进,树立典型,促进高教系统高质量发展。

第三节　医学数据学专业的评估策略

医学数据学专业评估策略重点是建立质量保障体系,它涵盖机构人员配置、目标标准制定、制度执行、资源配置、监测评价和反馈改进,形成闭环管理。设立专业委员会负责质量管理、数据分析和改进建议,明确发展方向、培养目标和教学目标。教学管理制度涵盖培养方案、教学运行、学风建设、第二课堂和教学档案管理。质量监测与评价通过日常和专项监测、质量分析和评价,确保教学质量。质量反馈与改进系统通过多种形式反馈和改进措施,确保质量持续提升。迎评策略包括自选评估类型、自主设计指标体系、量身定制常模和用好常态数据资源,确保评估类型与办学定位和培养目标相符,推动教育改革和质量提升,打破评估与认证界限,统一评估策略,持续改进和创新。

一、医学数据学专业的质量保障体系

医学数据学专业的质量保证体系包括机构人员配置、目标标准制定、制度执行、资源配置、监测评价和反馈改进,形成闭环管理。质量管理组织设立专业委员会,负责日常质量管理、数据分析和改进建议。质量目标明确发展方向、培养目标和教育教学目标。质量标准涵盖专业建设、教学环节和基本建设。教学管理制度包括培养方案管理、教学运行管理、学风建设、第二课堂管理和教学档案管理。教育教学资源配置涵盖人力资源、教学基础资源、科研平台、教学设施和经费管理。质量监测与评价系统通过日常监测、专项监测、质量分析和评价,确保教学质量。质量反馈与改进系统通过多种反馈形式、制定改进措施和结果核验,形成持续改进的闭环管理。

1. 医学数据学专业质量保证体系构架

医学数据学专业的质量保障体系,强调内部质量保障体系在专业高质量发展中的重要性。它以系统论、信息论、控制论和ISO9000理论为指导,将影响专业教育教学质量的核心要素按照一定规律构造

成闭环管理系统。

(1)要素建设。①机构与人员。设立专业的质量保障小组,配备专职人员。②目标与标准。明确医学数据学专业的培养目标和质量标准。③制度与执行。建立和完善各项教学、科研和管理制度,确保制度的执行。④资源与配置。合理配置教学资源和科研资源,保障教学和科研活动的正常开展。⑤监测与评价。对教学过程、学生学习效果、科研成果等进行监测和评价。④反馈与改进。通过监测和评价的结果进行反馈,及时进行调整和改进。

(2)系统化管理。①结构化、序列化、流程化。将上述要素系统化,形成有序的管理流程,确保各项工作环环相扣、顺利开展。②可操作、可监测、可分析。确保质量保障体系在实际运行中具有可操作性,并通过数据监测和分析,进行科学的评估和调整。

通过建立和完善内部质量保障体系,医学数据学专业可以确保教育教学质量的持续提升,培养出符合健康医疗大数据领域需求的高级专门人才。

2. 医学数据学专业质量管理组织

医学数据学专业质量管理机构与人员系统,旨在确保专业教育质量管理的有序运行,具体体现在以下几个方面。

(1)领导组织。设立医学数据学专业质量管理和教学指导委员会,制定专业质量方针和目标,监督教学和科研质量。

(2)管理组织。设立专业质量管理小组,负责日常质量管理工作,包括教学质量检查、科研项目监控、数据收集和分析,提出改进建议。

(3)工作组织。学院和学系紧密配合,确保教学和科研工作高效开展。学系作为一线实施单位,具体执行教学和科研任务。

(4)管理人员。院系两级质量管理人员密切合作,确保质量管理工作落到实处,及时发现和解决质量问题。

(5)督导人员。专职和兼职督导人员共同参与质量监控和评价工作,确保各项工作符合质量标准,推动专业持续改进和发展。

通过以上质量管理系统的有效运行,医学数据学专业能够持续提升教育教学质量,培养出具备数据思维、计算思维、统计思维和因果思维,具有人文科学素养与社会责任感的高级专门人才,为健康医疗大数据领域的发展提供保障。

3. 医学数据学专业质量目标与标准

(1)质量目标

①发展目标定位。明确医学数据学专业的发展方向,制定长远发展规划。根据不同学校层次设置不同的培养方案。确定专业服务的主要领域,如公共卫生、大数据分析、智能医疗等。

②专业培养目标。培养目标符合学校整体教育人才目标。培养具备数据思维、计算思维、统计思维和因果思维的专业人才。培养能够胜任健康医疗大数据相关工作的复合型人才。

③教育教学目标。(a)理论课程教学目标。掌握数学、统计学、计算机科学和医学数据学的基础理论。(b)实践课程教学目标。能够进行数据采集、分析和应用,解决实际问题。(c)第二课堂活动目标。通过课外活动提升学生的综合素质。(d)学生社团活动目标。鼓励参与学术社团和科技竞赛,培养创新能力。(e)创新创业教育目标。培养学生的创新思维和创业能力。

（2）质量标准

①专业建设质量标准。符合国家对高等教育的要求和标准,明确专业人才的培养规格和要求,制定明确的毕业要求,确保学生达到应有的知识和能力水平。结合学校实际情况,制定具体的专业质量标准。

②教学环节质量标准。(a)理论教学、实践教学。制定课堂教学、实验、实训等环节的质量标准。(b)课程设计、社会实践。确保课程设计科学合理,社会实践具有实效性。(c)课程考核。设置合理的考核方式,保障教学效果。(d)毕业设计(论文)。规定毕业设计的要求,保证学生具备科研能力。

③教学基本建设质量标准。(a)课程建设标准。保证课程设置合理,教学内容与时俱进。(b)教材建设质量标准。采用高质量教材,结合最新科研成果。(c)实验室及实习基地建设标准。提供良好的实验和实习环境,保障教学实践。(d)实验条件实习基地建设标准。完善实验设备,满足教学需求。

通过上述质量目标和标准的制定与实施,医学数据学专业将不断提升教育教学质量,培养具备高素质、高技能的专业人才,为健康医疗大数据领域的发展做出积极贡献。

4. 医学数据学专业教学管理制度及执行系统

医学数据学专业的教学管理可以从以下几个方面进行设计和实施。

(1)培养方案管理制度。制定详细的专业人才培养方案,涵盖课程设置、实践环节、毕业要求等。定期修订和更新培养方案,以适应新技术和行业需求。设立专门的审定委员会,对培养方案进行审查和批准,确保方案的科学性和可行性。

(2)教学运行管理制度。①日常教学运行管理制度。旨在规范日常教学活动,包括课程安排、教师考勤、课堂管理等。②理论教学管理制度。规范理论课程的教学内容和教学方法,确保教学质量。③实验/实习/创新创业教育管理制度。制定实验和实习的具体管理办法,确保学生在实践中掌握医学数据学技能。设立创新创业教育的管理制度,鼓励学生进行创新实践。④课程设计、考核、毕业设计(论文)管理制度。规范课程设计和考核标准,确保课程教学质量。制定毕业设计(论文)的管理办法,确保毕业要求符合专业标准。⑤学籍与学位管理制度。规范学籍管理和学位授予标准,确保学位授予的公平性和科学性。

(3)学风建设管理制度。建立学风建设的长效机制,鼓励学生积极向上,严肃学术纪律。制定学业指导计划,为学生提供个性化的学习指导。设立毕业和就业指导服务,帮助学生顺利过渡到职场。

(4)第二课堂管理制度。制定课外科技活动、文化艺术活动、社团活动、社会实践、志愿服务、国内外交流学习等管理制度。组织和管理课外科技活动、文化艺术活动和社团活动,丰富学生的课外生活。制定社会实践和志愿服务的管理制度,鼓励学生参与社会活动,培养社会责任感。设立国内外交流学习的管理办法,拓宽学生的国际视野。

(5)教学档案管理制度。规范教学档案的管理,包括教学大纲、试题、毕业论文等文件的编写、保存和统计。确保教学档案的完整性和安全性,为教学评估和质量监控提供依据。

在执行实施层面,以学生为中心,遵循以产出为导向的理念,制定和执行各项管理制度,形成涵盖教学活动全过程的计划与运行相配套的制度文件,保障教育教学活动规范、有序、持续进行。通过定期评估和反馈机制,不断优化和完善教学管理制度,确保制度执行的有效性和科学性。

总之,通过上述教学管理制度及执行系统的制定与实施,医学数据学专业可以有效提升教育教学质量,培养德智体美劳全面发展的高级专门人才,满足健康医疗大数据相关领域的行业需求。

5.医学数据学专业的教育教学资源及配置系统

医学数据学专业的教育教学资源与配置可以从以下几个方面进行设计和实施。

(1)人力资源与配置。确保配备足够数量的高水平专业教师,涵盖数据学、统计学、计算机科学、医学等领域。建设高素质的教学辅助队伍,支持实验教学和实践训练。制定并实施教师专业发展计划,提升教学和科研能力。完善教育教学管理队伍建设,确保教学管理工作的有效开展。

(2)教学基础资源与配置。①课程与教材资源,开设符合专业培养目标的核心课程和选修课程,覆盖数据思维、计算思维、统计思维、因果思维等方面;编写和引进高质量教材,确保教材内容与时俱进;②实验室与实习基地,建设并维护现代化实验室,提供先进的实验设备和软件工具;与医疗机构和企业合作,建立稳定的实习和实践基地;③国际交流与合作,促进国际交流合作,建立国际化教学资源平台,提升学生的国际视野。

(3)教学科研平台资源与配置。①多样化科研平台,建设和维护各级各类科研平台,如健康大数据分析平台、人工智能医疗应用实验室等,设立网络信息中心,提供可靠的网络服务支持;②现代教育技术中心,建设现代教育技术中心,推动在线课程开发和教育技术应用,建设图书室和文献信息资源中心,提供丰富的学术资源。

(4)教学设施资源与配置。①教学科研用房,合理配置教学科研用房,确保教学和科研工作的顺利进行;②辅助用房及设施,配备教学辅助用房、运动场馆和体育设施,支持学生的全面发展,维护和更新教学设备,确保教学过程的高效进行。

(5)教学经费管理。制定详细的教育教学经费预算计划,确保各项教学活动的资金保障,规范经费使用管理,确保资金使用的合理性和高效性。

通过上述教育教学资源与配置系统的设计与实施,医学数据学专业可以有效保障教育教学质量,提升教学效果和科研水平,培养德智体美劳全面发展的高级专门人才,满足数据密集型医学、数字医学和智能医学领域的行业需求。

6.医学数据学专业的质量监测与评价系统

医学数据学专业的质量监测与评价系统可以从以下几个方面进行设计和实施。

(1)教学质量监测

①日常监测。(a)院系两级监督,包括定期的教学检查、课堂教学质量监测、实验教学质量监测、学生信息员质量监测等;(b)专业预警与资格审查,针对专业预警、毕业及学位授予资格审查等特定的人或事项进行定点监测,利于相关者的公众监督。

②专项监测。(a)利用大数据技术,进行生源质量分析、教学工作常态监测质量诊断分析;(b)进行本科生学习情况调查分析、毕业生对教育教学满意度调查分析、毕业生就业情况调查分析、毕业生发展情况跟踪调查分析和社会满意度调查分析。

(2)教学质量分析

利用学生学习数据、教学活动数据和就业数据进行综合分析,评估教育教学质量。定期对教学工作进行诊断分析,发现问题并提出改进建议,确保教学质量的持续提升。

(3)教学质量评价

①常规评价。(a)课程教学评价,定期对课程教学进行评价,包括课堂教学、实验教学和课外活动等;(b)考试及论文质量评价,对课程考试和毕业论文进行质量评价,确保评估标准和结果的客观性和公正性。

②专项评价。(a)学院和专业建设评价,对学院和专业建设进行评价,重点关注专业设置、课程体系建设和教学资源配置等方面;(b)实习基地和实验室建设评价,对实习基地和实验室的建设情况进行评价,确保实践教学环节的质量和效果;(c)教辅资料和第二课堂活动评价,对教辅资料的编写和第二课堂活动的组织情况进行评价,丰富学生的学习体验和综合素质培养。

通过上述质量监测与评价系统的设计与实施,医学数据学专业可以有效保障教育教学质量,提升教学效果和科研水平,确保培养出具备高水平专业素养和行业实践能力的高级专门人才,满足数据密集型医学、数字医学和智能医学领域的行业需求。

7. 医学数据学专业的质量反馈与改进系统

医学数据学专业的质量反馈与改进系统设计如下。

(1)质量反馈形式

①督导反馈。通过督导检查后,将反馈结果以书面形式报告给相关管理层和执行层。

②会议反馈。定期召开教学质量反馈会议,讨论和评估当前教学质量状况,提出改进建议。

③简报和通知。通过发布教学质量简报和通知,向全体教职工通报质量反馈结果和改进要求。

(2)教学质量改进

①制定改进措施。根据反馈意见,制定详细的改进措施,包括纠正措施和预防措施。

②一般性问题。由相关责任人进行自我改进和调整。

③较复杂和严重问题。需要组织相关部门和人员联合进行系统性的改进,必要时需高层领导的参与和指示。

(3)质量改进结果核验

①质量管理部门跟踪。质量管理部门需跟踪各项改进措施的落实情况,确保反馈问题的改进措施到位。

②核验与记录。对改进结果进行核验,确保改进措施达到预期效果,并将相关改进记录归档,形成闭环管理。

(4)持续改进与闭环管理

①根据反馈结果,不断进行循环改进,确保质量提升的持续性。

②通过建立问题反馈与改进的闭环管理机制,确保每个反馈问题都能得到有效解决,并记录在案,以备未来参考和持续改进。

通过上述质量反馈与改进系统的设计与实施,医学数据学专业能够有效识别和解决教学过程中的问题,确保教学质量的持续提升,为培养出具备高水平专业素养和行业实践能力的高级专门人才提供保障。

二、医学数据学专业的迎评策略

医学数据学专业可以通过自主选择评估类型决定自身发展方向,并结合自身办学实际和特色设计指标体系,打造精准“测量尺子”。量身定制常模帮助找准问题和差距,通过常态数据资源的纵横向比较,精准评估专业发展趋势和教学质量提升路径。打破审核评估与专业认证间的界线,以学生为中心、以产出为导向、以持续改进为理念,统一评建策略,推动综合改革。通过这些策略,医学数据学专业能够精准制定发展计划,确保培养高素质人才,推动专业高质量发展。

1. 自选评估类型,决定自身发展方向

(1)自选评估类型。根据“两类四种”的柔性分类方法,医学数据学专业可根据自身办学定位、人才培养目标、教育教学水平和质量保障体系建设等情况,自主选择最适合的评估类型。第一类评估适用于以建设世界一流大学为目标的高校,注重拔尖创新人才的培养;第二类评估适用于以学术型或应用型人才培养为主的高校,涵盖了大多数普通本科院校。

(2)评估策略。医学数据学专业应根据专业特点和发展目标,慎重选择评估类型。例如,若专业定位为培养高素质创新型人才,适合选择第二类评估中的第一种;若注重应用型人才培养,则选择第二类中的第二种更为合适。选择合适的评估类型是战略层面的重大决策,关系到专业未来期间的发展方向。

(3)动态调整。评估类型选择不是一成不变的,而是开放和动态的。专业可根据实际情况和发展需求,在每个评估周期内调整选择,确保评估类型与办学定位和人才培养目标相匹配,避免评估报告和问题清单与实际情况不符的情况发生。

通过"自选评估类型,决定自身发展方向"的策略,医学数据学专业可以更加精准地制定评估工作计划,利用评估专家的建设性意见,深入认识自身办学定位,找出问题并明确未来发展目标及整改方向,确保培养目标的实现,推动专业高质量发展。

2. 自主设计指标体系,打造精准测量的尺子

(1)自主设计指标体系。医学数据学专业在评估中可依据办学实际和特色,自主选择适合的定性和定量指标。定性指标包括质量保障文化、时代要求和特色发展,引导专业提升内部质量保障能力、落实立德树人任务、开展教育教学改革。定量指标则提供35个关键数据项,允许专业结合建设和实际情况,灵活替换和选择,以全面反映本科教育教学改革与创新发展的情况。

(2)量身定制评估标准。第一类评估重点考察教育教学质量保障能力和综合改革成效,第二类评估则通过模块化设计的定性指标,设置统一必选项、类型必选项、特色可选项和首评限选项,确保评估指标与专业的培养目标高度契合。

通过自主设计指标体系,医学数据学专业可以打造出精准的"测量尺子",全面反映专业特色和优势,确保评估结果真实有效,为实现培养高素质医疗大数据领域的业务骨干和业界精英的目标奠定坚实基础。

3. 量身定制常模、找准问题和差距

(1)量身定制常模。医学数据学专业可根据自身实际和发展需求,自主选取不同类型的常模。可供选择的常模包括世界一流大学常模、"双一流"建设高校常模、一级学科博士点高校常模、全国常模及省级常模等。自定义常模则由5所或以上高校组成,最多可定制3组,确保评估指标与专业实际相符,反映专业特点和水平。

(2)找准问题和差距。通过常模比较,医学数据学专业能精准定位自身在教育教学中的位置,识别与同类高校及标杆高校的差距。这有助于找出专业存在的问题,明确改进方向。指标数据的比较将为专业提供指向性更强的评建工作依据,推动教学改革和质量提升,确保培养出具备数学/统计学、计算机科学/软件科学等基础理论和专业素养,能够熟练掌握数据关键技术的高级专门人才。

4. 用好常态数据资源

医学数据学专业应通过历年数据的纵向比较,判断学校发展的趋势和方向。通过各校数据的横向对比,明确自身优势和不足,引导评估专家关注关键指标变化,客观准确评估。在此基础上,专业需进行高质量的自我剖析、自我评价、自我判断和自我提升,切实用好这些数据资源。同时,需加强对国家相关数据年度采集工作的重视,保证数据填报的精准和客观,夯实本科教育教学的基本数据,为全面实

现专业培养目标提供有力支持。

5. 打破与专业认证间的界限

医学数据学专业应主动打破审核评估与专业认证间的界线,围绕建立健全立德树人落实机制,依据学生中心、产出导向、持续改进的理念,统一评估策略。以审核评估引领专业评估工作,利用专业认证的刚性要求,促进专业课程体系设置、师资队伍配备、办学条件配置等工作,确保学生毕业能力的达成。通过这一策略,推动综合改革,持续提升教育教学质量,全面实现医学数据学专业的培养目标。

三、医学数据学专业评估的向度分析

面向医学数据学专业的培养目标,专业评估的迎评策略可以从教育评价的三个向度进行分析。

1. 第一向度:关于教育的评价

此向度的主要任务是对教育对象进行科学精准的价值判定。在医学数据学专业评估中,可以通过分类评价和精准评价,确保对本科教育教学有一个科学准确的判断。评估过程中应结合学校自选的审核评估指标体系,从"你是谁"的角度进行识别和判断,以确定是否达到了培养具有数据思维、计算思维、统计思维和因果思维的医学数据学专门人才的目标。

2. 第二向度:促进教育的评价

此向度的任务是通过评价促成教育目标的实现,追求目的性。在医学数据学专业评估中,强调通过评价推动教育改革和质量提升。具体措施包括建立基于国家方针的教育教学标准,以立德树人为核心,通过学生学习成果检验培养目标的达成情况。学校应不断完善教育教学质量保障体系,以确保培养的人才符合健康医疗大数据领域的实际需求。

3. 第三向度:作为教育的评价

此向度的任务是创造价值,追求开放生产。在医学数据学专业评估中,学校应建立质量共同体,推动外控向内驱转换,强化评估"赋权增能"。通过构建自觉、自省、自律、自查、自纠的大学质量文化,使审核评估成为本科教育教学的有机组成部分,促进教育的持续改进和创新。

总之,面向医学数据学专业的培养目标,评估迎评策略应结合教育评价的三个向度,科学精准地判定教育质量,通过评价促成教育目标的实现,并在教育实践中创生更多价值,以全面提升医学数据学专业的教育质量和人才培养水平。

本章总结

医学数据学专业评估是专业建设的关键任务。本章从专业评估理论、评估方案和迎评策略三个方面进行了详细阐述。医学数据学专业评估理论涵盖了行动者－系统－动力学(ASD)、委托代理与管家理论、一致性陷阱理论、大学治理现代化理论和发展性评价理论。通过多方参与、激励和监督机制、深度挖掘学科交叉点、多元主体参与和协同合作,这些理论确保了评估的全面性、公正性和科学性,推动了专业改进和高质量发展。评估方案以习近平新时代中国特色社会主义思想为指导,采用"两类四种"柔性分类方法,专业可根据办学定位和需求自主选择评估类型,设计定性和定量指标,量身定制常模,找准问题和差距。评估方法包括线上与入校结合、定性与定量结合、明察与暗访结合,确保全面、客观、公正地评估教学质量。通过评估报告、问题清单、督查问责与示范案例结合,促进专业持续改进,培养具备高素质和行业实践能力的高级专门人才。迎评策略重点在于建立质量保障体

系,涵盖机构人员配置、目标标准制定、制度执行、资源配置、监测评价和反馈改进,形成闭环管理。通过设立专业委员会、制定详细培养方案、强化教学管理和监测评价,确保教学质量和专业发展。迎评策略包括自选评估类型、自主设计指标体系、用好常态数据资源,打破评估与认证界限,统一评估策略,持续改进和创新。

第十二章　医学数据学专业展望

医学数据学专业以服务国家战略为核心,强化思政教育,培养具备家国情怀和社会责任感的高素质人才。创新教育体系重在推进专业改革,构建实践能力和创新思维为核心的教学模式,动态调整课程内容,确保学生掌握前沿技术。通过数据资产化,提升数据利用效率和决策支持能力,推动智能医疗、个性化医疗和科研创新,形成新质生产力。通过专业技术不断创新,促进医疗产业数字化和智能化转型,培养具备数据思维和创新能力的专业人才。

一、服务国家战略、强化思政教育

在医学数据学专业建设和发展中,必须深入贯彻习近平总书记关于教育的重要指示批示精神,以及教育部等相关文件的指导思想,全面提升人才培养质量,助力国家科技自立自强和关键核心技术攻关。

首先,习近平总书记在2023年5月的中共中央政治局第五次集体学习中,强调了加强科学教育、工程教育和技术拔尖创新人才自主培养的重要性。这为医学数据学专业指明了方向,即要通过系统化的课程设置和实践教学,培养学生的科学思维和工程实践能力,尤其是在医疗大数据处理与分析中的创新能力和解决问题的能力。通过引入前沿技术与创新课程,确保学生能够应对未来技术挑战,为解决我国关键核心技术攻关提供坚实的人才支持。

在2023年2月的中共中央政治局第三次集体学习中,习近平总书记强调要切实加强基础研究,夯实科技自立自强的根基。这要求医学数据学专业也要强化基础研究,特别是在医学数据的采集、存储、分析和应用方面。通过科研项目和实验室建设,提升学生的科研能力和自主创新能力,为我国医疗大数据领域的科技自立自强作出贡献。

2022年2月,中央全面深化改革委员会第二十四次会议强调了加快建设世界一流企业和加强基础学科人才培养。医学数据学专业应与国际一流企业和学术机构合作,引入先进的教学资源和科研设备,提升教学质量和科研水平。同时,加强基础学科教育,培养学生在数据科学、计算机科学和医学等基础学科的综合能力,从而加快建设世界一流学科。

2021年9月的中央人才工作会议提出,到2030年,创新人才自我培养能力显著提升,在主要科技领域有一批领跑者,在新兴前沿交叉领域有一批开拓者。医学数据学专业必须通过建立创新教育体系,支持学生在主要科技领域和新兴前沿交叉领域取得突破,培养一批领跑者和开拓者。通过项目式学习、跨学科合作和国际交流,提升学生的创新能力和自我培养能力,确保他们能够应对未来的技术和市场需求。

在2021年5月的中国科学院第20次院士大会、中国工程院第15次院士大会和中国科学技术协会第10次全国代表大会中,习近平总书记强调培养创新型人才是国家、民族长远发展的大计。医学数据学专业必须以培养创新型人才为核心目标,通过多样化的课程设计和实践训练,提升学生的综合素质和创新能力。通过国际合作与交流,引进和培养高水平人才,提升学科国际影响力和竞争力,为建设世界重要人才中心和创新高地贡献力量。

根据2023年2月发布的《普通高等教育学科专业设置调整优化改革方案》,医学数据学专业应根据方案进行学科专业设置的优化调整,确保课程内容紧跟时代发展,满足健康医疗数据科学领域的人才需求。2022年7月发布的《全面推进"大思政课"建设的工作方案》指出,要将思政教育融入专业课程,通过案例教学和专题讨论,增强学生的社会责任感和道德素养,培养具有家国情怀和使命担当的医学数据学人才。

教育部反复强调了基础研究的重要性和科技自立自强的必要性,这为医学数据学专业指明了科研方向。通过科研项目和实验室建设,提升学生的科研能力和自主创新能力,为我国健康医疗大数据领域的科技自立自强作出贡献。同时,专业将注重学生的实践能力培养,通过实践课程和社会服务活动,提升学生的劳动素养和实际操作能力,培养全面发展的医学数据学人才。

总之,医学数据学专业将在习近平总书记关于教育的重要指示批示精神和教育部等相关文件的指导下,通过科学教育、工程教育、基础研究和创新人才培养,全面提升人才培养质量,服务国家战略需求,推动我国医学数据学领域的高质量发展,为实现我国的科技强国梦贡献力量。

二、创新教育体系、推进专业改革

随着国家推进新质生产力、数据资产化和人工智能大模型的进程,医学数据学专业必须始终以服务国家战略为己任,与时俱进地持续推进改革创新。通过推进如下10项改革举措,优化医学数据学专业的教育教学体系。

跨学科深度广泛融合。医学数据学专业的跨学科融合涵盖科学研究、技术创新和教育体系的深度整合。整合医学、统计学/数学、计算机科学和社会科学,形成多学科协作的研究和应用生态系统;这不仅限于学科间的知识共享,还包括开发创新算法、模型和工具,推动智能医学、精准医学、个性化医疗和公共卫生领域的突破。跨学科团队参与大规模健康数据的采集、管理和分析,推动从数据到知识、从知识到决策的转化。技术创新推动大数据技术、人工智能和生物医学工程的协同发展,开发新一代医疗数据处理和分析平台,实现实时数据处理、自动化分析和智能决策支持。数据伦理和隐私保护将确保数据使用的安全性和合规性。在教育体系建设上,完善跨学科课程体系,培养学生的多元化知识结构和综合实践能力。通过与医疗机构、科技公司和研究机构的合作,提供丰富的实习和科研机会,解决实际问题。加强国际合作,推动全球资源和经验共享,提升教育和研究的国际化水平。

大数据赋能AI大模型驱动。医学数据学专业将通过大数据赋能和AI大模型驱动,构建一个全面、智能的教育和研究生态系统。课程设计将融合大数据技术和AI大模型,确保学生掌握最新技术和应用。通过与医院、研究机构和科技公司的深度合作,提供丰富的实习和科研机会,使学生能够直接参与大数据的采集、分析和应用,提升实践能力。技术方面,将开发和应用先进的算法和智能平台,实现实时数据处理和自动化分析功能,推动数字智能医学、精准医疗和个性化治疗的发展。此外,教育体系将引入大数据和AI大模型相关课程,培养学生的多元化知识结构和实践能力。通过跨学科研究项目和创新竞赛,激发学生的创新精神和创业热情。在国际交流方面,将通过交换项目和联合研究,拓展学生的国际视野和跨文化交流能力。通过这些措施,医学数据学专业将培养具备高水平专业能力、创新精神和社会责任感的高级专门人才,推动医学数据学的持续进步和广泛应用。

(1)教育体系创新。将构建一个全面、多元和动态的教育生态系统。首先,课程设计将融合AI大模型、精准医疗和智能诊疗技术,确保学生掌握前沿知识。教学方法上,将引入混合式教学,结合线上线下资源,促进互动学习。其次,实践教育将得到进一步加强,通过与医院、科技公司和研究机构的合作,提供实践项目和实习机会,培养学生的实践能力和创新思维。科研与教学将紧密结合,推动学生参与前沿研究项目,提升科研素养和解决实际问题的能力。国际合作方面,将与全球知名大学和研究机构建立合作关系,共享优质教育资源和科研成果,提升教育国际化水平。同时,将设立多层次的教育评价体系,确保教学质量和学生培养效果。数据伦理和隐私保护教育也将成为重要组成部分,培养学生在数据使用过程中遵守伦理规范,保护隐私和数据安全。通过这些措施,医学数据学专业将培养具备高水平专业能力、创新精神和社会责任感的高级专门人才,推动医学数据科学的持续进步和广泛应用。

(2)强化实践教学。构建一个实践导向、综合发展的教育体系,培养高水平专业人才。课程设计注重实际应用,融合大数据处理、AI技术和医学研究。通过与医院、科技公司和研究机构的深度合作,提供丰富的实习和项目机会,学生将直接参与真实医疗数据的采集、分析和应用,提升实践和解决问题能力。教学方法上,采用案例教学、项目驱动学习和实践实验室相结合的模式。通过创新实验室和孵化平台,鼓励学生将创新想法转化为实际应用。通过跨学科研究项目和创新竞赛,激发学生的创新精神和创业热情。国际交流也将是重点,通过交换项目、国际实习和联合研究,拓展学生的国际视野和跨文化交流能力。在教育评价方面,建立多维度评估体系,综合考查学生的理论知识、实践能力、创新思维和职业素养。医学数据学专业将培养出既具备扎实理论基础又拥有丰富实践经验的高级专门人才,推动医学数据科学的发展和应用。

(3)数据伦理和隐私保护。医学数据学专业将致力于构建一个全面、严格的数据伦理、隐私保护和数据产权保护体系。首先,课程设计将涵盖数据伦理、隐私保护和数据产权的法律法规与实践,培养学生的伦理意识和法律素养。将引入案例教学和模拟实践,使学生在实际场景中理解和应用相关知识。技术方面,将采用先进的数据匿名化、加密、访问控制和区块链技术,确保数据的安全性和不可篡改性。与医院、研究机构和科技公司合作,制定严格的数据使用协议和产权保护措施,防止数据泄露、滥用和产权纠纷。设立数据伦理委员会和产权保护办公室,监督和指导数据使用过程中的伦理、隐私和产权保护工作。通过国际合作,引入全球先进的技术和标准,提升教育和研究的国际化水平。最终目标是培养具备高水平专业能力、强烈社会责任感和法律意识的高级专门人才,推动医学数据学的健康发展,确保数据使用的合规性、安全性和公平性。

(4)数据处理实时化。医学数据学专业将以实时数据处理为核心,构建一个全面、智能的教育和研究生态系统。课程设计将融合高性能计算、流数据处理平台和实时数据分析算法,确保学生掌握前沿技术。通过与医院和研究机构的深度合作,提供实习和科研机会,使学生能够直接参与实时医疗数据的采集、处理和应用,提升实践能力。技术创新将推动智能平台的发展,实现实时数据分析和决策支持,推动精准医疗和个性化治疗的发展。通过这些措施,医学数据学专业将推动医学数据科学的持续进步,确保在数据处理高度实时化的背景下,培养出适应未来需求的卓越人才。

(5)智能化和自动化。医学数据学专业将围绕自动化和智能化展开,构建一个高度智能的教育和研究生态系统。课程设计将整合自动化数据处理、深度学习和高级AI技术,确保学生掌握最前沿的理论和实践。学生将通过高仿真虚拟实验室和智能教学平台,进行个性化和动态调整的学习,模拟真实医疗数据处理环境,培养动手能力和创新思维。合作方面,将与顶尖医疗机构和科技公司合作,提供实时数据项目和实习机会,使学生参与从数据采集、清洗、分析到应用的全流程自动化项目。技术创新将致力于开发先进的自动化平台和智能分析系统,能够进行实时决策支持和个性化医疗方案,显著提升医疗服务的效率和精准度。培养出具备高度专业能力和创新精神的医学数据学人才,引领医学数据科学的未来发展。

(6)个性化教育。未来,医学数据学专业的个性化教育将通过智能化和定制化教学,构建一个高度灵活和动态的教育体系。首先,课程设计将结合大数据和人工智能技术,根据学生的兴趣、背景和学习进度,提供个性化的学习路径和课程推荐。智能教学平台将利用数据分析和机器学习技术,实时监控学生的学习情况,动态调整教学内容和难度,确保每个学生都能达到最佳学习效果。实践方面,将提供多样化的实习和科研项目,结合学生的个人兴趣和职业目标,使他们能够在真实环境中应用所学知识,解决实际问题。通过虚拟实验室和仿真实训系统,学生将进行个性化和动态调整的模拟实践,培养动手能力和创新思维。国际合作方面,学生将有机会参加全球知名大学和研究机构的交换项目和联合研究,拓宽国际视野,接触最前沿的科学技术和研究方法。最终,医学数据学专业将培养出具备高度专业能力、创新精神和全球视野的高级专门人才,推动医学数据科学的持续进步和广泛应用。

(7)国际化视野。医学数据学专业将通过国际合作和全球视野的拓展,构建一个国际化的教育和研究生态系统。首先,课程设计将引入国际前沿的医学数据科学知识,确保学生掌握全球最新的技术和方法。与世界顶尖大学和研究机构建立合作关系,开展联合研究项目和交换项目,使学生能够接触到国际最前沿的科研动态和技术创新。通过国际会议和学术交流,学生将有机会展示自己的研究成果,拓宽学术视野,提升国际学术交流能力。此外,鼓励学生参与国际竞赛和实习项目,积累跨国实践经验,提升综合素质。国际化教学团队的建设也是重点,将聘请国际知名学者和专家授课,提供多元化的学术视角和教学方法。通过这些措施,医学数据学专业将培养出具有全球视野、创新能力和国际竞争力的高级专门人才,推动医学数据科学在全球范围内的广泛应用和发展。

(8)终身教育。医学数据学专业的终身教育对于培养持续更新知识和技能的专业人才具有重大意义。随着科技发展,医学数据领域不断涌现新技术和新方法,专业人员需持续学习以保持竞争力。终身教育不仅帮助从业人员跟上行业步伐,还促进创新能力和实践技能的提升。未来的终身教育将通过创建灵活的在线学习平台和远程教育资源,使学习者随时获取最新知识。课程内容将动态调整,反映前沿的医学数据学技术和应用。专业网络和学习社区将促进经验交流和知识共享。定期举办的研讨会、工作坊和学术会议将增强实际操作能力。与医院、研究机构和科技公司的合作,通过在职培训和实习项目,帮助从业人员应用所学知识。国际合作方面,引入全球领先的教育资源和培训项目,学习者将获得国际视野,提升全球竞争力。总之,终身教育蓝图旨在构建一个持续、动态、灵活的学习生态系统,确保专业人才处于知识前沿,推动医学数据学的进步和应用。

三、数据资产化赋能新质生产力驱动专业特色发展

数据资产化是指将分散、零散的海量医学数据转化为具有战略意义的高价值资产。通过采集、整理、分析和挖掘,这些数据变成了重要的知识和洞察,提升了数据的利用效率和决策支持能力。这一过程不仅提升了数据的价值,还形成了数据科学的新质生产力。数据资产化使得医学数据学专业能够有效推动新质生产力的发展,这体现在以下几个方面:首先,智能医疗应用,通过大数据和人工智能技术

的利用,开发智能诊断、预测和治疗方案,提升医疗服务的精准性和效率。其次,个性化医疗,通过对大规模健康数据的分析,实现个性化医疗方案的制定,提高患者的治疗效果和满意度。再次,科研创新,利用数据资产进行深度挖掘和分析,发现新的医学规律和治疗方法,推动医学研究的创新发展。

新质生产力的形成与应用主要表现在以下几个方面:在精准医疗方面,数据资产化使得能够精确识别患者的病情特征和发展趋势,制定个性化的治疗方案,提高医疗效果。在高效资源配置方面,通过对医疗数据的分析和优化,实现医疗资源的高效配置,降低医疗成本,提高资源利用率。在创新药物研发方面,利用大数据分析,加速新药的研发过程,提高药物研发的成功率和效率。

数据资产化与新质生产力相辅相成,共同驱动医学数据学专业的特色发展。首先,在技术创新方面,数据资产化驱动了专业技术的不断创新,使医学数据学专业在技术应用和研究上保持领先地位。其次,在产业升级方面,推动医疗产业的数字化和智能化转型,提升整体产业的竞争力和创新能力。最后,在人才培养方面,通过数据资产化和新质生产力的发展,培养具备数据思维和创新能力的高素质专业人才,满足行业发展的需求。

数据资产化的核心价值在于将海量数据转化为高价值的知识和洞察,推动智能医疗、个性化医疗和科研创新的发展,形成新质生产力。通过高效资源配置和创新药物研发,数据资产化显著提升了医疗服务的质量和效率。同时,数据资产化推动了技术创新和产业升级,培养了大量具备数据思维和创新能力的高素质专业人才,为医学数据学专业的持续发展提供了坚实基础。通过数据资产化赋能数据科学新质生产力,医学数据学专业实现了全面发展,这不仅提升了专业的技术创新和产业竞争力,还确保了专业在教育和科研上的持续领先地位。

参考文献

[1]　高丽.大数据技术专业实践教学改革探讨[J].教育信息技术,2021,5(10):144－145＋201.

[2]　管春英,王加栋.基于三摆耦合模型的高校师资队伍建设系统优化研究.系统科学学报.30(1):125－130

[3]　郭柏林,段从宇."双一流"背景下C9高校师资队伍建设的校际经验－－基于2018年度进展报告的分析.高等教育研究学报.2020;43(1):35－44

[4]　姜海红,葛雷,王超.基于OBE理念数据科学与大数据技术专业实践教学探索[J].智库时代,2019(47):288＋290.

[5]　刘爱生.本科教学评估中特色项目趋同的思考——基于"一致性陷阱"理论.江苏高教.2011;2:81－83

[6]　刘盛,周宏,余捷.世界一流工程教育课程体系构建和师资队伍建设——以欧林工学院为例.高等建筑教育.2024;33(1):27－35

[7]　刘云生.新一轮普通高等学校本科教育教学审核评估:向度分析与学校策略.教育发展研究.2021;19:9－18

[8]　欧卫华,夏道勋,张仁津."数据科学与大数据技术"专业实践教学体系构建研究[J].软件导刊,2018,17(5):107－109.

[9]　王广琨.新一轮本科教育教学审核评估中高校的评建策略.高校论坛.2022;9:57－59

[10]　王晓宇.大学治理现代化视角下高校本科教学评估的逻辑向度与实践进路.上海教育评估研究.2021;3:6－10

[11]　温萍.论"第四代评价理论"对我国本科教学评估的启示.中国成人教育.2010;17:135－136

[12]　吴巨慧,刘子涵.世界顶尖大学师资队伍建设的实践路径与经验启示——基于"理念—制度—技术"的分析框架.浙江大学学报(人文社会科学版).2023;53(12):118－129

[13]　姚瑶 孙阳春.本科教学评估再解读———基于委托代理理论与管家理论融合视角.文教资料.2018;16(790):

[14]　尹胜君,李岩松,王雪."三全育人"视域下高校思政课实践教学师资队伍建设研究.大学教育.2023;11

[15]　于小雯.OBE视阈下应用型高等医学院校"三师型"创新创业师资队伍建设的构思与实践.创新创业理论研究与实践.2023;22(11):153－157

[16] 张安富,徐 武.新一轮本科教育教学审核评估方案的特征.高教发展与评估.2021;37(6):1—14

[17] 张艳萍,王小胜,陈继强,李志新.基于OBE理念的数据科学与大数据技术专业实践教学体系构建研究.教育进展,2023,13(3),1122—1126

[18] 郑军,张心阳.基于PDCA模型的高校"新经管"战略与师资队伍建设.长春大学学报.2020;30(10):67—71

[19] 朱 泓,秦 涛.ASD理论视角下本科教学审核评估整改工作运行逻辑、困境与推动路径.现代教育管理.2019;9: 38—42

[20] Ackoff RL.From data to wisdom.J Appl Syst Anal.16, 3—9.1989.

[21] Anamaria Crisan, Brittany Fiore—Gartland, Melanie Tory. Passing the Data Baton : A Retrospective Analysis on Data Science Work and Workers.IEEE Trans Vis Comput Graph..2021;27(2):1860—1870.

[22] Antti Malmivaara.Generalizability of findings from randomized controlled trials is limited in the leading general medical journals.Journal of Clinical Epidemiology.2019; 107 , 36e41

[23] April Moreno Arellano, Wenrui Dai, Shuang Wang, Xiaoqian Jiang, Lucila Ohno—Machado. Privacy Policy and Technology in Biomedical Data Science. Annu Rev Biomed Data Sci. 2018 ; 1: 115—129.

[24] Arno Siebes .Data science as a language: challenges for computer science—a position paper.Int J Data Sci Anal..2018;6(3):177—187

[25] Baccalá L A, Sameshima K, Takahashi D Y. Generalized partial directed coherence[C]//Digital Signal Processing, 2007 15th International Conference on.IEEE, 2007: 163—166.

[26] Baiocchi M, Cheng J, Small DS. Instrumental variable methods for causal inference. Stat Med.2014;33(13):2297—340.

[27] Beelen R, Raaschou—Nielsen O, Stafoggia M, ..., Brunekreef B, Hoek G.Effects of long—term exposure to air pollution on natural—cause mortality: an analysis of European cohorts within the multicentre ESCAPE project.Lancet.2014;383(9919):785—95.

[28] Beyene J, Harrar SW, Altaye M, Astatkie T, Awoke T, Shkedy Z and Mersha TB. A Roadmap for Building Data Science Capacity for Health Discovery and Innovation in Africa.Front.Public Health 2021;9:710961.

[29] Cao L.Data science: a comprehensive overview.ACM Comput Surv (CSUR).2017;50(3):1 - 42

[30] D L Oberski .Human Data Science.Patterns (N Y).2020;1(4):100069.

[31] Dammann O.Data, information, evidence, and knowledge:: a proposal for health informatics and data science.Online J Public Health Inform 2018;10:e224.

[32] David M Blei, Padhraic Smyth.Science and data science.Proc Natl Acad Sci U S A.2017;114(33):8689—8692.

[33] Ding P, VanderWeele TJ.Sensitivity Analysis Without Assumptions.Epidemiology.2016;27(3):368—77.

[34] Donoho D.50 years of data science.J.Comput.Graph.Stat.2017;26:745 - 766.

[35] Efstratios I Charitos, Manuel Wilbring, Hendrik Treede.Data Science Meets the Clinician: Challenges and Future Directions.Review Thorac Cardiovasc Surg.2018 ;66(1):7—10.

[36] Faryad Sahneh, Meghan A Balk, Marina Kisley , etal.Ten simple rules to cultivate transdisciplinary collaboration in data science.PLoS Comput Biol.2021 May 13;17(5):e1008879.

[37] Ferrero E, Brachat S, Jenkins JL, Marc P, Skewes—Cox P, Altshuler RC, et al.Ten simple rules to power drug discovery with data science.PLoS Comput Biol.2020;16(8):e1008126.

[38] Fewell Z, Davey Smith G, Sterne JA.The impact of residual and unmeasured confounding in epidemiologic studies: a simulation study.Am J Epidemiol.2007;166(6):646—55

[39] Flanders WD, Klein M, Darrow LA, Strickland MJ, Sarnat SE, Sarnat JA, Waller LA, Winquist A, Tolbert PE.A method to detect residual confounding in spatial and other observational studies. Epidemiology.2011;22(6):823—6.

[40] Flanders WD, Klein M, Darrow LA, Strickland MJ, Sarnat SE, Sarnat JA, Waller LA, Winquist A, Tolbert PE. A method for detection of residual confounding in time—series and other observational studies.Epidemiology.2011;22(1):59—67.

[41] Frank Emmert—Streib, Salissou Moutari, and Matthias Dehmer.The Process of Analyzing Data is the Emergent Feature of Data Science .Front Genet.2016; 7: 12.

[42] Greenland S, Brumback B.An overview of relations among causal modelling methods.Int J Epidemiol.2002 ;31(5):1030—7.

[43] Greenland, S..Basic methods for sensitivity analysis of biases. International Journal of Epidemiology, 1996;25(6), 1107 - 1116.

[44] Howard Lei 1, Ryan O'Connell, Louis Ehwerhemuepha, Sharief Taraman, William Feaster, Anthony Chang.Agile clinical research: A data science approach to scrumban in clinical medicine.Intell Based Med.2020;3:100009.

[45] Hulley S, Grady D, Bush T, Furberg C, Herrington D, Riggs B, Vittinghoff E.Randomized trial of estrogen plus progestin for secondary prevention of coronary heart disease in postmenopausal women.Heart and Estrogen/progestin Replacement Study (HERS)Research Group.JAMA.1998 ;280(7): 605—13.

[46] Iqbal H Sarker. Data Science and Analytics: An Overview from Data—Driven Smart Computing, Decision—Making and Applications Perspective.Review SN Comput Sci.2021;2(5):377.

[47] J.D.Kelleher, B.Tierney, Data Science.Cambridge, Massachusetts: The MIT Press; 2018.xi, p.264.

[48] James D. Chalmers, Melissa J. McDonnell, Robert Rutherford. The generalizability of bronchiectasis randomized controlled trials: A multicentre cohort study.Respiratory Medicine .2016; 112: 51e58

[49] Katherine J Lee, Margarita Moreno—Betancur, Jessica Kasza, Ian C Marschner, Adrian G Barnett , John B Carlin .Biostatistics: a fundamental discipline at the core of modern health data science. Med J Aust.2019;211(10):444—446.e1.

[50]　L.A.Baccal'a and K.Sameshima, Partial directed coherence: a new concept in neural structure determination., Biol.Cybern., 2001; 84:463－474

[51]　Lance, P., D.Guilkey, A.Hattori and G.Angeles.How do we know if a program made a difference? A guide to statistical methods for program impact evaluation.Chapel Hill, North Carolina: MEASURE Evaluatio, 2014

[52]　Lawrence E Hunter.Knowledge－based biomedical Data Science. EPJ Data Sci.2017;1(1－2):19－25.

[53]　Liang W, Zhao Y, Lee AH.An investigation of the significance of residual confounding effect. Biomed Res Int.2014; 658056.

[54]　Lipsitch M, Tchetgen Tchetgen E, Cohen T. Negative controls: a tool for detecting confounding and bias in observational studies.Epidemiology.2010;21(3):383－8.

[55]　Liu W, Kuramoto SJ, Stuart EA. An introduction to sensitivity analysis for unobserved confounding in nonexperimental prevention research.Prev Sci.2013;14(6):570－80.

[56]　Lovisa Hagg, Cecilia Johansson, Jan－H akan Jansson & Lars Johansson.External Validity of the ARISTOTLE Trial in Real－Life Atrial Fibrillation Patients.Cardiovascular Therapeutics.32 (2014) 214－218

[57]　Mamtani R, Lewis JD, Scott FI, Ahmad T, Goldberg DS, Datta J, Yang YX, Boursi B. Disentangling the Association between Statins, Cholesterol, and Colorectal Cancer: A Nested Case－Control Study.PLoS Med.2016 26;13(4):e1002007.

[58]　Masum H, Rao A, Good BM, Todd MH, Edwards AM, Chan L, et al.Ten simple rules for cultivating open science and collaborative R&D.PLoS Comput Biol.2013;9(9):e1003244

[59]　Miller KA, Siscovick DS, Sheppard L, Shepherd K, Sullivan JH, Anderson GL, Kaufman JD.Long－term exposure to air pollution and incidence of cardiovascular events in women.N Engl J Med.2007 ;356(5):447－58.

[60]　Miller M, Swanson SA, Azrae D.Are We Missing Something Pertinent? A Bias Analysis of Unmeasured Confounding in the Firearm－Suicide Literature.Epidemiol Rev.2016;38(1):62－9.

[61]　Milojevic A, Wilkinson P, Armstrong B, Bhaskaran K, Smeeth L, Hajat S.Short－term effects of air pollution on a range of cardiovascular events in England and Wales: case－crossover analysis of the MINAP database, hospital admissions and mortality.Heart.2014;100(14):1093－8.

[62]　Neal D Goldstein, Michael T LeVasseur, Leslie A McClure. On the Convergence of Epidemiology, Biostatistics, and Data Science. Harv Data Sci Rev. Spring 2020; 2 (2): 10.1162/99608f92.9f0215e6.

[63]　Neyman, J..Sur les applications de la thar des probabilities aux experiences agaricales: Essay des principle.Excerpts reprinted (1990)in english.Statistical Science, 1923;5, 463－472.

[64]　Ostro B, Hu J, Goldberg D, Reynolds P, Hertz A, Bernstein L, Kleeman MJ.Associations of mortality with long－term exposures to fine and ultrafine particles, species and sources: results from the California Teachers Study Cohort.Environ Health Perspect.2015 ;123(6):549－56

[65]　Pearl, J.Causality: Models, reasoning, and inference.Cambridge, UK: Cambridge University

Press.2000

[66]　Pearl, Judea, and Dana Mackenzie.The Book of Why.Penguin Books, 2019.

[67]　Peter M Rothwell.External validity of randomised controlled trials: "to whom do the results of this trial apply?".Lancet.2005;365(9453):82－93

[68]　Petersen ML, van der Laan MJ.Causal models and learning from data: integrating causal modeling and statistical estimation.Epidemiology.2014;25(3):418－26.

[69]　Robins JM.Marginal structural models versus structural nested models as tools for causal inference.In Statistical Models in Epidemiology: The Environment and Clinical Trials, Halloran E, Berry D (eds).Springer－Verlag: New York, 1999; 95‐134.

[70]　Robins, J..A new approach to causal inference in mortality studies with sustained exposure periods‐application to control of the healthy worker survivor effect.Mathematical Modeling, 1986; 7, 1393‐1512.

[71]　Rogeberg O.Correlations between cannabis use and IQ change in the Dunedin cohort are consistent with confounding from socioeconomic status.Proc Natl Acad Sci U S A.2013;110(11):4251－4.

[72]　Rosenbaum PR, Rubin DB.The central role of the propensity score in observational studies for causal effects.Biometrika 1983;70:41‐55.

[73]　Rubin, D. B.Estimating causal effects of treatments in randomized and non－randomized studies.Journal of Educational Psychology, 1974;66, 688‐701.

[74]　Rubin, D. B..Estimating causal effects of treatments in randomized and non－randomized studies.Journal of Educational Psychology, 1974;66, 688‐701.

[75]　Ryoko Susukida, Rosa M Crum, et al.Generalizability of findings from randomized controlled trials: application to the National Institute of Drug Abuse Clinical Trials Network.Addiction.2017 ;112(7): 1210－1219.

[76]　Sandra Eldridge, Deborah Ashby, Catherine Bennett, Melanie Wakelin, Gene Feder.Internal and external validity of cluster randomised trials: systematic review of recent trials.BMJ.2008;336(7649): 876－80.

[77]　SAS Institute Inc.SAS/STAT® 13.1 User's Guide.The GENMOD Procedure, Cary, NC: SAS Institute Inc.2013

[78]　Sean Khozin, Geoffrey Kim, Richard Pazdur.Regulatory watch: From big data to smart data: FDA's INFORMED initiative.Review Nat Rev Drug Discov.2017 ;16(5):306.

[79]　Sherman RE, Anderson SA, Da Pan GJ, Gray GW, Gross T, Hunter NL, LaVange L, Marinac－Dabic D, Marks PW, Robb MA, Shuren J, Temple R, Woodcock J, Yue LQ, Califf RM1. Real－World Evidence ― What Is It and What Can It Tell Us? N Engl J Med.2016 Dec 8;375(23): 2293－2297.

[80]　Sperrin M, Candlish J, Badrick E, Renehan A, Buchan I.Collider Bias Is Only a Partial Explanation for the Obesity Paradox.Epidemiology.2016;27(4):525－30.

[81]　Stephanie C Hicks, Rafael A Irizarry.A Guide to Teaching Data Science.Am Stat.2018;72(4): 382－391.

[82] Tamar Sofer, David B. Richardson, Elena Colicino, Joel Schwartz, and Eric J. Tchetgen Tchetgen.On Negative Outcome Control of Unobserved Confounding as a Generalization of Difference—in—Differences.Statist.Sci.2016;3:348—361.

[83] Tchetgen Tchetgen E. The control outcome calibration approach for causal inference with unobserved confounding.Am J Epidemiol.2014;179(5):633—40.

[84] Thurston GD, Ahn J, Cromar KR, Shao Y, Reynolds HR, Jerrett M, Lim CC, Shanley R, Park Y, Hayes RB.Ambient Particulate Matter Air Pollution Exposure and Mortality in the NIH—AARP Diet and Health Cohort.Environ Health Perspect.2015 Sep 15.

[85] Tiffany J Callahan, Ignacio J Tripodi , Harrison Pielke—Lombardo , Lawrence E Hunter. Knowledge—Based Biomedical Data Science.Annu Rev Biomed Data Sci.2020 ;3:23—41.

[86] Uddin MJ, Groenwold RH, Ali MS, de Boer A, Roes KC, Chowdhury MA, Klungel OH. Methods to control for unmeasured confounding in pharmacoepidemiology: an overview. Int J Clin Pharm.2016;38(3):714—23.

[87] Vanessa Didelez, Sha Meng and Nuala A. Sheehan. Assumptions of IV Methods for Observational Epidemiology.Statistical Science,2010;25(1):22‐40

[88] W Stephen Pittard 1, Shuzhao Li .The Essential Toolbox of Data Science: Python, R, Git, and Docker .Methods Mol Biol..2020;2104:265—311.

[89] Wilkinson, M., Dumontier, M., Aalbersberg, I. et al. The FAIR Guiding Principles for scientific data management and stewardship.Sci Data .2016;(3): 160018.

[90] Wong CM, Lai HK, Tsang H, Thach TQ, Thomas GN, Lam KB, Chan KP, Yang L, Lau AK, Ayres JG, Lee SY, Chan WM, Hedley AJ, Lam TH.Satellite—Based Estimates of Long—Term Exposure to Fine Particles and Association with Mortality in Elderly Hong Kong Residents. Environ Health Perspect.2015 Apr 24.

[91] Wouter C Meijers, Javid J Moslehi. Need for Multidisciplinary Research and Data—Driven Guidelines for the Cardiovascular Care of Patients With Cancer.JAMA.2019 Nov 12;322(18):1775—1776.

[92] Wyss R, Lunt M, Brookhart MA, Glynn RJ, Stürmer T.Reducing Bias Amplification in the Presence of Unmeasured Confounding Through Out—of—Sample Estimation Strategies for the Disease Risk Score.J Causal Inference.2014;2(2):131—146.

[93] Zhang T, Zhang C, Zhang Y, Tang F, Li H, Zhang Q, Lin H, Wu S, Liu Y, Xue F. Metabolic syndrome and its components as predictors of nonalcoholic fatty liver disease in a northern urban Han Chinese population: a prospective cohort study.Atherosclerosis.2015 ;240(1):144—8.

[94] Zhang Y, Zhang T, Zhang C, et al. Identification of reciprocal causality between non—alcoholic fatty liver disease and metabolic syndrome by a simplified Bayesian network in a Chinese population.BMJ open, 2015, 5(9): e008204.

[95] Zhang Y, Zhang T, Zhang C, et al.Prediction of metabolic syndrome by non—alcoholic fatty liver disease in northern urban Han Chinese population: a prospective cohort study.PLoS One.2014 6;9 (5):e96651.